UICC-Illustrated Tumor Nomenclature

UICC

International Union Against Cancer
Union Internationale Contre le Cancer

Illustrated Tumor Nomenclature

Nomenclature illustrée des Tumeurs

Иллюстрированная номенклатура опухолей

Illustrierte Tumor-Nomenklatur

Nomenclatura ilustrada de los Tumores

Published for the International Union Against Cancer by
Springer-Verlag Berlin Heidelberg New York 1965

Published with the financial support of the
Calouste Gulbenkian Foundation of Lisbon, Portugal

Printed in Germany. Library of Congress Catalog Card Number 64–66439.
Sole distribution rights Springer-Verlag, Berlin · Heidelberg · New York
Druck der Universitätsdruckerei H. Stürtz AG, Würzburg. Titel-Nr. 1239

Prepared by the Committee on Tumor Nomenclature (Chairman: H. Hamperl) of the International Union against Cancer. On this committee the following have served:

Nomenclature histologique des tumeurs présentée par le comité pour la nomenclature tumorale (Président: H. Hamperl) de l'Union Internationale Contre le Cancer. La participation à ce comité a été la suivante:

Подготовлено комитетом по номенклатуре опухолей (председатель: Г. Ф. Гамперль) Международного противоракового Союза. Членами комитета были:

Ausgearbeitet vom Komitee für Tumor-Nomenklatur (Vorsitzender: H. Hamperl) der Internationalen Union gegen den Krebs. In diesem Komitee haben mitgearbeitet:

Realizada por el Comité para Tumores (Presidente: H. Hamperl) de la Unión Internacional contra el Cáncer. En este comité han colaborado:

Committee on Tumor Nomenclature

UICC

Ackerman, L. V., Prof. Dr.
Washington University, Department of Surgical Pathology, St. Louis, Missouri, USA.

Campos, J., Dr.
Avenida Alfondo Ugarte 823, Lima, Peru.

Clemmesen, J., Dr.
Cancerregisteret, Strandboulevard 49, Copenhagen, Denmark.

Dukes, C., Dr.
1. Queen Anne Street, Cavendish Square, London, England.

Glazunov, M. F., Prof. Dr.
Leningrad Institute of Oncology, Academy of Medical Science, Second Beresova Allea, 3, Leningrad, USSR.

Hamperl, H., Prof. Dr.
Pathological Institute, Venusberg, Bonn/Rhine, Germany.

Koppisch, E., Prof. Dr. †
Porto Rico.

Oberling, Ch., Prof. Dr. †
Paris.

Vogt-Hoerner, G., Dr.
Institut Gustave Roussy, Villejuif, Seine, France.

Yoshida, T., Prof. Dr.
Cancer Institute, Nishi-sugamo 2-Chome, Toshima-ku, Tokyo, Japan.

Preface

At the 6th International Cancer Congress held at São Paulo a list of tumors, intended primarily for the purpose of statistical codification, was presented and accepted with slight alterations only. This list had been prepared by the Committee on Tumor Nomenclature and Statistics, of the International Union against Cancer, under the chairmanship of Dr. PERRY. It had also served as a basis for the somewhat simplified code submitted to WHO, which circulated it as document WHO/HS/CANC/24.1. An alphabetical index to the code, mostly based on terms in use in the United States, constitutes part 2 of this document (WHO/HS/CAN/C24.2).

The preparation of a list of descriptive terms which could be used for the coding of tumor statistics was only the first objective of this committee, and it had been intended also that there should have been combined with the statistical code an orderly and scientifically acceptable manual of tumor nomenclature. This second objective, namely an agreed tumor nomenclature, proved difficult to reach in spite of much discussion at special conferences and voluminous correspondence between members of the committee extending over a period of more than four years. Eventually it came to be seen that the main obstacle to agreement arose from an attempt to reach two different objectives at the same time, namely statistical coding and tumor nomenclature. Therefore, at the Cancer Congress held at São Paulo in 1954 it was decided that the committee should be reorganized under the chairmanship of Dr. HAMPERL and that it should in the future direct its activities exclusively to the second goal, namely the histological nomenclature of tumors. It should be pointed out that though the Statistical Code and Manual of Tumor Nomenclature are now each being produced separately there will be no difficulty later in linking them together for reference purposes. In the meantime the new committee has endeavored to produce a simple, generally acceptable tumor nomenclature founded on logical principles of pathology.

A first draft without pictures was published in "ACTA" Vol. XIV No. 3—1958, which is now followed by an illustrated edition. We are greatly indebted to all the authors and publishers for permission to use their illustrations and for providing us with the original prints. Unfortunately it was not possible to obtain the original prints for the figures from the Atlas of Tumor Pathology; we therefore had to use the printed illustrations for reproduction and are grateful to the Armed Forces Institute of Pathology for permission to use them.

The illustrated Tumor Nomenclature, containing as it does many illustrations, could not have been published without help: our thanks go to the Calouste Gulbenkian Foundation of Lisbon for their support which has made this publication possible.

The present unsatisfactory state of affairs with regard to tumor nomenclature is universally recognized. Obviously tumors affecting mankind are basically alike in all parts of the world, yet the names applied to these same tumors differ from country to country. The first task facing the committee therefore was to collect as complete a list as possible of synonymous terms in current use, and then to consider each of these from the point of view of descriptive accuracy and usefulness. Needless to say, they have strenuously resisted any temptation to invent new names and so add to the already existing confusion

Fortunately, for some varieties of tumors only one single histologic designation is now in general use throughout the scientific world; and this is of course the ideal at which to aim. Unfortunately, other varieties of tumors at present have many different histologic designations, so that the same tumor is known by different names in different countries.

When listing tumors which are known by several names the committee has placed first those names which seem to be most logical and most in keeping with general principles and have listed antiquated or objectionable terms last in order. Names which are synonymous are as far as possible grouped together.

There are certain names still applied to tumors which are now in use only in a small and restricted circle. To have included all of them would have added an unnecessary encumbrance to this work. They have therefore been omitted. By the use of a medical dictionary alternative names could easily be discovered.

There are also tumors of which only a few examples may have been described, and the classification and terminology of which has varied from author to author (e.g. Retinal Anlage Tumor or Melanoameloblastoma). Rare tumors of this type have been accepted only if they have already been included in one of the larger text books and wherever possible adequately illustrated. In other words, the committee decided not to rely on the illustrations and descriptions of the original authors but before recognizing claims to the discovery of a new variety of tumor felt compelled to wait until these should have been sifted by the criticism of a second author. This policy will avoid the necessity for frequent revisions of the text.

Terms descriptive of lesions which are not true tumors, such as cysts, granulomas and hyperplasias, have not been accepted for inclusion. Moreover in order to keep this first undertaking within reasonable proportions the so-called premalignant lesions and precancerous changes have also been excluded. For similar reasons most examples of lesions described as "carcinoma in situ" have been omitted. In justification of this it may be pointed out that though some cases of so-called "carcinoma in situ" may eventually prove to be true cancers displacing and replacing normal epithelium, it is also true that the term "carcinoma in situ" may occasionally be used to describe other lesions, the relationship of which to true cancer is not always clearly established. Some of these lesions may even retrogress and disappear. Their inclusion would be out of place in a manual of tumor nomenclature.

In the choice and selection of acceptable descriptive terms the committee has been guided by the following principles. Designations of tumors should be short and definitive: such names have always been quickly adopted. For this reason simple names have been selected in preference to a long and elaborate terminology, even though this might describe a given tumor more completely.

The fact that so many tumors are linked to the name of the person who first described them is only another expression of a natural wish to find a concise and easily remembered designation. However, in accordance with agreed international conventions it has been decided that all designations based on personal names should be rejected and replaced by appropriate descriptive terms, but, to avoid misunderstanding, the name by which some such tumors have been known in the past is now printed in brackets. In a few instances it proved impossible to replace an eponymous term (e.g. Brenner tumor, Ewing sarcoma) or a term objectionable for other reasons (e.g. hamartoma, chondroma of lung) without inventing a new name.

Obviously, the words carcinoma and sarcoma should be reserved for genuine malignant tumors and adenoma only for benign growths, and as far as possible all mutually contradictory terms such as malignant adenoma should be avoided.

At the present time the functional activity of a tumor, such as its possible endocrine secretion, cannot be determined with certainty from its histologic structure. For this reason designations dependent on the functional relationships of a tumor have been avoided, though histologic differentiations such as mucus production have been taken into account.

Also, there exist well defined tumors whose position is still under discussion, such as malignant nonchromaffin paraganglioma or alveolar soft part sarcoma. The listing of these tumors may be subject to changes in the future.

As we are dealing with a purely histologic classification of a single tumor, terms like "neurofibroma" were included but not "neurofibromatosis", a diagnosis made on the basis of gross or clinical inspection.

Leukemias are included only in so far as they concern lesions of tissues detectable by histologic methods; lesions diagnosed by smears, as in hematology and exfoliative cytology, have not been included.

Terms such as round cell and spindle cell sarcoma have not been included because such diagnoses were thought to be incomplete or of a provisional nature.

Finally, a word of explanation concerning the order adopted. Since every arrangement is bound to be open to some objections it has been the aim of the committee to find the simplest and the least likely to give offence.

Tumors with a histologic structure characteristic of the organ in which they arise are described in sequence, first, tumors of the surface epithelium followed by tumors of glandular organs. As far as possible the order followed has been that of the categories on malignant neoplasms in the International Classification of Diseases (Manual of the International Classification of Diseases, Injuries and Causes of Death, Vol. 1, World Health Organization, Geneva, Switzerland, 1957). The numbers in brackets under the various sites refer to the corresponding three-digit categories for malignant neoplasms in the International Classification. Then follow the tumors derived from melanin-forming tissues, from nerve tissue, from mesenchymal tissues, from the blood and blood-forming organs and finally the teratomas.

The order of tumors in each separate section is so arranged that benign tumors are followed first by tumors of relatively low grade malignancy and then by those of average and high grade malignancy.

At the various conferences of members of the committee it has always proved useful to produce a good illustration which would make definitions and descriptions of a tumor more easily understood. With this experience in mind the committee decided to try to provide representative illustrations which would indicate better than any verbal description what the name is intended to convey, though it was recognized that these illustrations would not represent all the possible variations which might occur in different regions of the tumor. The committee thought that the pictures in the recently published American Atlas of Tumor Pathology would be especially suitable for illustrations as well as certain others from authoritative text books published in other countries.

Thus, the illustrated Tumor Nomenclature in question is calculated to give representative illustrations of the most frequent tumors where an agreement between the different language groups is already in existence. As the text is printed in English, French, Russian, German, Spanish and Latin the illustrated Tumor Nomenclature should be able to further this mutual understanding: a pathologist may easily find how a given tumor is designated in other languages. The illustrated Tumor Nomenclature will also help the pathologist in isolated areas of the globe, as more than 90% of the tumors he sees will be listed and illustrated in it. This illustrated Tumor Nomenclature will therefore not infringe on the work of the reference centers set up by the World Health Organization. It is hoped that the World Health Organization reference centers will contribute to a better understanding of the remaining debatable tumors which have been purposely omitted from the listing in the illustrated tumor nomenclature.

The names given to the different tumors listed represent the opinion of the committee as a group. They are therefore at times a compromise between the opinions of different members of the committee and should be viewed with this in mind. The discussion of the proper names and the selection of the best illustrations has occupied the deliberations of the committee for almost a decade.

In spite of this, the members of the Committee on Tumor Nomenclature recognize that their production is far from complete and that it is certainly not in its final form, but they regard it simply as "the end of the beginning" and as a preliminary draft which they venture to think may serve as a basis for fruitful discussions.

Préface

Au 6e Congrès International du Cancer à São Paulo, une liste de tumeurs, destinée primitivement à servir de code pour les usages de statistique, a été présentée et acceptée avec seulement de légères modifications. Cette liste avait été préparée par le Comité de Nomenclature et de statistique de l'Union Internationale contre le Cancer, comité qui était alors présidé par le Docteur PERRY. Cette liste a servi comme base pour le code un peu simplifié soumis à l'Organisation Mondiale de la Santé, qui l'a diffusé comme document WHO/HS/Cancer/24.1. Un index alphabétique du code, basé principalement sur les termes utilisés aux Etats-Unis, constitue la deuxième partie de ce document (WHO/HS/Cancer/24.2).

La préparation d'une liste de termes descriptifs pouvant servir à la codification statistique des tumeurs n'avait été que le but initial de ce comité; l'idée était de compléter ce répertoire à l'usage des statisticiens par une nomenclature des tumeurs, satisfaisante du point de vue logique et scientifique. Ce second objectif, c'est-à-dire l'établissement d'une nomenclature des tumeurs universellement acceptable s'est révélé difficile à réaliser, malgré bien des discussions au cours d'une série de réunions spécialement organisées et malgré une volumineuse correspondance échangée entre les membres du comité, s'étendant sur une période de plus de quatre ans. Il fut finalement reconnu, que l'accord avait été impossible à réaliser parce que deux objectifs différents étaient visés à la fois: une codification à l'usage de la statistique et une nomenclature des tumeurs acceptable par les pathologistes. Pour cette raison, il a été décidé au Congrès du Cancer tenu à São Paulo en 1954 que le comité devait être réorganisé sous la présidence du Docteur HAMPERL et qu'il devait, à l'avenir, orienter son activité exclusivement vers le deuxième but, c'est-à-dire vers la nomenclature histologique des tumeurs. Or, quoique le Code Statistique et la Nomenclature des Tumeurs soient, à l'heure actuelle, préparés séparément, il n'y aura pas de difficultés, pensons-nous, à les réunir ultérieurement. Ceci nous tenons expressément à le souligner. En attendant, le nouveau comité s'est efforcé d'établir une nomenclature simple, adaptée à l'usage général et basée sur des principes logiques de la pathologie.

Un premier projet sans illustrations avait été publié dans ACTA Vol. XIV—N° 3—1958, auquel fait suite cette nomenclature histologique illustrée.

Nous adressons nos remerciements à la Fondation GULBENKIAN qui nous accorda son aide financière pour l'impression de cette monographie.

Nous voudrions ensuite remercier tous les auteurs et éditeurs qui nous ont permis d'utiliser leurs documents et ont mis gracieusement à notre disposition leurs photographies originales.

Malheureusement il ne nous a pas été possible de disposer des originaux de l'Atlas of Tumor Pathology dont les illustrations imprimées ont dû nous servir de modèles pour les reproductions.

Tout le monde reconnaît que l'état actuel de la nomenclature des tumeurs n'est pas satisfaisant. Les tumeurs affectant l'humanité sont manifestement semblables dans leur essence; pourtant les noms des mêmes tumeurs diffèrent de pays à pays. Le premier devoir du comité était donc de réunir une liste, aussi complète que possible, de termes synonymes d'usage courant, de les évaluer ensuite quant à leur exactitude descriptive et à leur utilité. Bien entendu le comité s'est biengardé de forger de nouveaux noms et d'ajouter ainsi à la confusion déjà existante.

Heureusement, il y a quelques tumeurs pour lesquelles une seule appellation histologique est utilisée dans le monde scientifique et c'est là, naturellement, l'idéal vers lequel il faut tendre. Les autres, malheureusement, sont désignées par des termes très divers et souvent la même tumeur est connue sous des noms différents dans les pays différents.

Certains termes, proposés à un moment donné mais dont l'utilisation est restée limitée à un cercle plus ou moins restreint ont été éliminés. Leur inclusion aurait encombré la nomenclature inutilement. A l'aide d'un dictionnaire médical, il sera toujours facile de retrouver tous ces noms.

Pour classer les termes s'appliquant à une seule et même tumeur, le comité a toujours placé au premier rang le nom qui lui paraissait le plus logique et le plus conforme aux principes généraux de la nomenclature. Les noms démodés ou discutables ont été rejetés en fin de liste. Les termes synonymes ont été autant que possible groupés ensemble.

Il existe aussi des tumeurs dont on n'a décrit que peu de cas et dont la classification et la terminologie ont varié suivant les auteurs (par exemple: Retinal Anlage Tumor ou mélanoaméloblastome). Les rares tumeurs de ce genre n'ont été acceptées que si elles étaient déjà mentionnées dans un des grands traités, autant que possible avec une illustration adéquate. En d'autres mots, le comité a décidé de ne pas reconnaître comme définitivement acquises les descriptions et illustrations originales de variétés tumorales nouvelles, mais d'attendre qu'une certaine décantation se fasse afin d'éviter de trop fréquentes révisions du texte.

Les lésions qui ne sont pas de vraies tumeurs comme les kystes, granulomes et hyperplasies, n'ont pas été prises en considération. En outre, pour tenir ce premier essai dans des limites raisonnables, les lésions dites prémalignes ou précancéreuses ont été, elles aussi, exclues. Pour des raisons similaires, la plupart des lésions décrites comme «épithélioma in situ» ont été éliminées. En effet, si certains cas d'«épithélioma in situ» peuvent se révéler ultérieurement comme de vrais cancers déplaçant et remplaçant l'épithélium normal, d'autres auxquels le même terme est appliqué, répondent à des lésions dont la relation avec un vrai cancer n'est pas établie avec certitude. Certaines de ces lésions peuvent même régresser et disparaître. Leur inclusion dans une nomenclature de tumeurs ne serait donc pas justifiée.

Quelques principes, qui ont guidé le comité dans le choix et la sélection des termes descriptifs, méritent encore d'être brièvement signalés. La dénomination d'une tumeur doit être courte et caractéristique; les noms répondant à ces désiderata ont toujours été rapidement adoptés. Pour cette raison des noms simples ont été sélectionnés de préférence à une terminologie compliquée, même si celle-ci donnait une définition plus parfaite de la tumeur.

Le fait que tant de tumeurs sont désignées d'après le nom de la personne qui les a décrites pour la première fois n'est qu'une autre expression du désir naturel de trouver une appellation concise et facile à retenir. Cependant, en accord avec les conventions internationales, il a été décidé de rejeter les noms propres et de les remplacer par des termes descriptifs appropriés. Pour éviter des malentendus, le nom sous lequel de telles tumeurs ont été connues dans le passé a été indiqué entre parenthèses. En quelques rares occasions il a été impossible de remplacer des termes éponymes (par exemple: tumeur de Brenner, sarcome d'Ewing) ou des termes qui pour d'autres raisons sont discutables (par exemple: hamartome, chondrome du poumon).

Naturellement, les noms d'épithélioma et de sarcome doivent être réservés aux tumeurs malignes véritables, le terme d'adénome aux tumeurs bénignes et, dans la mesure du possible, des termes contradictoires comme «adénome malin» devraient être évités.

Actuellement, l'activité fonctionnelle d'une tumeur, comme par exemple sa sécrétion endocrine éventuelle, ne peut pas être déduite de sa structure histologique. Pour cette raison, les appellations impliquant une signification fonctionelle ont été évitées autant que possible, alors que des différenciations histologiques, comme la muciparité, qui ont été prises en considération.

Il existe des tumeurs bien définies dont la position est encore discutée comme le paragangliome malin non chromaffine ou le sarcome alvéolaire des parties molles. La terminologie de ces tumeurs peut encore changer dans l'avenir.

Etant donné qu'il s'agit d'une classification purement histologique d'entités tumorales, ces termes comme «neurofibrome» ont été inclus, alors que celui de «neurofibromatose», basé sur des notions macroscopique et clinique, a été éliminé.

Les leucémies sont incluses seulement dans la mesure où elles créent des lésions tissulaires décelables par des méthodes histologiques; des lésions pour le diagnostic desquelles il faut recourir à des frottis, comme en hématologie ou en cytologie exfoliative, ont été écartées.

Les termes comme «sarcome à cellules rondes» ou «fusiformes» n'ont pas été inclus parce que de tels diagnostics ont été considérés comme incomplets ou de nature provisoire.

Un mot, enfin, pour expliquer l'ordre adopté. Etant donné qu'aucun classement n'est à l'abri des critiques, le comité a toujours adopté celui qui lui paraissait le plus simple et le moins apte à susciter des objections.

Les néoplasmes ayant une structure histologique caractéristique du tissu dans lequel ils se développent sont énumerés successivement, d'abord les tumeurs provenant des épithéliums de surface, ensuite celles des organes glandulaires. Autant que possible l'ordre suivi a été celui du chapitre relatif aux tumeurs malignes dans la Classification Internationale des Maladies (Manuel de la Classification Statistique Internationale des Maladies, Traumatismes et Causes de Décès, Vol. 1, Organisation Mondiale de la Santé, Genève, Suisse, 1957). Les numéros entre parenthèses qui suivent l'indication des divers sièges se rapportent aux rubriques correspondantes à trois chiffres utilisés pour les tumeurs malignes dans la Classification Internationale. La suite est réservée aux tumeurs dérivées des tissus mélanogènes, nerveux, mésenchymateux, du sang, des organes hémopoïétiques et enfin aux tératomes.

La succession de l'énumeration des tumeurs dans chaque section est telle que les tumeurs bénignes sont suivies par les tumeurs à degrés de malignité croissante.

L'utilité d'une bonne illustration s'est affirmée à toutes les réunions du comité, chaque fois qu'il s'est agi notamment d'obtenir la définition précise et concise d'une tumeur. Fort de cette expérience, le comité a décidé de fournir des figures représentatives, caractéristiques pour le type histologique des tumeurs destinées à être incluses ultérieurement dans la Nomenclature Histologique, figures qui indiqueront mieux que n'importe quelle description verbale ce que le terme proposé a l'intention de représenter. Bien entendu, ces figures ne sauraient intégralement illustrer toutes les variations possibles qui peuvent exister dans les différentes régions de la même tumeur.

Le comité a pensé que les figures de l'American Atlas of Tumor Pathology publié récemment seraient particulièrement appropriées pour de telles illustrations, de même que certaines autres provenant de traités connus, publiés dans d'autres pays.

Cette nomenclature illustrée des tumeurs a pour but de définir les aspects histologiques caractéristiques des tumeurs les plus fréquemment observées et pour lesquelles a été établie une concordance entre les différents groupes linguistiques. Le texte, rédigé en plusieurs langues (Anglais — Français — Russe — Allemand — Espagnol et Latin) favorisera une compréhension réciproque. Un pathologiste pourra aisément, pour une tumeur déterminée, trouver le nom correspondant dans les autres langues. Cette nomenclature illustrée pourra également être utile aux multiples pathologistes isolés dans les diverses parties du globe puisque plus de 90% des tumeurs pour lesquelles il est appelé à établir le diagnostic y sont énumérées et illustrées.

Cette brochure ne fait en aucune manière double emploi avec les «Centres de Références» institués par l'Organisation Mondiale de la Santé, qui, nous l'espérons, contribueront toujours à faciliter la classification de certaines tumeurs encore controversées qui ne figurent pas, pour cette raison, dans cette nomenclature.

Les termes choisis pour les différentes tumeurs l'avis reflètent de l'ensemble du comité de nomenclature. Ils résultent donc d'un compromis entre les différents membres du comité ce qui ne doit pas être oublié lorsque l'on porte un jugement sur cette nomenclature. Le choix de meilleurs termes et celui d'illustrations plus représentatives fut l'objet pendant près d'une décennie des réunions du comité et

malgré celà, ses membres reconnaissent le caractère incomplet et provisoire de leur travail.
Les membres de la Commission pour la Nomenclature des tumeurs reconnaissent que ce premier travail est loin d'être parfait et ils n'ont nullement la prétention d'avoir fait une œuvre définitive. Pour eux c'est la «fin d'un début» et en tout cas un résultat préliminaire. Ils pensent néanmoins que cette nomenclature pourra servir de base à des discussions fructueuses, et c'est dans cet esprit qu'ils la soumettent à leurs collègues.

Предисловие

Уже на УI конгрессе по раку в Сан-Пауло был предложен и принят с незначительными изменениями перечень опухолей, имевший целью в первую очередь удовлетворить потребности их кодификации. Этот перечень был подготовлен комитетом по номенклатуре и статистике опухолей под председательством д-ра Перри (США), созданным Международным Союзом против рака. В дальнейшем, на основе этого перечня, был выработан несколько упрощенный код, переданный Всемирной Организации Здравоохранения (ВОЗ), которая ввела его в обращение как документ ВОЗ/ХС/Рак/24.1: алфавит к этому коду, построенный преимущественно на терминах, применяемых в США, составляет вторую часть этого документа (ВОЗ/ХС/Рак/24.2).

Составление перечня описательных терминов для статистической кодификации было лишь первой целью Комитета. С самого начала существовало намерение одновременно со статистическим кодом создать номенклатуру опухолей, логически выдержанную и приемлемую с научной точки зрения. Достичь этой второй цели оказалось однако трудной задачей, как выяснилось из многочисленных дискуссий и объемистой корреспонденции между членами Комитета за больше чем 4-х летний период его деятельности. Следует учесть, наконец, что главное препятствие для достижения единогласия состояло в стремлении в одно и то же время достичь вдух целей — создания статистического кода и логически выдержанной номенклатуры опухолей. Поэтому на Международном Конгрессе в Сан-Пауло было решено реорганизовать Комитет, возложив председательство в нем на проф. Г. Гамперля; целью работы комитета в будущем было выполнение второй задачи, а именно, создание гистологической номенклатуры опухолей. Таким образом, хотя в настоящее время статистический код и гистологическая номенклатура опухолей будут разрабатываться и опубликовываться отдельно, все же — это следует подчеркнуть, не существует трудностей их объединения для нужд практики. Обновленный Комитет стремился выработать номенклатуру, которая, будучи построенной на логических основах общей патологии, могла бы повсюду найти применение.

Первый набросок, без иллюстраций, был опубликован в АКТА том ХIУ, № 3, 1958; сейчас представляется иллюстрированная номенклатура опухолей. Мы благодарим фонд Гульбенкиана за предоставление средств для издания этой монографии. Кроме того мы приносим благодарность всем авторам и издательствам за разрешение использовать их иллюстрации и предоставление оригиналов для репродуцирования. К сожалению не было возможности получить оригиналы иллюстраций изАтласа патологии опухолей; поэтому мы должны были воспользоваться самими иллюстрациями для изготовления репродукций.

Современное положение с общей номенклатурой опухолей признано повсюду совершенно неудовлетворительным, и все же нет сомнений в том, что опухоли человека повсюду одинаковы и только называются в различных странах по-разному. Поэтому первой задачей Комитета было составить по возможности полный перечень применяемых в настоящее время синонимов, проверив в дальнейшем все ли эти термины действительно точно характеризуют определенную опухоль и пользуются применением. Само собой понятно, что Комитет энергично отверг попытку ввести новые термины, что могло бы внести еще больше путаницы в существующее положение. [Если в прилагаемом перечне все же встречаются названия, которые непривычны или совсем новы для немцев (и для русских), то причиной этого является перевод (транскрипция) терминов, употребляемых в английской и французской литературе. Однако, почти везде, рядом с термином, переведенным с иностранного, указан применяемый в немецком (и русском) языке, как напр. «светлоклеточный рак почки» и «гипернефроидный рак почки» — Примечание издателя].

К счастью, для многих родов опухолей во всем научном мире применяется единственный гистологический термин, что, так сказать, является идеалом, к которому нужно стремиться. К несчастью, для других родов опухолей в различных странах употребляются самые разнообразные термины, или на одном и том же языке имеется несколько терминов для одной и той же опухоли.

Из разных для одной и той же опухоли терминов Комитет ставил на первое место тот, который ему казался самым логичным и отвечающим общим предпосылкам; устаревшие и не безупречные термины приведены на последнем месте. Синонимы сколько возможно были объединены.

Существуют термины, которые применяются для известных опухолей в небольшом кругу патологов. Приводить их все было бы бесполезной перегрузкой. Поэтому такие термины совсем не упомянуты; для каждого названия, которого можно избежать, всегда можно найти общеупотребительный термин в медицинском словаре.

Существуют однако опухоли, которые описаны в единичных экземплярах, классификация и номенклатура которых меняется от автора к автору, как напр. «опухоль из зачатка ретины» или «мелано-амелобластома». Такого рода редкие опухоли включены в список только тогда, когда они по меньшей мере подтверждены и по возможности воспроизведены в крупных руководствах. Иными словами: Комитет решил не основываться на иллюстрациях и терминах оригинальных работ; он считал себя обязанным обождать впредь до признания нового рода опухоли другим критичным исследователем. Такой путь представлялся наилучшим, чтобы избежать необходимости чересчур часто исправлять номенклатуру опухолей.

Не включены в список кроме того названия не истинных опухолей, включая все т. н. псевдоопухоли, как-то: кисты, грануломы и гиперплязии в общепринятом смысле этих терминов. Не упомянуты также т. н. предраковые изменения во избежание чрезмерного разбухания списка опухолей. Из тех же соображений в нем отсутствуют изменения, именуемые обычно «раком на месте», поскольку в таких случаях дело идет или об истинном раке, сместившем нормальный эпителий и занявшем его место, т. е. об особой форме роста рака, которая может быть охарактеризованна иначе; или это процесс особого рода, существующий сам по себе, или могущий подвергнуться обратному развитию или, наконец, перейти в истинный рак; в последнем случае можно говорить самое большее о предраке, который в данной номенклатуре не учитывается.

При выборе и оценке названий Комитет придерживался следующего принципа: установлено, что для того, чтобы термин вошел в обиход, он должен быть кратким и впечатляющим. Такому термину всегда отдавалось предпочтение по сравнению с более длинным и сложным, даже если последний характеризовал опухоль полнее и лучше.

Тот факт, что многие опухоли называются именем описавшего их, выражает стремление пользоваться более кратким и впечатляющим термином. В соответствии с международной договоренностью, в данной номенклатуре названия опухолей по фамилии автора заменялись наиболее подходящими другими. Чтобы избежать недоразумений одновременно с последним приводится в кавычках фамилия описавшего. В некоторых случаях найти такой заменяющий термин оказалось невозможным, как, например, для «опухоли Бреннера» или «саркомы Юинга», или таких, вошедших по другим мотивам терминов, как, например, «гамартома» или «хондрома» легкого.

Названия «карцинома» и «саркома» применялись только для действительно злокачественных опухолей, «аденома» же — только для доброкачественных. Внутренне противоречивые, термины, как например, »злокачественная аденома«, очевидно исключены.

В настоящее время гистология не всегда в состоянии предсказать функцию опухоли на основании микроскопической картины. Поэтому избегались все названия, включавшие в себе функциональную характеристику опухоли. Гистологически же констатируемые формы функционирования, как напр. слизеобразование, должны быть отражены в термине.

Существуют также характерные по своему микроскопическому строению опухоли, тканевая природа которых пока что остается спорной — например нехромаффинная параганглиома (альвеолярная саркома) мягких тканей. Включение ее в определенную рубрику данной номенклатуры очевидно может претерпеть изменения в будущем.

Так как в основу данной номенклатуры положен гистологический критерий, то в ней напр. применено название «нейрофиброма», а не «нейрофиброматоз»: последний диагноз может быть поставлен только на основании макроскопических или клинических данных.

Лейкэмии учитываются постольку, поскольку они сопровождаются изменениями тканей, уловимыми гистологическими методами; изменения, диагносцируемые с помощью мазков или цитодиагностически, не учитываются.

Названия вроде «круглоклеточные» или «веретеноклеточные саркомы» отвергнуты, так как подобные диагнозы следует считать предварительными или неполноценными.

Наконец, несколько слов о построении перечня опухолей. Любой из них имеет свои недостатки: целью Комиссии было найти наиболее простое и наименее дискутабельное решение задачи.

Опухоли, имеющие гистологическое строение, характерное для исходного органа, расположены так, что сначала перечисляются опухоли эпителиев, покрывающих поверхности, затем опухоли отдельных железистых органов. Расположение злокачественных опухолей соответствует насколько возможно тому, как это сделано в соответствующем разделе Международной классификации болезней (Руководство по международной классификации болезней, повреждений и причин смерти, т. I, ВОЗ, Женева, 1957). Цифра в скобках под названием различных органов относится к соответствующей категории этой международной классификации. Дальше следуют опухоли из тканей, образующих меланин, затем нервной системы, мезенхимных тканей, крови и кроветворных органов, наконец тератомы.

В каждом разделе опухоли распределены так, что сначала стоят доброкачественные, затем умеренной степени злокачественности и наконец более злокачественные.

На различных совещаниях Комиссии постоянно отмечалась большая польза ссылок на хорошие иллюстрации, что облегчало бы определение и описание опухоли. Основываясь на этом опыте, Комиссия решила сопроводить каждый термин ссылкой на иллюстрацию, опубликованную в руководствах и пособиях. Такие иллюстрации говорят больше, чем слова о содержании того или другого названия опухоли. Следует однако признать, что вряд ли представится возможность показать таким образом все варианты той или другой опухоли.

Комитет был того мнения, что для этих целей помимо иллюстраций из известных руководств и учебников, особенно подходящим был бы американский атлас патологии опухолей.

Таким образом настоящая иллюстрированная номенклатура опухолей ставит себе целью дать демонстративные иллюстрации наиболее частых опухолей, по поводу которых уже достигнуто согласие между представителями различных языковых групп. Так как текст подан на английском, французском, русском, немецком, испанском и латинском языках, то данная иллюстрированая номенклатура опухолей должна способствовать взаимопониманию: патологу будет легко найти как именуется данная опухоль на других языках. Иллюстрированная номенклатура опухолей будет полезна также патологам отдаленных местностей, поскольку в ней приведены и изображены больше чем 90% опухолей, с которыми приходится встречаться в жизни.

Иллюстрированная номенклатура опухолей ни в какой мере не предназначена затруднить деятельность референц-центров, которые будут создаваться Всемирной Организацией Здравоохранения. Следует надеяться, что эти центры могут достичь лучшего понимания тех спорных опухолей, которые намеренно не внесены в иллюстрированную номенклатуру опухолей.

Названия, приведенные для различных опухолей, отражают мнения всех членов комитета по номенклатуре опухолей. Однако, иногда они являлись результатом компромисса между разными членами комитета, что следует учесть при критическом рассмотрении представляемой номенклатуры. Дискуссия по поводу наилучших и наиболее подходящих терминов и отбор наиболее показательных иллюстраций занял у членов комитета по номенклатуре опухолей почти декаду времени. Несмотря на это они хорошо сознают, что их работу нельзя считать законченной и, тем более, вылившейся в окончательную форму. Они смотрят на нее как на конец начала, как на набросок, который, они надеются, послужит основой для дальнейших плодотворных дискуссий.

Vorwort

Schon auf dem VI. Internationalen Krebs-Kongreß in São Paulo wurde eine Liste der Tumoren vorgelegt und mit geringen Abänderungen angenommen, die in erster Linie für Zwecke einer statistischen Kodifizierung der Tumoren bestimmt war. Diese Liste war vorbereitet worden durch das von der Internationalen Union gegen den Krebs eingesetzte Komitee für Tumor-Nomenklatur und Statistik unter dem Vorsitz von Dr. I. PERRY (USA). In der Folgezeit wurde ein auf Grund dieser Liste ausgearbeiteter, etwas vereinfachter Code der Weltgesundheits-Organisation übergeben, die ihn als Dokument WHO/HS/CAN/24.1 in Umlauf brachte; ein alphabetischer Index zu diesem Code, der sich hauptsächlich auf die in den Vereinigten Staaten gebräuchlichen Termini stützt, bildet den zweiten Teil dieses Dokumentes (WHO/HS/CAN/24.2).

Die Aufstellung einer Liste von beschreibenden Termini für die statistische Kodifizierung stellte aber nur das erste Ziel des Komitees dar. War es doch von Anfang an die Absicht gewesen, zugleich mit dem statistischen Code eine logisch geordnete und wissenschaftlich annehmbare Tumor-Nomenklatur zu schaffen. Dieses zweite Ziel zu erreichen, erwies sich jedoch als schwierig, wie sich bei vielen Diskussionen und in einer umfangreichen Korrespondenz zwischen den Mitgliedern des Komitees im Laufe von mehr als 4 Jahren herausstellte. Schließlich mußte man einsehen, daß das Haupthindernis für eine Übereinstimmung daher kam, daß man gleichzeitig zwei Ziele erreichen wollte, nämlich einen statistischen Code und eine logische Tumor-Nomenklatur. Deshalb wurde auch auf dem Internationalen Krebs-Kongreß in São Paulo beschlossen, das Komitee unter dem Vorsitz von Dr. H. HAMPERL zu reorganisieren: Es sollte in Zukunft seine Tätigkeit ausschließlich dem zweiten Ziel widmen, nämlich der Ausarbeitung einer histologischen Nomenklatur der Tumoren. Obwohl also jetzt der statistische Code und die histologische Tumor-Nomenklatur getrennt bearbeitet und herausgegeben werden, besteht doch — wie ausdrücklich betont werden soll — keine Schwierigkeit, sie später einmal auch für den praktischen Gebrauch zu verbinden. Inzwischen hat das erneuerte Komitee getrachtet, eine einfache, überall anwendbare Tumor-Nomenklatur aufzustellen, die auf den logischen Grundsätzen der allgemeinen Pathologie beruht.

Ein erster Entwurf ohne Bilder wurde in den ACTA Band XIV No. 3 1958 veröffentlicht, welchem nun die illustrierte Tumor-Nomenklatur folgt. Wir danken allen den verschiedenen Verfassern und Verlagen dafür, daß sie uns die Verwendung ihrer Abbildungen erlaubten und uns ihre Originalaufnahmen zur Reproduktion zur Verfügung stellten. Leider war es nicht möglich, die Originale der Abbildungen aus dem Atlas für Tumorpathologie zu erhalten; wir mußten daher die Abbildungen selbst als Vorlagen für die Reproduktionen verwenden und danken dem Armed Forces Institute of Pathology für die Erlaubnis, sie zu benützen.

Diese illustrierte Tumor-Nomenklatur hätte ohne eine Unterstützung nicht gedruckt werden können. Wir danken der Calouste Gulbenkian-Foundation in Lissabon für die Hilfe, die erst die Veröffentlichung ermöglichte.

Die gegenwärtige, ganz unbefriedigende Lage hinsichtlich einer allgemeinen Tumor-Nomenklatur ist allgemein bekannt, und doch kann kein Zweifel darüber bestehen, daß die beim Menschen vorkommenden Tumoren letzten Endes überall dieselben sind — sie werden bloß in den verschiedenen Ländern und Sprachgruppen verschieden benannt. Die erste Aufgabe, der sich das Komitee gegenübersah, bestand darin, eine möglichst vollständige Liste der derzeit gebräuchlichsten synonymen Bezeichnungen aufzustellen und dann die einzelnen Bezeichnungen daraufhin zu prüfen, ob sie wirklich einen bestimmten Tumor genau umschreiben und brauchbar sind. Selbstverständlich hat das Komitee energisch der Versuchung widerstanden, neue Namen zu erfinden und auf diese Weise die bereits bestehende Verwirrung noch zu vermehren. (Wenn trotzdem in der folgenden Liste Bezeichnungen erscheinen, die im deutschen Sprachgebiet ungewohnt oder gar neu sind, so geht das darauf zurück, daß es sich dabei um die Übersetzung eines in englischer oder französischer Sprache gebräuchlichen Terminus handelt. Fast überall ist aber neben der aus der Fremdsprache übersetzten Bezeichnung noch die entsprechende im deutschen Sprachgebiet übliche angegeben, wie z. B. „Klarzell-Carcinom der Niere" und „Hypernephrom". — Anmerkung der Herausgeber.)

Glücklicherweise wird für manche Tumorarten in der ganzen wissenschaftlichen Welt eine einzige histologische Bezeichnung gebraucht — das ist sozusagen der Idealzustand, dem wir zustreben sollten. Leider sind aber für andere Tumorarten in den verschiedenen Ländern ganz verschiedene, manchmal auch mehrere Bezeichnungen in ein und demselben Sprachgebiet üblich.

Bei der Anführung von Bezeichnungen für Tumoren, die unter verschiedenen Namen bekannt sind, hat das Komitee diejenige Bezeichnung an die erste Stelle gesetzt, welche ihm als die logischste und die am meisten den allgemeinen Grundsätzen entsprechende erschien, und hat die veralteten und nicht einwandfreien Bezeichnungen zuletzt angeführt. Synonyme Bezeichnungen wurden, soweit als möglich, zusammengefaßt.

Es gibt gewisse Bezeichnungen, die bloß in einem kleinen Kreis von Pathologen und in sehr beschränktem Umfang immer noch für gewisse Tumoren angewendet werden. Sie alle anzuführen, hätte die auszuarbeitende Zusammenstellung nur unnütz belastet. Sie wurden deshalb ganz weggelassen, weil man sicher für jede Bezeichnung, die man eventuell vermissen könnte, durch Benützung eines medizinischen Lexikons leicht den allgemein gebräuchlichen Namen finden kann, der in der Liste auch aufgeführt ist.

Nun gibt es aber Tumoren, die erst in wenigen Exemplaren beschrieben wurden und deren Einordnung und Benennung daher von Verfasser zu Verfasser schwankt, wie z.B. der „Retinalanlage-Tumor" bzw. „Melano-Ameloblastom". Derartige seltene Tumoren wurden nur dann aufgenommen, wenn sie zumindest in einem der größeren Sammelwerke bestätigt und womöglich einwandfrei abgebildet wurden. Mit anderen Worten: Das Komitee war entschlossen, sich nicht auf die Bilder und Benennungen der originalen Beschreibung zu verlassen, sondern fühlte sich verpflichtet, auf die Anerkennung einer neuen Tumorart durch einen kritischen, zweiten Verfasser zu warten. Es glaubte dadurch am besten der Notwendigkeit zu entgehen, die Liste der Tumoren allzuoft korrigieren zu müssen.

Nicht aufgenommen sind ferner Bezeichnungen, die keine echten Tumoren betreffen, darunter alle sog. Pseudo-Tumoren, wie Cysten, Granulome und Hyperplasien im üblichen Sinne. Auch die prämalignen bzw. sog. präcancerösen Veränderungen wurden nicht erwähnt, um diesen ersten Versuch einer Nomenklatur nicht allzusehr anschwellen zu lassen. Aus ähnlichen Gründen konnten die meisten der als „Carcinoma in situ" bezeichneten Veränderungen keinen Platz finden: Entweder handelt es sich um einen echten Krebs, der normales Epithel verdrängt hat, in dem er sich an seine Stelle setzt — dann läge bloß eine besondere Wuchsform eines auch anderweitig zu charakterisierenden Krebses vor; oder es handelt sich um eine Veränderung, die als solche bestehen bleibt, ja sich vielleicht sogar zurückbilden kann oder aber in echten Krebs übergeht — im letzteren Falle läge also höchstens eine Präcancerose vor, die ja nicht zu berücksichtigen war.

Bei der Auswahl und Beurteilung der Bezeichnungen hat sich das Komitee von folgenden Grundsätzen leiten lassen: Immer wieder hat es sich gezeigt, daß Bezeichnungen, um sich einzubürgern, kurz und prägnant sein müssen. Deshalb wurde stets ein einfacher Name vorgezogen vor zusammengesetzten, langen Benennungen, und zwar auch dann, wenn diese einen Tumor besser und vollständiger charakterisierten.

Die Tatsache, daß viele Tumoren mit dem Namen eines Beschreibers verbunden werden, drückt auch nur den Zug zu einer kurzen, einprägsamen Benennung aus. Entsprechend dem internationalen Übereinkommen wurden aber alle auf Personennamen beruhenden Bezeichnungen vermieden und gegebenenfalls durch andere treffende Bezeichnungen ersetzt. Um Mißverständnisse zu vermeiden, ist vielfach der Eigenname, unter dem ein solcher Tumor bis jetzt bekannt ist, doch noch in Klammern beigefügt. In einigen wenigen Fällen erschien es unmöglich, die eponyme Bezeichnung, wie z.B. „Brenner-Tumor" oder „Ewing-Sarkom", oder eine aus anderen Gründen nicht einwandfreie Bezeichnung, wie z.B. Hamartom oder Chondrom der Lunge, zu ersetzen, ohne einen neuen Namen zu erfinden, was ja vermieden werden sollte.

Die Bezeichnungen Carcinom und Sarkom sind den wirklich bösartigen Tumoren vorbehalten, Adenom nur den gutartigen. Sich selbst widersprechende Bezeichnungen, z.B. malignes Adenom, verbieten sich daher von selbst.

Zur Zeit ist der Histologe nicht immer imstande, mit Sicherheit vom morphologischen Bild auf die Funktion eines Tumors bzw. seine endokrine Tätigkeit zu schließen. Deshalb wurden alle Bezeichnungen vermieden, in denen solche funktionellen Bestimmungen enthalten waren; histologisch erkennbare Differenzierungen, wie z.B. Schleimproduktion, konnten jedoch berücksichtigt werden.

Es gibt auch wohlgekennzeichnete Tumoren, deren Einordnung noch umstritten ist, wie z.B. der Tumor, der als malignes, nicht chromaffines Paragangliom oder als alveoläres Weichteilsarkom bezeichnet wird. Die Einordnung solcher Tumoren in die vorliegende Liste mag deshalb in der Zukunft Änderungen unterworfen sein.

Da wir es mit einer rein histologischen Einteilung einzelner Tumoren zu tun haben, wurden Bezeichnungen wie „Neurofibrom" aufgenommen, nicht aber „Neurofibromatose", eine Diagnose, die erst auf Grund einer makroskopischen oder klinischen Untersuchung gestellt werden kann.

Leukämien sind nur insoweit berücksichtigt, als sie Gewebsveränderungen setzen, die mit histologischen Methoden zu erfassen sind; Veränderungen, die aus Abstrichen diagnostiziert werden, wie z.B. in der Hämatologie und Cytologie, wurden nicht aufgenommen.

Bezeichnungen wie Rundzellsarkom und Spindelzellsarkom wurden nicht aufgenommen, da derartige Diagnosen als unvollständig oder vorläufig anzusehen sind.

Schließlich noch ein Wort zur Anordnung unserer Liste. Da jede Anordnung angreifbar ist, handelte es sich darum, eine möglichst wenig anstoßende und einfache zu finden.

Tumoren mit einer histologischen Struktur, die kennzeichnend für das Ausgangsorgan ist, wurden so angeordnet, daß zuerst die Tumoren der Oberflächenepithelien aufgezählt werden, dann die Tumoren der einzelnen drüsigen Organe. Soweit als möglich entspricht die Anordnung der der malignen Neoplasmen in der internationalen Klassifikation der Krankheiten (Manual of the International Classification of Diseases, Injuries and Causes of Death, Vol. 1, World Health Organization, Geneva, Switzerland, 1957). Die Zahl in Klammern bei den verschiedenen Organen bezieht sich auf die entsprechenden Kategorien dieser internationalen Klassifikation. Dann folgen die Tumoren, die von den melaninbildenden Geweben abstammen, weiter die des Nervengewebes, der mesenchymalen Gewebe, des Blutes und der blutbildenden Gewebe sowie schließlich die Teratome.

Die Tumoren sind in jedem einzelnen Abschnitt so angeführt, daß die gutartigen Tumoren zuerst stehen, dann folgen die Tumoren von verhältnismäßig geringer Bösartigkeit und schließlich diejenigen größerer Bösartigkeit.

Bei den verschiedenen Beratungen der Kommission hat es sich immer als sehr nützlich erwiesen, wenn man auf eine gute Abbildung verweisen konnte, welche Definition und Beschreibung eines Tumors leichter verständlich machte. Im Hinblick auf diese Erfahrung beschloß das Komitee zu versuchen, auf repräsentative Illustrationen von Tumoren hinzuweisen, die dann besser als viele Worte sagen, was eine Bezeichnung bedeuten solle, wobei freilich zuzugeben ist, daß solche Abbildungen kaum je alle möglichen Abwandlungen eines Tumors aufzeigen können, die einem schon das einfachste histologische Präparat vermitteln kann.

Das Komitee war der Ansicht, daß neben Bildern aus anerkannten Lehrbüchern die Bilder in dem eben erscheinenden amerikanischen

Atlas der Tumorpathologie für eine solche Bebilderung besonders geeignet wären.

So beabsichtigt also die vorliegende illustrierte Tumor-Nomenklatur, repräsentative Abbildungen der häufigsten Tumoren zu geben, hinsichtlich derer bereits eine Übereinstimmung zwischen den verschiedenen Sprachgruppen besteht. Da der Text in Englisch, Französisch, Russisch, Deutsch, Spanisch und in lateinischer Sprache wiedergegeben ist, sollte diese illustrierte Tumor-Nomenklatur fähig sein, diese gegenseitige Verständigung weiter zu fördern: Ein Pathologe dürfte leicht imstande sein, herauszufinden, wie ein gegebener Tumor in anderen Sprachen bezeichnet wird. Die illustrierte Tumor-Nomenklatur will aber auch dem Pathologen in den vielen abgeschiedenen Teilen der Welt nützlich sein, da ja wohl mehr als 90% der Tumoren, mit denen er es zu tun hat, hier angeführt und abgebildet sind.

Die illustrierte Tumor-Nomenklatur beabsichtigt dementsprechend, in keiner Weise die Tätigkeit der Referenzzentren zu beeinträchtigen, die von der Weltgesundheits-Organisation eingerichtet werden. Es ist vielmehr zu hoffen, daß diese Zentren zu einem besseren Verständnis derjenigen strittigen Tumoren beitragen werden, die mit Absicht in der illustrierten Tumor-Nomenklatur nicht berücksichtigt wurden.

Prefacio

En el 6° Congreso de Cancerología en Sao Paulo fué presentada una lista de tumores, destinada en primer lugar a la codificación estadística. Esta lista, aceptada con pequeñas modificaciones, fue preparada por un Comité para la Nomenclatura de Tumores, bajo la presidencia del Dr. I. PERRY (E.E.U.U.), designado por la Unión Internacional Contra el Cáncer. Sobre la base de esta lista fue presentado un código algo simplificado a la Organización Mundial de la Salud, la cual lo puso en circulación como documente WHO/HS/CANC/24.1. Un índice alfabético basado en la terminología habitual en los Estados Unidos constituye la segunda parte de dicho documento (WHO/HS/CANC/24.2).

La elaboración de una lista de términos descriptivos que pudiera ser usada con el código de estadística de tumores constituyó la primera meta del Comité, pero desde el principio se tuvo la intención de crear, aparte del código científico, una nomenclatura tumoral lógicamente ordenada y científicamente aceptable. Esta segunda meta presentó un sin número de dificultades pese a las numerosas discusiones en conferencias especiales y a la correspondencia mantenida durante 4 años entre los miembros del Comité. Por fin tuvo que reconocerse que la principal dificultad residía en la intención de alcanzar simultáneamente las dos metas: un código estadístico y la nomenclatura tumoral. Por esta razón en el mencionado Congreso de Cancerología reunido en São Paulo en 1954, se resolvió que el Comité debería reorganizarse bajo la dirección del Dr. H. HAMPERL y que en el futuro sería solamente perseguida una meta, es decir la nomenclatura tumoral histológica. A pesar de que esta nomenclatura y el código estadístico son elaborados y publicados en forma separada, no existen dificultades, como se ha manifestado expresamente, en coordinarlos ulteriormente para su uso práctico. Este Comité ha tratado mientras tanto de crear una nomenclatura tumoral, basada en los principios lógicos de la patología general.

Una primera versión sin figuras fue publicada en "ACTA" Vol. XIV, N.º 3—1958, la cual es ahora seguida por una edición ilustrada. Agradecemos a la Fundación Gulbenkian por proveer fondos para la impresión de esta monografía. Estamos muy agradecidos a todos los autores y casas editoras por su autorización para usar sus ilustraciones y habernos proporcionado sus originales. Desgraciadamente no fue posible obtener los moldes originales de las figuras del Atlas de Patología Tumoral; por lo tanto tuvimos que reproducir las ilustraciones impresas.

Es bien conocida la actual situación insatisfactoria, en lo que a la nomenclatura tumoral se refiere. A pesar de que no existen dudas de que los tumores humanos son básicamente semejantes en todas partes del mundo, los nombres aplicados a los mismos tumores difieren en los distintos países e idiomas. Por esto, la primera tarea enfrentada por el Comité fue reunir en la forma más completa posible, las denominaciones sinónimas actualmente en uso y considerar luego su utilidad y exactitud descriptiva. Desde luego, el Comité ha evitado crear nuevos nombres y aumentar de esta manera la confusión ya reinante. (Si a pesar de todo aparecen nombres nuevos, no usuales en el idioma español, se debe a que fueron traducidos del inglés o francés, idiomas en los cuales son de uso común. Casi siempre se ha publicado, aparte de esta denominación traducida, el término habitual en el idioma español.)

Afortunadamente existen tumores en los cuales se usa una sola denominación en todo el mundo científico; estos son casos ideales a los cuales deberíamos tender. Desgraciadamente también tenemos tumores con distintas denominaciones, aún para un mismo idioma, por lo que un mismo tumor es conocido con diferentes nombres en diferentes países.

Cuando se hizo la relación de tumores conocidos con varios nombres, el Comité colocó primero los nombres que parecen ser más lógicos y de acuerdo con los principios básicos generales. Los términos considerados anticuados o no del todo correctos son mencionados al final; los sinónimos, en lo posible, son presentados en forma conjunta.

Existen nombres de tumores que son usados por un grupo pequeño de patólogos. Estas denominaciones no fueron mencionadas en la presente lista, ya que ello hubiera significado un recargo de trabajo. Por otro lado, estos términos pueden ser identificados fácilmente por medio de un diccionario médico.

Existen tumores que son descritos excepcionalmente y cuya clasificación varía de un autor a otro. Tal ocurre por ejemplo con el "Retinalanlage-Tumor" o con el "Melanoameloblastoma". Tumores raros de este tipo fueron incorporados en la presente lista solamente si fueron publicados en alguno de los principales libros de texto, especialmente si fueron adecuadamente ilustrados. En otras palabras, el Comité decidió no basarse en las figuras y descripciones de las publicaciones originales, sino en el trabajo ulterior de un autor crítico. De esta manera se ha esperado evitar la necesidad de corregir repetidas veces la lista de tumores.

Términos descriptivos de lesiones que no son tumores verdaderos, tales como quistes, granulomas e hiperplasias no fueron considerados. Tampoco son mencionados las alteraciones premalignas o precancerosas con el fin de evitar un recargo en el presente trabajo. Por semejantes razones fueron omitidas las alteraciones conocidas como "carcinoma in situ"; en justificación de esta política puede señalarse que, aunque algunos casos del así llamado "carcinoma in situ" pueden eventualmente probar ser cánceres verdaderos, desplazando y reemplazando al epitelio normal, es también cierto que el término "carcinoma in situ" puede ocasionalmente ser usado para describir otras lesiones cuya relación con el cáncer verdadero no siempre está claramente establecida; algunas de estas lesiones pueden retroceder y desaparecer por lo que su inclusión en un manual de nomenclatura de tumores estaría fuera de lugar.

En la elección de las distintas denominaciones, el Comité se ha basado en lo siguiente: un término debe ser corto y definidor para encontrar aceptación general. Por esta razón se han preferido los nombres sencillos a los nombres largos y compuestos, aún cuando estos pueden describir mejor y en forma más completa un tumor.

El hecho de que numerosos tumores lleven un nombre propio – el del autor que los describió – confirma la tendencia natural de usar denominaciones breves. Sin embargo, como consecuencia de un acuerdo internacional, se ha decidido rechazar todas las designaciones basadas en nombres propios y reemplazarlas por términos descriptivos apropiados; pero para evitar errores de interpretación se ha agregado entre paréntesis el nombre propio, que era usado en el pasado. En raras ocasiones no se ha podido reemplazar los nombres propios (por ejemplo, para el sarcoma de Ewing, el tumor de Brenner) o términos objetables por otras consideraciones como por ejemplo el hamartoma del pulmón, que no podrían reemplazarse sin introducir un nuevo nombre.

Obviamente, las denominaciones carcinoma y sarcoma son usadas solamente para tumores realmente malignos y la de adenoma para los benignos. Términos contradictorios, como por ejemplo adenoma maligno, han sido evitados.

En el momento presente, la actividad funcional de un tumor, por ejemplo la actividad endocrina, no puede ser siempre determinada por su cuadro histológico. Por esta razón se han evitado las denominaciones que se refieren a la actividad de una neoplasia, aunque se han conservado los términos que expresan una diferenciación histológica, por ejemplo tumor muco-productor.

Existen tumores bien conocidos cuya clasificación es todavía discutida, tal es el caso del paraganglioma cromafín maligno, o del sarcoma alveolar de partes blandas. La clasificación de estos tumores está sujeta a modificaciones futuras.

Como estamos tratando con una clasificación puramente histológica se han incorporado denominaciones como neurofibroma; en cambio términos deducidos del examen macroscópico o clínico, como "neurofibromatosis", no lo han sido.

Las leucemias fueron incluidas solamente en relación a las lesiones de las tejidos, reconocibles por medios histológicos; en cambio no son mencionadas las alteraciones que son diagnosticadas solamente por frotis (hematología o citología exfoliativa).

Los términos sarcoma de células redondas o fusocelulares, no han sido incluídos por representar diagnósticos incompletos o provisionales.

Finalmente, debemos decir unas palabras en relación con el orden que ha sido adoptado. Como toda clasificación está abierta a la crítica, se ha tratado de crear una lista sencilla y adaptable, con posibilidades mínimas de provocar resentimientos.

Los tumores que por su arquitectura histológica permiten reconocer su origen son mencionados en el siguiente orden: en primer lugar los tumores originados en las superficies epiteliales, en segundo lugar los tumores de órganos glandulares; luego siguen los tejidos formadores de melanina, los tumores de sistema nervioso, los del mesenquima, de la sangre y órganos hematopoyéticos y finalmente los teratomas. En lo posible se ha seguido el orden de las categorías de neoplasias malignas de la Clasificación Internacional de Enfermedades, Injurias y Causas de Muerte (Vol. I. Organización Mundial de la Salud. Ginebra, Suiza, 1957). Los números entre paréntesis corresponden a los números que señalan la categoría de las neoplasias malignas de la Clasificación Internacional.

Los tumores han sido ordenados de tal manera, que en cada sección aparecen en primer lugar las neoplasias benignas, luego las de malignidad relativamente baja y luego las neoformaciones altamente malignas.

Durante las discusiones del Comité se ha observado que una buena ilustración ha sido la forma más sencilla de definir y describir un tumor. En consecuencia, el Comité resolvió proporcionar ilustraciones representativas, que mejor que cualquier descripción verbal defina un tumor dado, aunque se reconoció que estas ilustraciones no podrían representar todas las variaciones posibles de un tumor, como lo demuestra mejor la lámina histológica más sencilla.

El Comité pensó que las fotografías del Atlas de Patología Tumoral, publicado por el Instituto de Patología de las Fuerzas Armadas de los Estados Unidos, serían especialmente convenientes para ilustrar esta clasificación, así como otras de autorizados libros de textos de otros países.

Así, la Nomenclatura Ilustrada de Tumores ha sido proyectada con el propósito de mostrar figuras representativas de los tumores más frecuentes, sobre los que ya existe acuerdo entre los diferentes grupos idiomáticos. Como el texto está impreso en inglés, francés, ruso, alemán y latín, la Nomenclatura Ilustrada de Tumores debe ampliar este entendimiento mutuo: un patólogo puede encontrar fácilmente como un tumor determinado es designado en otros idiomas. La Nomenclatura Ilustrada de Tumores también ayudará al patólogo que trabaja en áreas aisladas del globo, dado que más del 90 por ciento de tumores, con los cuales ha de tratar, estan en la lista y serán ilustrados. Por lo tanto la Nomenclatura Ilustrada de Tumores no interfiere con el trabajo de los Centros de Referencia establecidos por la Organización Mundial de la Salud. Se espera que estos Centros de Referencia contribuirán al mejor conocimiento de los tumores todavía en litigio que deliberadamente han sido omitidos en la presente Nomenclatura.

Los nombres que se han dado a los diferentes tumores en este nomenclatura, representan la opinión del Comité, en su conjunto. Por lo tanto hay casos que constituyen una avenencia o compromiso entre los diferentes miembros del Comité y deben ser considerados con este criterio. La discusión de los nombres más apropiados y la selección de las mejores ilustraciones ha sido motivo de deliberaciones entre los miembros del Comité durante casi una década.

Pese a lo expuesto, los miembros del Comité para la Nomenclatura de Tumores, reconocen que el producto de su trabajo dista de ser completo y que ciertamente no constituye la forma definitiva; ellos lo consideran simplemente como el "fin del comienzo" y como un proyecto preliminar, que se atreven a esperar puede servir como base para discusiones fructíferas.

Contents

Table des matières

Содержание

Inhalt

Indice

Index

Source of Illustrations

The illustrations quoted in the text are referred to by letters indicating the author (e.g. M = Masson) and by two numbers, one denoting the page and the other the illustration.

e.g. F 14 33–24 means:

Fascicle 14 of the Atlas of Tumor Pathology, page 33, Figure 24.

Origine des figures

Les figures citées dans le texte sont marquées par des lettres indiquant l'auteur (par exemple M = Masson) et par des chiffres représentant les pages et des numéros les figures.

Par exemple: F 14 33–24 veut dire:

Fascicule 14 de l'Atlas of Tumor Pathology, page 33, figure 24.

Источники иллюстраций

Указанные в тексте рисунки отмечаются буквой для автора (напр. M=Массон) и двумя цифрами, из которых первая относится к странице источника, а вторая — к номеру рисунка: напр. В 14, 33–24 означает — Выпуск 14 Атласа патологии опухолей, стр. 33, рисунок 24.

Quellenangabe der Abbildungen

Die im Text angegebenen Abbildungen wurden mit Buchstaben für den Autor (z.B. M = Masson) und zwei Zahlen für Seite und Abbildung bezeichnet; so bedeutet z.B. F 14 33–24: Faszikel 14 des Atlas of Tumor Pathology, Seite 33, Abbildung 24.

Procedencia de las figuras

La procedencia de las figuras citadas en el texto fue expresada por medio de letras para el autor (M = Masson) y dos cifras para la página y la figura; por ejemplo: F 14 33–24 significa: Fascículo 14 del "Atlas of Tumor Pathology", página 33, figura 24.

A = Ackerman, L. V. Surgical Pathology (C. V. Mosby Company St. Louis, 1959).

A-R = Ackerman, L. V., and del Regato, J. A. Cancer-Diagnosis Treatment and Prognosis (C. V. Mosby Company, St. Louis, 1962).

v. A. = v. Albertini, A. Histologische Geschwulstdiagnostik (Georg Thieme Verlag Stuttgart, 1955).

E = Evans, H. N. Histological Appearances of Tumors (Livingstone Ltd. Edinburgh, 1956).

F = Fascicle of the Atlas of Tumor Pathology — and number of it (Armed Forces Institute of Pathology, Washington, D.C.).

Glaz = Глазунов, М. Ф. Опухоли яичников (Медгиз, Ленинград, 1961). [Glazounoff, M. F. Tumors of the Ovary (Medgis Leningrad, 1961.)]

H = Hamperl, H. Lehrbuch der allgemeinen Pathologie und pathologischen Anatomie, 24. und 25. Auflage (Springer Verlag, Berlin, Göttingen, Heidelberg, 1960).

Li = Lichtenstein, L. Bone Tumors (C. V. Mosby Company, St. Louis, 1954).

M = Masson, P. Tumeurs Humaines (2e édit. Librairie Maloine, Paris, 1956).

Zülch = Zülch, K. J. Biologie und Pathologie der Hirngeschwülste; in: Handbuch der Neurochirurgie, 3. Bd. (Springer Verlag, Berlin, Göttingen, Heidelberg, 1956).

А Аккерман, Л. В. Хирургическая патология (Мосби, Сан Луи, 1959).

АР Аккерман, Л. В. и дель Регато, Ю. А.: Рак-: Диагнозиз и прогнозиз (Мосби, Сан Луи, 1962).

Ал Альбертини, А. Гистологическая диагностика опухолей (Тиме, Штутгарт, 1955).

В Выпуск Атласа патологии опухолей (Ин-т патологии вооруженных сил, Вашингтон,США).

Г Гамперль, Г. Учебник общей патологии и патологической анатомии 24 и 25 изд. (Шпрингер Берлин, Гёттинген, Гейдельберг, 1960).

Гл Глазунов, М. Ф. Опухоли яичников (Медгиз, Ленинград, 1961).

Ли Лихтенштейн, Л. Опухоли костей (Мосби, Сан-Луи, 1954).

М Массон, П. Опухоли человека (2 изд., Малуан, Париж, 1956).

Э Эванс, Х. Н. Гистологические проявления опухолей (Ливингстон, Эдинбург, 1956).

Ц Цюльх, К. Ю. Биология и патология опухолей мозга. В: Руководство по неврохирургии, т. 3 (Шпрингер: Берлин, Гёттинген, Гейдельберг, 1956).

I.

Epithelial tumors of general distribution
Tumeurs épithéliales en général
Эпителиальные опухоли без специфической локализации
Epitheliale Tumoren ohne spezifische Lokalisation
Tumores epiteliales en general
Tumores epitheliales sine locatione specifica

Adenoma — *a benign tumor derived from glandular epithelium, which may be further classified into:*

Adénome — *tumeur bénigne, dérivée d'un épithélium glandulaire, que l'on peut subdiviser en:*

Аденома — *доброкачественная опухоль, исходящая из железистого эпителия; подразделяется на:*

Adenom — *ein gutartiger, vom drüsenbildenden Epithel ausgehender Tumor, der weiter unterteilt werden kann in:*

Adenoma — *tumor benigno derivado de epitelio glandular, que se puede subdividir como sigue:*

1 Trabecular adenoma
Solid adenoma

Adénome trabéculaire

Трабекулярная Аденома
Солидная Аденома

Trabeculäres Adenom
Solides Adenom

Adenoma trabecular
Adenoma sólido

Adenoma trabeculare
Adenoma solidum

2 Tubular adenoma

Adénome tubuleux

Тубулярная Аденома

Tubuläres Adenom

Adenoma tubular

Adenoma tubulare

3 Acinar adenoma
Alveolar adenoma
Follicular adenoma

Adénome acineux
Adénome alvéolaire
Adénome folliculaire

Ацинозная Аденома
Альвеолярная Аденома
Фолликулярная Аденома

Acinöses Adenom
Alveoläres Adenom
Follikuläres Adenom

Adenoma acinoso
Adenoma alveolar
Adenoma folicular

Adenoma acinosum
Adenoma alveolare
Adenoma folliculare

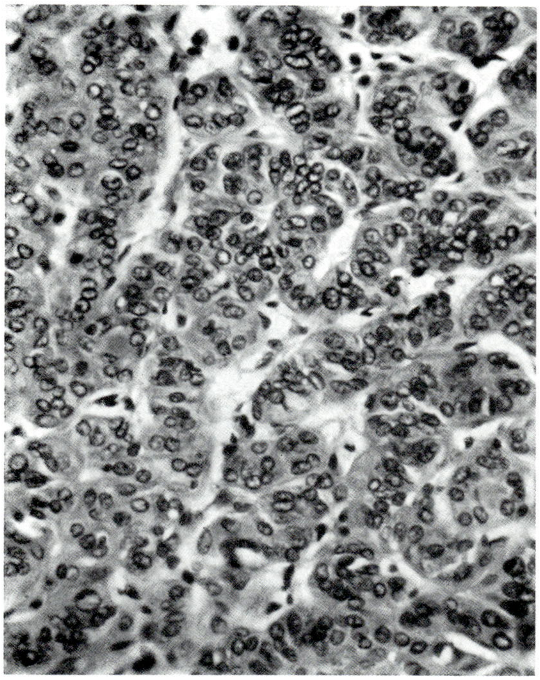

Fig. 1. ×275. F 14 33—24

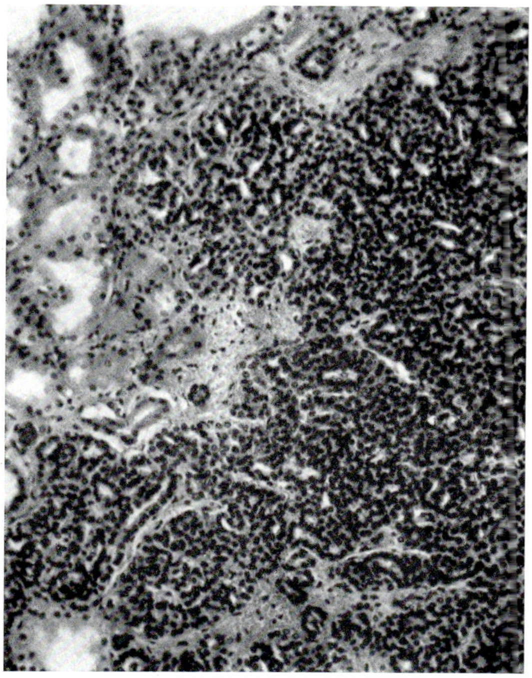

Fig. 2. ×125. F 30 33—11

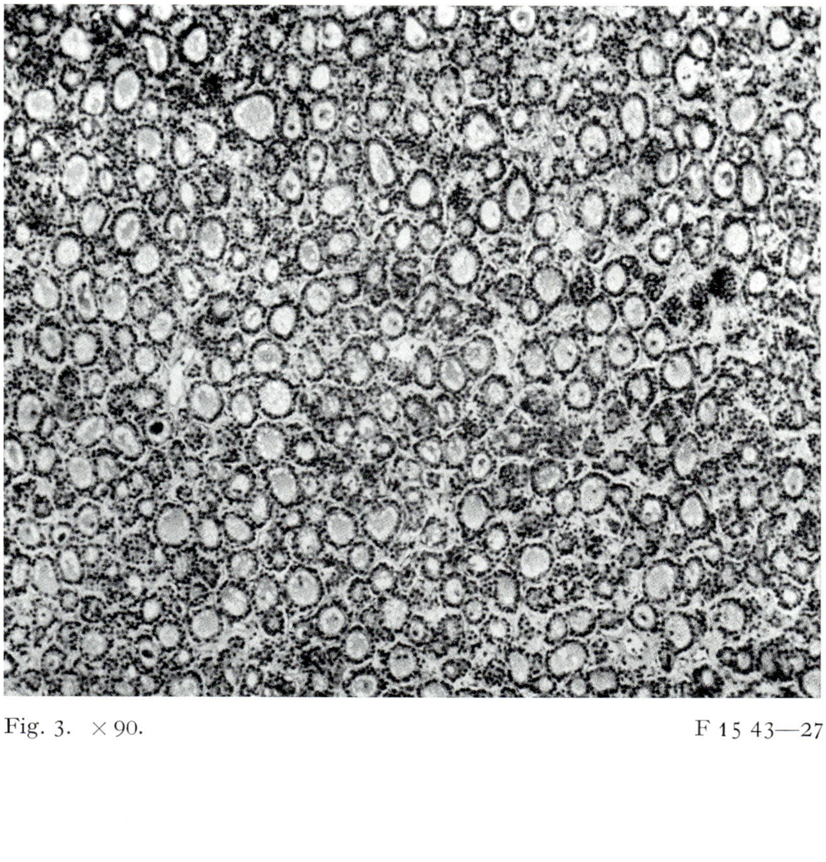

Fig. 3. ×90. F 15 43—27

4	Cystic adenoma Cystadenoma Glandular cystoma	Adénome kystique Cystadénome	Кистозная Аденома Кистаденома Гляндулярная кистома
	Cystisches Adenom Cystadenom Glanduläres Cystom	Adenoma quístico Cistoadenoma Cistoma glandular	Adenoma cysticum Cystadenoma Cystoma glandulare
5	Papillary adenoma	Adénome papillaire	Папиллярная Аденома
	Papilläres Adenom	Adenoma papilífero	Adenoma papilliferum

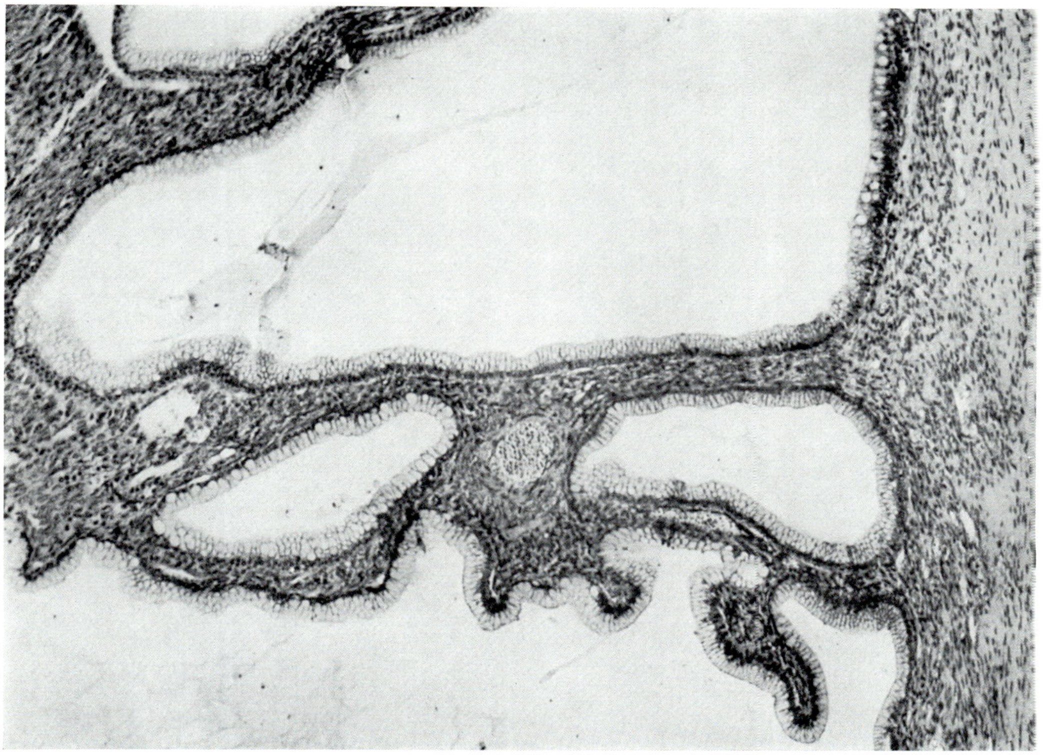

Fig. 4. × 50. F 33/3 97—87

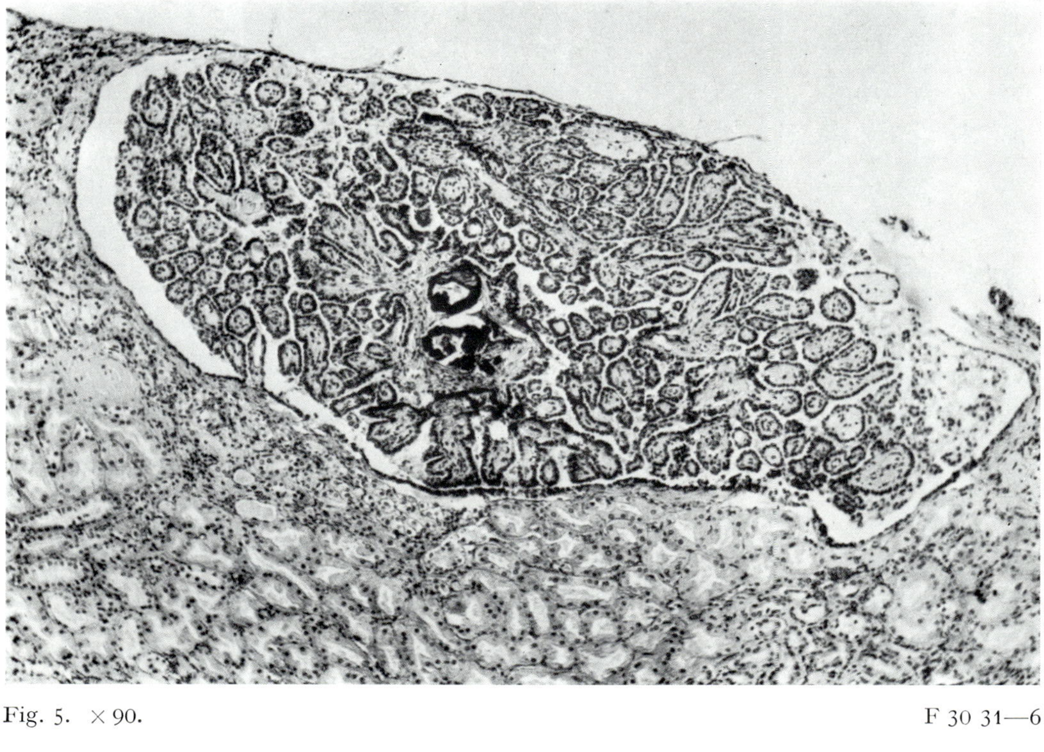

Fig. 5. × 90. F 30 31—6

6	Fibroadenoma — an adenoma, whose fibrous stroma is neoplastic	Fibro-adénome — adénome avec prolifération du stroma	Фиброаденома — аденома с опухолево разрастающейся фиброзной стромой
	Fibroadenom — ein Adenom mit geschwulstmäßig gewuchertem fibrösem Stroma	Fibroadenoma — un adenoma cuyo estroma fibroso es neoplásico	Fibroadenoma
7	Adenofibroma — a fibroma with enclosed neoplastic glandular epithelium	Adéno-fibrome — fibrome contenant des structures glandulaires qui font partie de la tumeur	Аденофиброма — фиброма с включенными в нее опухолево разрастающимися железистыми трубками
	Adenofibrom — ein Fibrom mit eingeschlossenen geschwulstmäßig neugebildeten Drüsenschläuchen	Adenofibroma — un fibroma que alberga proliferación glandular neoplásica	Adenofibroma

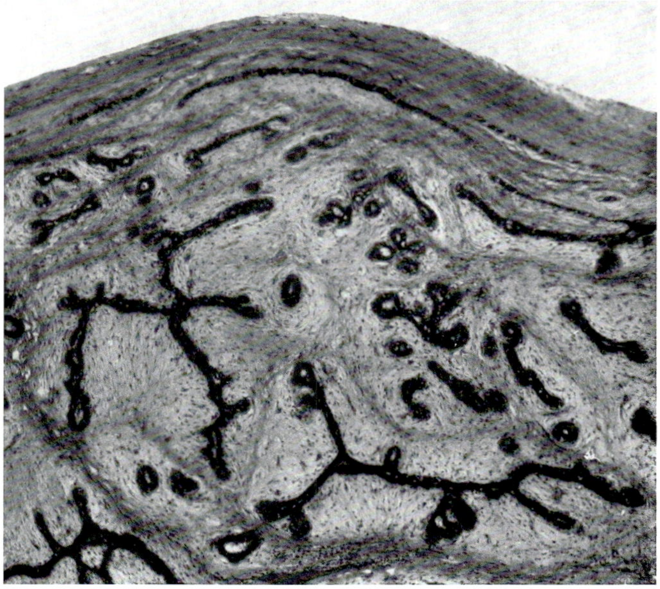

Fig. 6. H 755—658

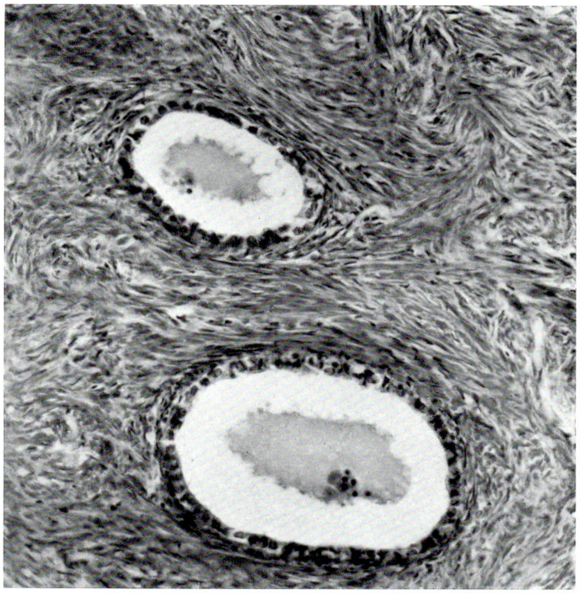

Fig. 7. × 180. v. A. 236—261

Polyp — *gross descriptive term for an outgrowth of a mucosal surface (not of skin) to be specified histologically e.g.:*

Polype — *terme macroscopique pour désigner une masse exubérante siégeant à la surface d'une muqueuse (non de la peau) devant être spécifiée histologiquement, par exemple:*

Полип — *описательный термин для обозначения экзофитных разрастаний слизистой оболочки (не кожи), которые гистологически могут быть ближе охарактеризованы как:*

Polyp — *makroskopische Bezeichnung für eine Wucherung einer Schleimhautoberfläche, die histologisch näher bestimmt werden kann, z. B.:*

Pólipo — *término macroscópico, descriptivo, para tumores exofíticos de superficies mucosas (no de la piel) que será especificado histológicamente, como sigue:*

8	Adenomatous polyp Glandular polyp	Polype adénomateux Polype glandulaire	Аденоматозный Полип Железистый Полип
	Adenomatöser Polyp Glandulärer Polyp	Pólipo adenomatoso Pólipo glandular	Polypus adenomatosus Polypus glandularis

9	Papillary polyp Papilloma	Polype papillaire Papillome	Папиллярный Полип Папиллома
	Papillärer Polyp Papillom	Pólipo papilífero Papiloma	Polypus papillaris Papilloma

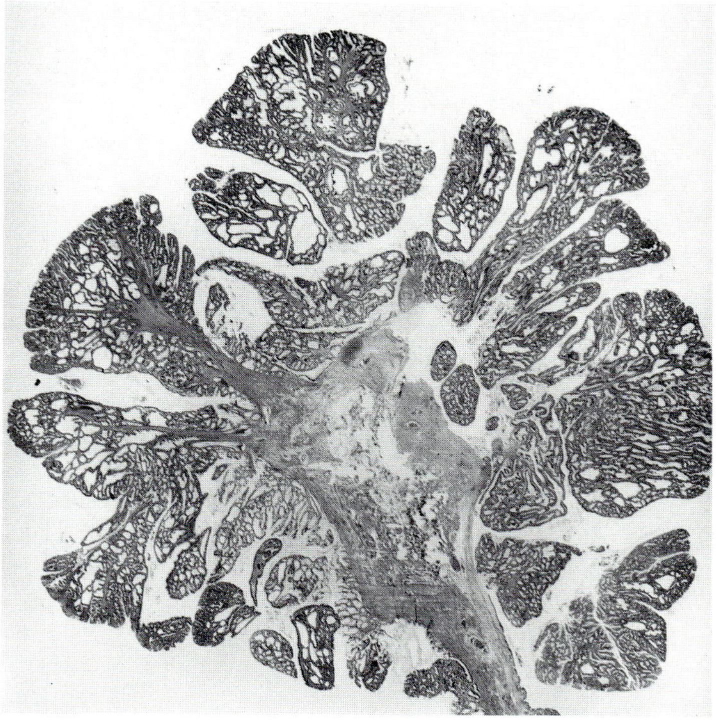

Fig. 8. A 394—405

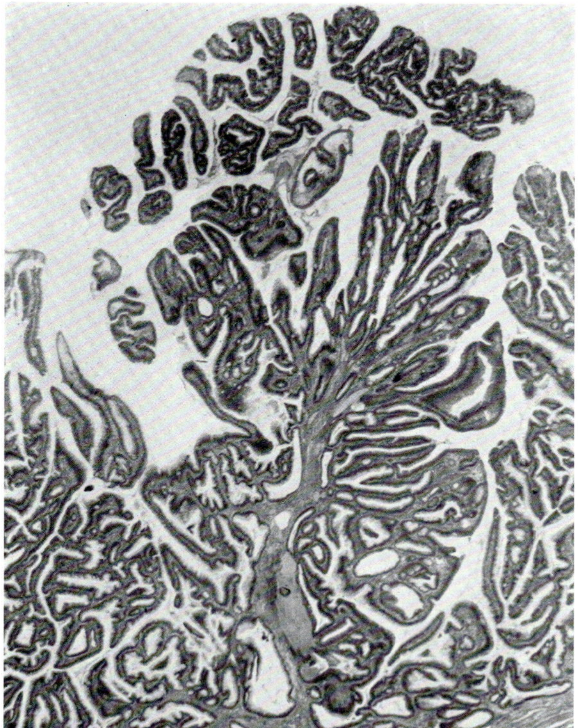

Fig. 9. ×13. v. A. 121—90

Epidermoid carcinoma, Squamous cell carcinoma — *may be further classified into:*

Epithélioma épidermoïde, Epithélioma malpighien spinocellulaire — *peut être subdivisé en:*

Эпидермальный рак, Плоскоклеточный рак, — *подразделяется на:*

Epidermoidcarcinom, Plattenepithelcarcinom — *zu unterteilen in:*

Carcinoma epidermoide, Carcinoma escamoso, Carcinoma malpighiano o espinocelular — *que puede ser subdividido como sigue:*

10	Keratinizing type Malignant acanthoma Cancroid	Type kératinisant Acanthome malin Cancroïde	Ороговевающий Злокачественная акантома Канкроид
	Verhornendes Plattenepithelcarcinom Malignes Acanthom Cancroid	Tipo queratinizante Acantoma maligno Cancroide	Typus cornescens Acanthoma malignum Tumor cancroides
11	Non-keratinizing type	Type non kératinisant	Неороговевающий
	Nichtverhornendes Plattenepithelcarcinom	Tipo no queratinizante	Typus non-cornescens

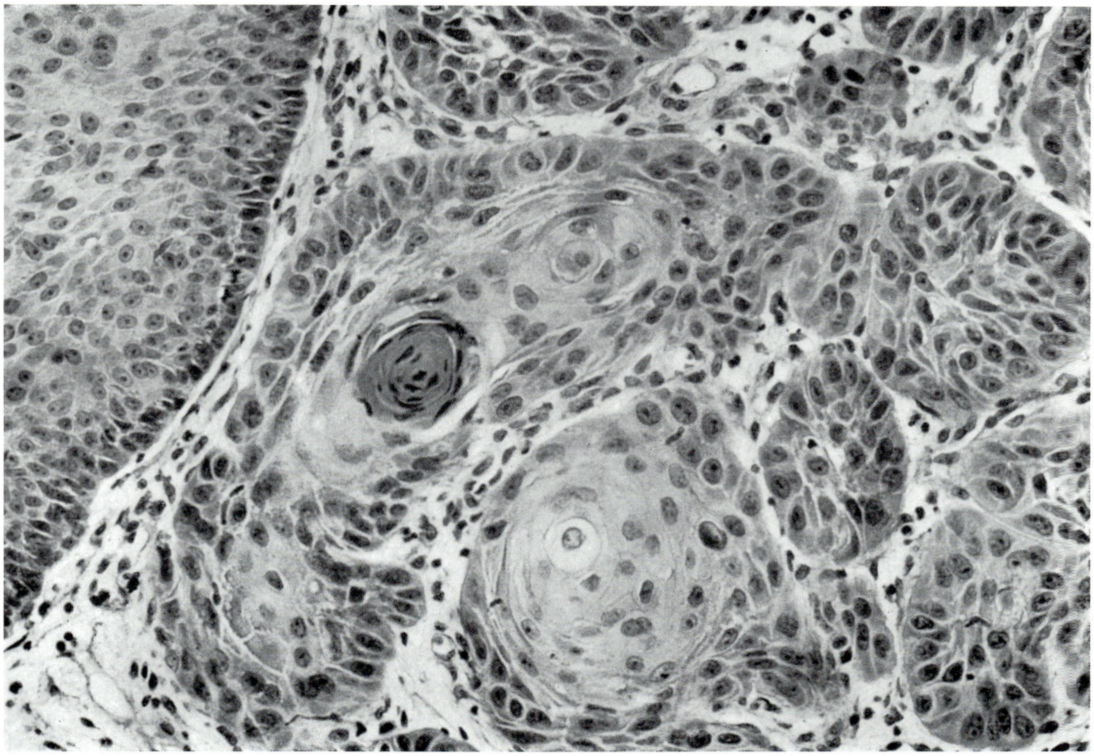

Fig. 10. ×154. F 2 251—192

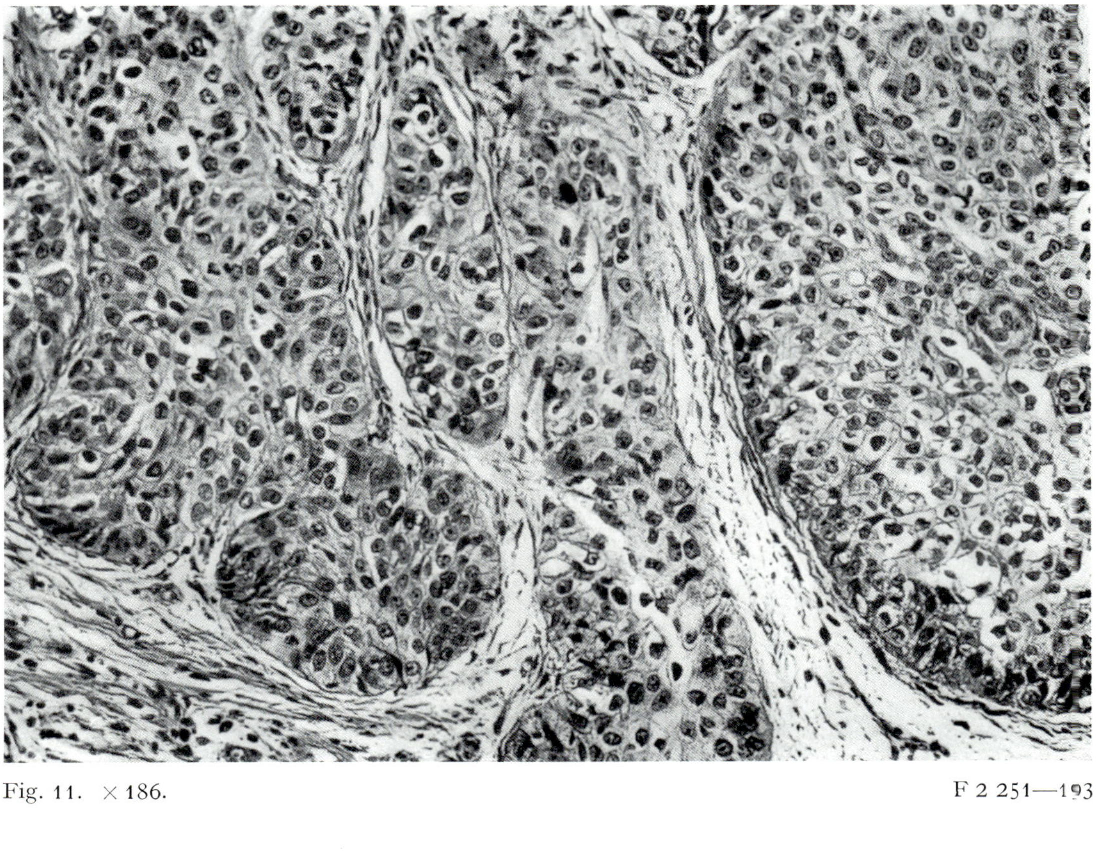

Fig. 11. ×186. F 2 251—193

Adenocarcinoma — *carcinoma of glandular structure which may be further classified on the basis of predominant histological pattern in the following terms or combinations of these:*

Epithélioma glandulaire (adénocarcinome) — *épithélioma de structure glandulaire qui, suivant le type histologique prédominant, peut présenter les formes ou combinaisons de formes suivantes:*

Аденокарцинома (железистый рак) — *рак железистого строения, который на основании преобладающей гистологической структуры или комбинации их, подразделяется на:*

Adenocarcinom („Drüsenkrebs") — *Carcinom des drüsenbildenden Gewebes, das auf Grund des im histologischen Schnitt vorherrschenden Gewebsanteils oder Kombination von solchen weiter eingeteilt werden kann in:*

Adenocarcinoma — *carcinoma de estructura glandular que puede clasificarse, según el cuadro histológico predominante, con los siguientes términos o con una combinación de ellos:*

12	Tubular adenocarcinoma	Epithélioma glandulaire tubuleux	Тубулярная аденокарцинома
	Tubuläres Adenocarcinom	Adenocarcinoma tubular	Adenocarcinoma tubulare

13	Alveolar adenocarcinoma Acinous adenocarcinoma	Epithélioma alvéolaire Epithélioma acineux	Альвеолярная аденокарцинома Ацинозная аденокарцинома
	Alveoläres Adenocarcinom Acinöses Adenocarcinom	Adenocarcinoma alveolar Adenocarcinoma acinoso	Adenocarcinoma alveolare Adenocarcinoma acinosum

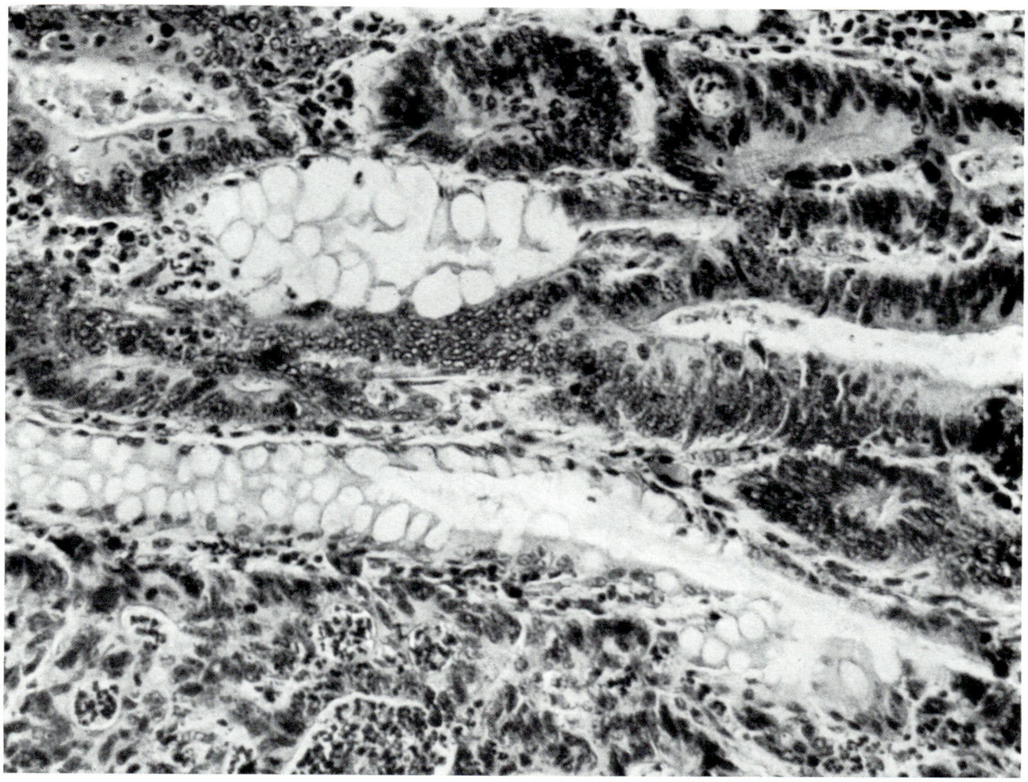

Fig. 12. ×252. F 21 19—6

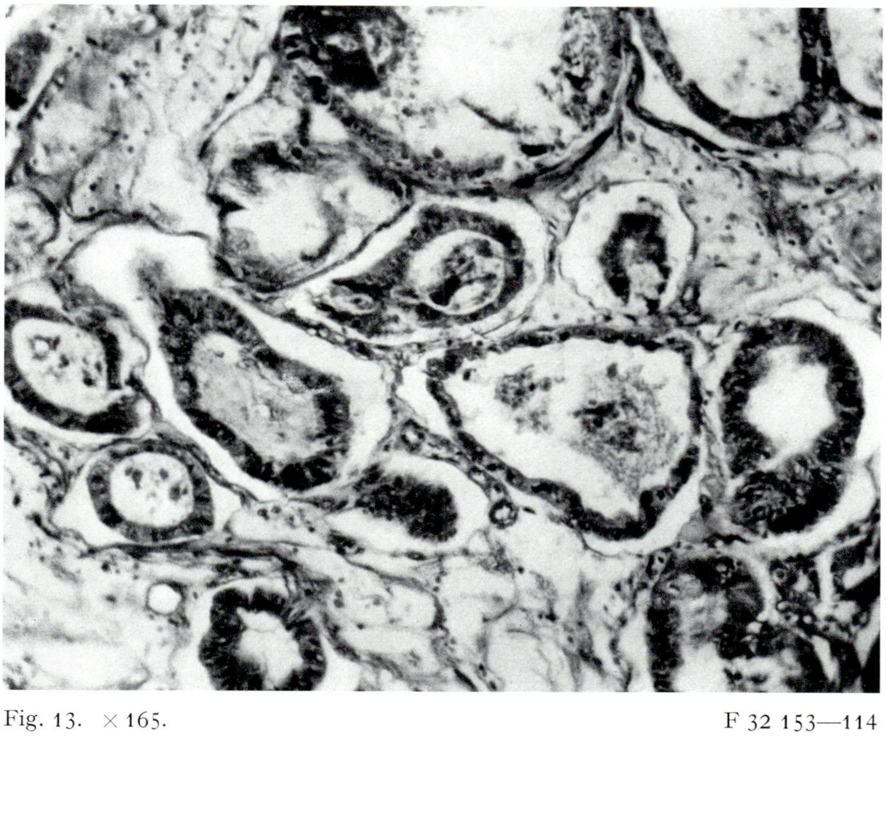

Fig. 13. ×165. F 32 153—114

14	Papillary adenocarcinoma	Epithélioma glandulaire papillaire	Папиллярная аденокарцинома
	Papilläres Adenocarcinom	Adenocarcinoma papilífero	Adenocarcinoma papilliferum

15	Mucus producing adenocarcinoma	Epithélioma glandulaire sécrétant	Слизеобразующая аденокарцинома
	Schleimbildendes Adenocarcinom	Adenocarcinoma muco productor	Adenocarcinoma mucoides

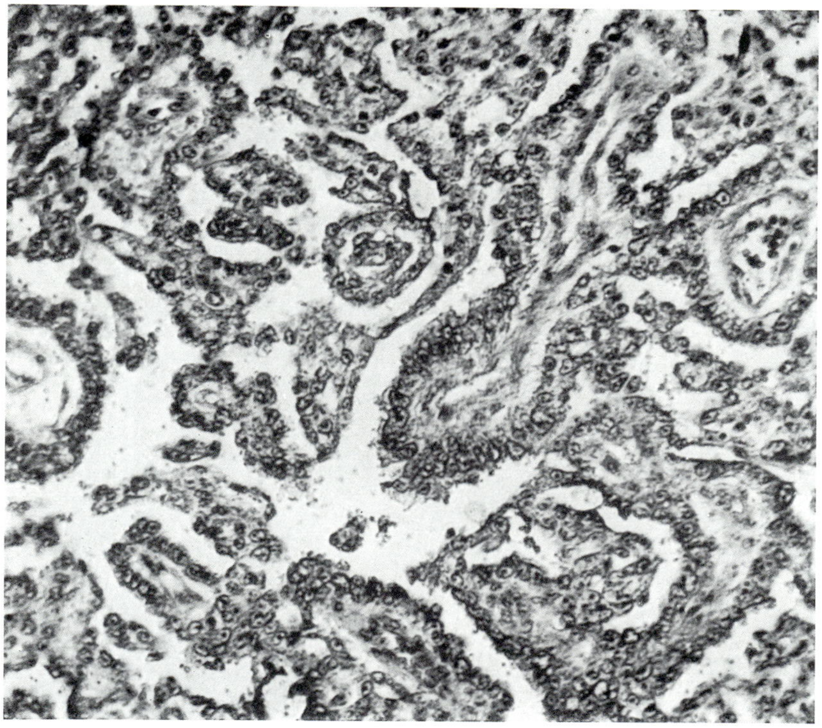

Fig. 14. ×240. F 24 123—89

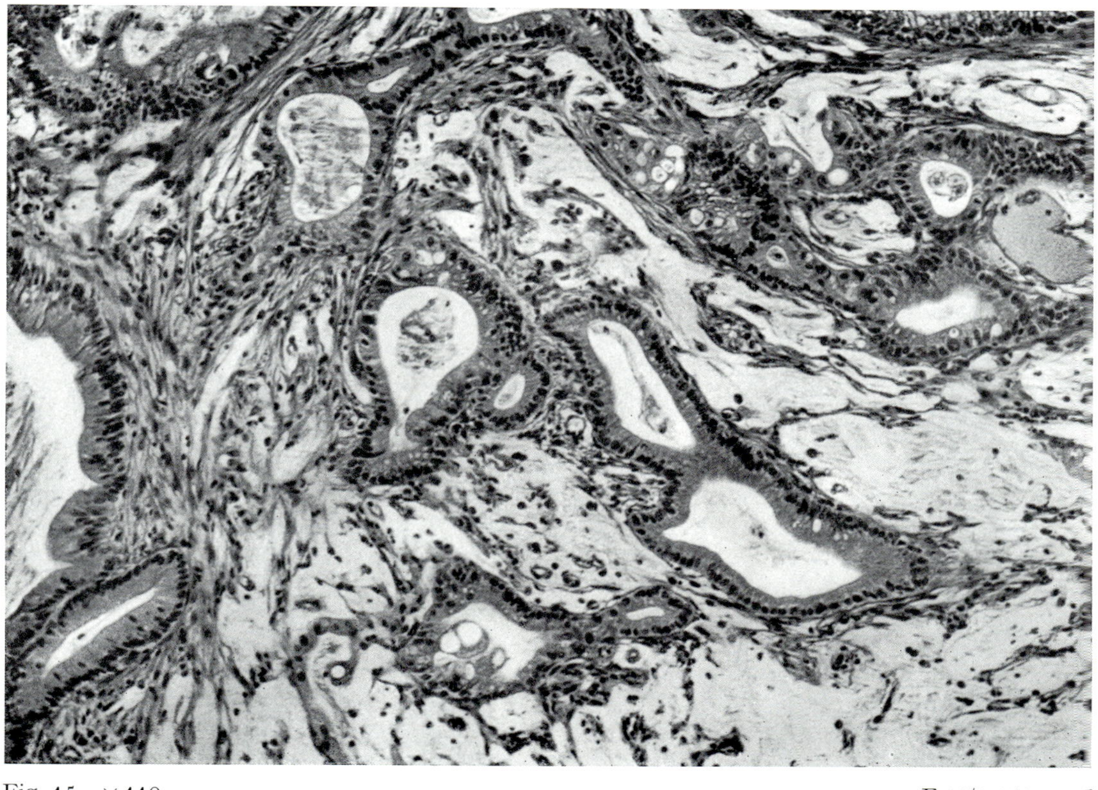

Fig. 15. ×110. F 33/2 153—126

16	Anaplastic adenocarcinoma	Epithélioma anaplasique	Анапластическая аденокарцинома
	Anaplastisches Adenocarcinom	Adenocarcinoma anaplásico	Adenocarcinoma anaplasticum

17	Adenocarcinoma with squamous metaplasia Adenoacanthoma Adenocancroid	Epithélioma glandulaire avec métaplasie malpighienne Adénoacanthome Adénocancroïde	Аденокарцинома с плоскоклеточной метаплязией Аденоакантома Аденоканкроид
	Adenocarcinom mit Plattenepithelmetaplasie Adenoakanthom Adenocancroid	Adenocarcinoma con metaplasia escamosa Adenoacantoma Adenocancroide	Adenocarcinoma cum metaplasia epidermoide Adenoacanthoma Tumor adenocancroides

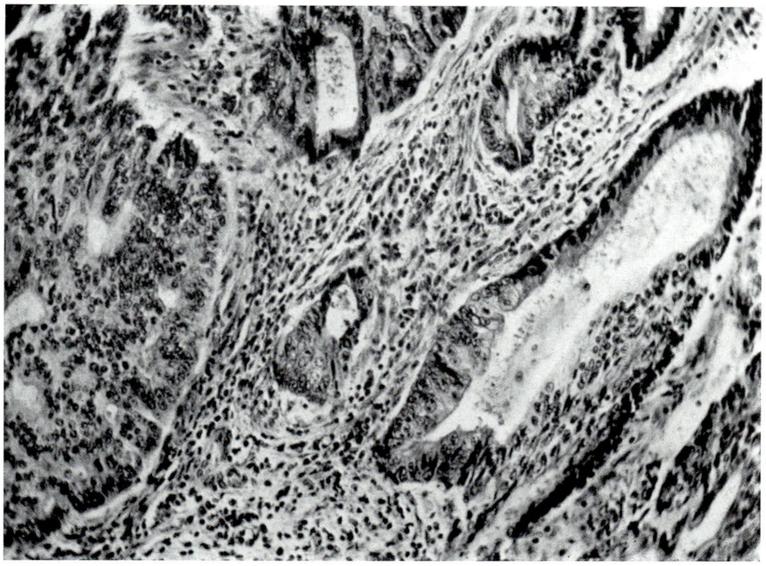

Fig. 16. × 160. F 33/2 211—196

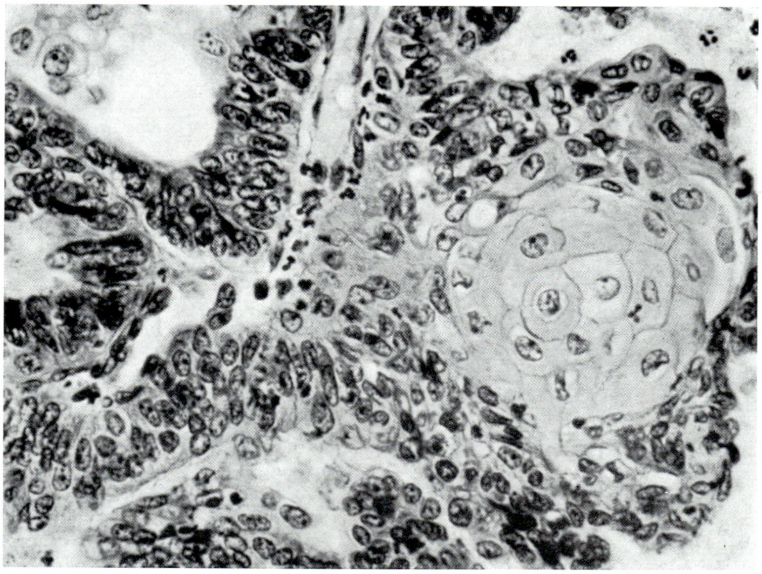

Fig. 17. × 315. F 33/2 187—157

18	Mucinous carcinoma — a carcinoma with excessive production of mucin Mucoid carcinoma Gelatinous carcinoma Colloid carcinoma	Epithélioma muqueux — épithélioma avec production excessive de mucus Epithélioma colloïde	Слизистая карцинома (слизистый рак) — рак с избыточным слизеобразованием Мукоидная карцинома Коллоидный рак
	Muköses Carcinom („Schleimkrebs") — ein Carcinom mit überreichlicher Schleimbildung Mucoidcarcinom Gallertcarcinom	Carcinoma mucinoso — carcinoma con producción excesiva de mucina Carcinoma mucoide Carcinoma gelatinoso Carcinoma coloide	Carcinoma mucoides Carcinoma gelatinosum Carcinoma colloides
19	Signet ring cell carcinoma— a particular anaplastic type of mucinous carcinoma characterized by accumulation of intracellular and extracellular mucus	Epithélioma sigillocellulaire (à cellules en châton de bague) type anaplasique particulier de l'épithélioma muqueux, caractérisé par l'accumulation intra- et extracellulaire de mucus	Перстневидноклеточный рак — особая форма слизистого рака, характеризующаяся внутри и внеклеточным скоплением слизи
	Siegelringzellen-Carcinom ein besonderer Typ eines Schleimkrebses, charakterisiert durch intra- und extracelluläre Anhäufung von Schleim	Carcinoma de células en anillo de sello — este es un tipo especial, anaplásico, de carcinoma mucinoso caracterizado por acúmulos de mucina intra- y extracelular	Carcinoma sigillocellulare

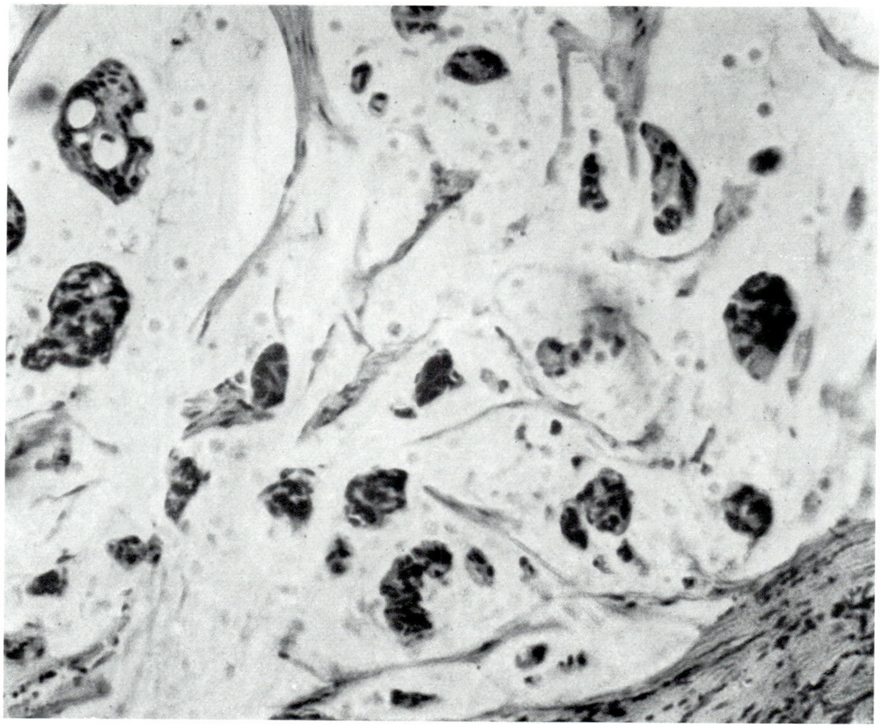

Fig. 18. F 34 41—21

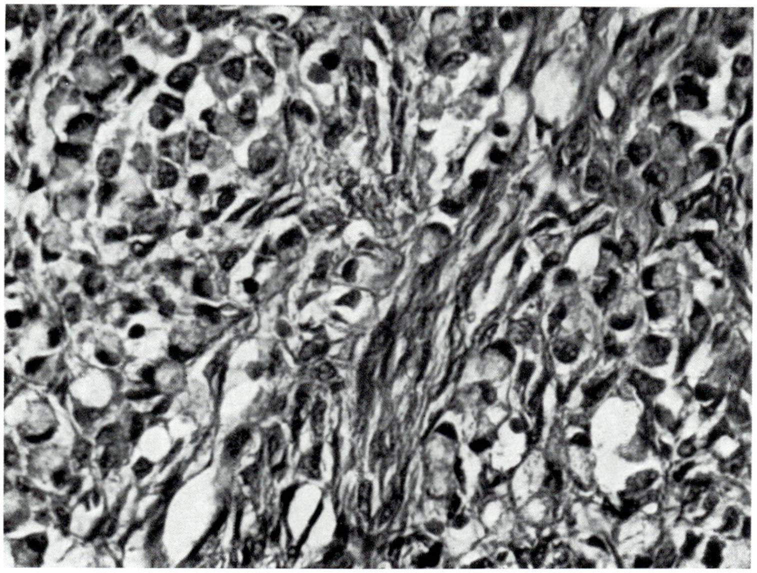

Fig. 19. ×400. F 33/3 151—140

20	Mucoepidermoid carcinoma	Epithélioma «muco-épidermoïde»	Мукоэпидермоидный рак
	Mukoepidermoides Carcinom	Carcinoma mucoepidermoide	Carcinoma mucoepidermoides
21	Medullary carcinoma — term for carcinomas of soft consistency due to scarcity of stroma	Epithélioma encéphaloïde — terme pour désigner un épithélioma de consistance molle due au faible développement du stroma	Медуллярный рак — название для рака особенно мягкой консистенции, бедного стромой
	Medulläres Carcinom — Bezeichnung für Carcinome von besonders weicher Konsistenz infolge des geringen Stromaanteils	Carcinoma medular — término para carcinomas de consistencia blanda por lo escaso de su estroma	Carcinoma medullare

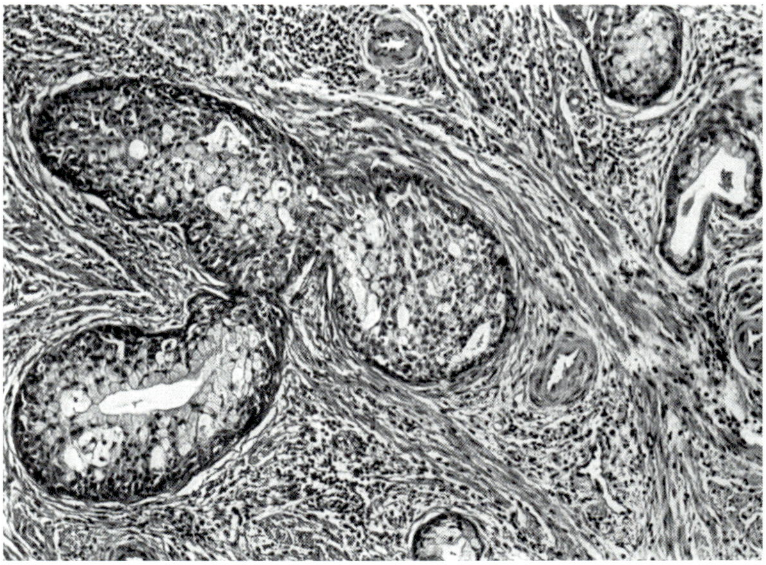

Fig. 20. × 90. F 33/2 149—119

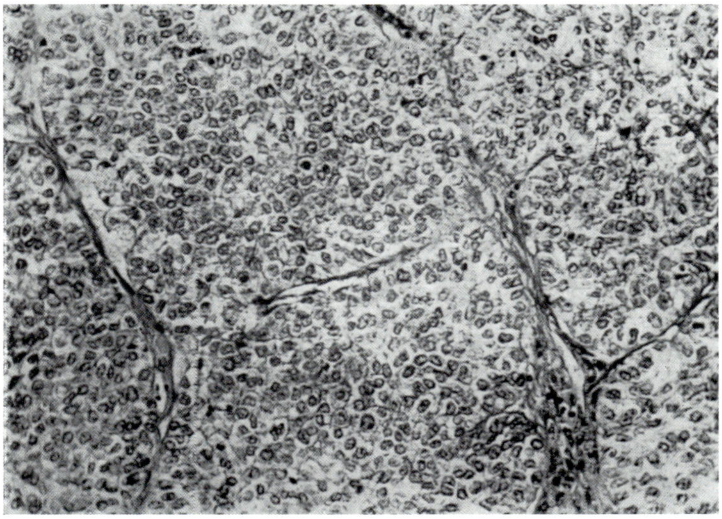

Fig. 21. F 11 117—154

22 Scirrhus — term for carcinomas of hard consistency due to excessive collagenous (fibrous) stroma

Squirrhe — désigne des épithéliomas de consistance ferme due à la production excessive d'un stroma collagène (fibreux)

Скирр — рак особенно плотной консистенции вследствие богатства соединительнотканной (фиброзной) стромой

Scirrhus — Bezeichnung für Carcinome von besonders harter Konsistenz infolge überwiegenden bindegewebigen (fibrösen) Stromas

Escirro — término para carcinomas de consistencia firme por su excesivo estroma colágeno (fibroso)

Scirrhus

23 Trabecular carcinoma
Solid carcinoma

Epithélioma trabéculaire

Трабекулярный рак
Солидный рак

Trabeculäres Carcinom
Solides Carcinom

Carcinoma trabecular
Carcinoma sólido

Carcinoma trabeculare
Carcinoma solidum

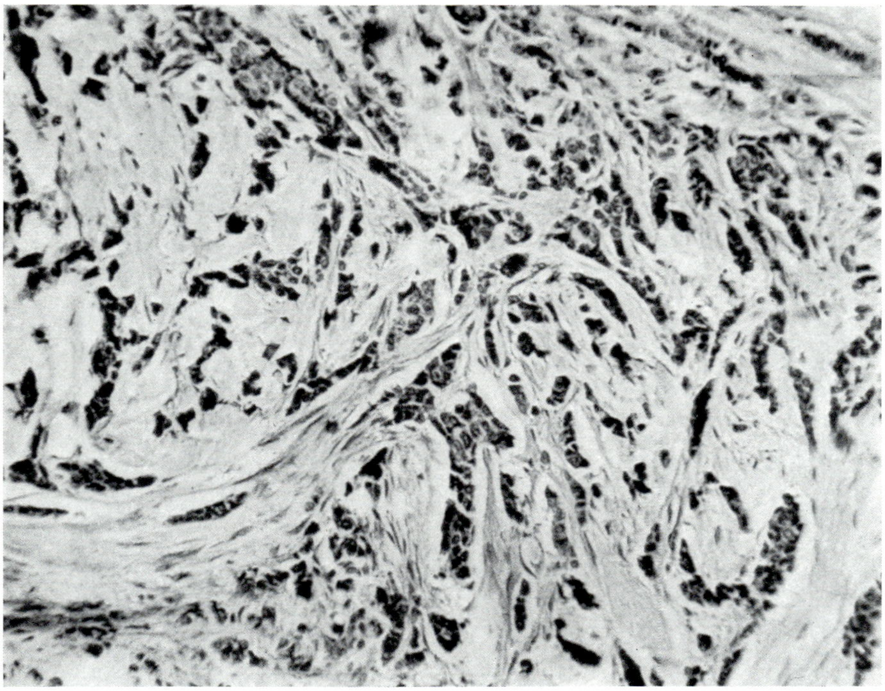

Fig. 22. F 34 37—18

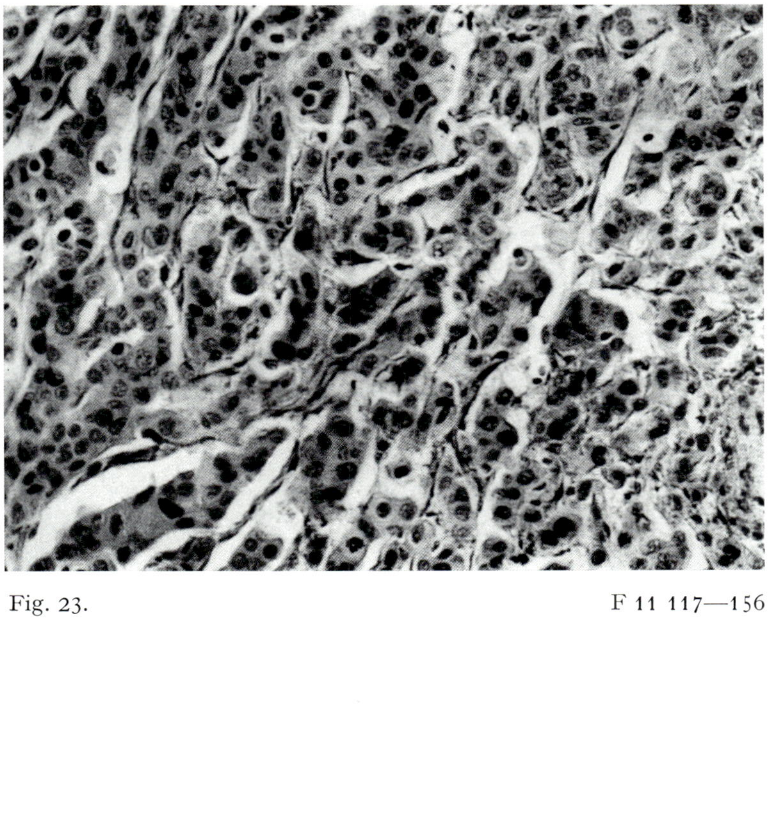

Fig. 23. F 11 117—156

II.

Tumors of exo- and endocrine glands and epithelial surfaces*

Tumeurs des glandes exo- et endocrines et des surfaces épithéliales*

Опухоли экзо- и эндокринных желез, а также эпителиальных поверхностей*

Tumoren der exo- und endokrinen Drüsen sowie der epithelialen Oberflächen*

Tumores de glándulas exo- y endócrinas y de superficies epiteliales*

Tumores glandularum exo- et endocrinium et tunicarum mucosarum

* In chapter 2, tumors of exo- and endocrine glands and epithelial surfaces are subdivided according to their anatomical sites viz. (1) salivary glands, (2) oral cavity, etc. For economy of description the anatomical site is assumed and not repeated, unless the histological structure of a tumor is exclusive to a particular organ, as for instance in "scirrhous carcinoma of stomach".

* Dans le chapitre 2, les tumeurs des glandes exo- et endocrines et des épithéliums de surface sont subdivisées selon leur siège anatomique, c'est-à-dire (1) glandes salivaires, (2) cavité buccale, etc. Pour abréger la description, le site anatomique n'est pas répété, sauf si la structure histologique de la tumeur est exclusive à un organe particulier, comme par exemple dans le case de «l'épithélioma squirrheux de l'estomac» (linite plastique).

* В этом отделе опухоли подразделены соответственно их анатомическому положению, напр. (1) слюнных желез, (2) ротовой полости и т. д. Анатомическое положение повторяется только для таких опухолей, которые характерны для определенного органа.

* In diesem Abschnitt sind die Tumoren der exo- und endokrinen Drüsen und der epithelialen Oberflächen unterteilt entsprechend ihrem anatomischen Sitz, z. B. (1) Mundspeicheldrüsen, (2) Mundhöhle usw. Der Kürze wegen wird jeweils bei einem Tumor der anatomische Sitz vorausgesetzt und nicht wiederholt, außer wenn die histologische Struktur eines Tumors ausschließlich für ein ganz bestimmtes Organ zutrifft, wie z. B. beim „scirrhösen Magencarcinom".

* En el capítulo 2, se subdividen estos tumores de acuerdo con su situación anatómica, por ej.: (1) glándulas salivares, (2) cavidad oral, etc. Para abreviar la descripción, no se repite la situación anatómica a menos que la estructura histológica de un tumor sea exclusiva para un órgano en particular, como sucede con el "carcinoma escirro del estómago".

1.	**Salivary glands**	**Glandes salivaires**	**Слюнные железы**
	Mundspeicheldrüsen	**Glándulas salivares**	**Glandulae salivales** (142)

24	Adenolymphoma Papillary cystadenoma lymphomatosum Lymphomatous adenoma Warthin's tumor	Adénolymphome Cystadéno-lymphome papillaire Adénome lymphomateux Tumeur de Warthin	Аденолимфома Папиллярная лимфоматозная цистаденома Лимфоматозная аденома Опухоль Варсина
	Adenolymphom Papilläres lymphomatöses Cystadenom Lymphomatöses Adenom Warthin's Tumor	Adenolinfoma Cistoadenoma linfomatoso papilífero Adenoma linfomatoso Tumor de Warthin	Adenolymphoma Cystadenoma papilliferum lymphomatosum Adenoma lymphomatosum Tumor Warthin

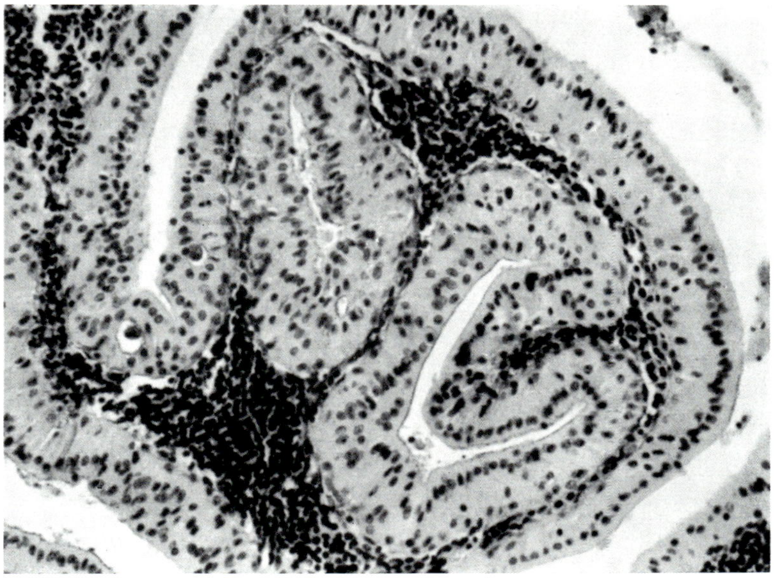

Fig. 24. F 11 135—174

25	Alveolar adenoma	Adénome alvéolaire	Альвеолярная Аденома
	Alveoläres Adenom	Adenoma alveolar	Adenoma alveolare

26	Trabecular adenoma	Adénome trabéculaire	Трабекулярная Аденома
	Trabeculäres Adenom	Adenoma trabecular	Adenoma trabeculare

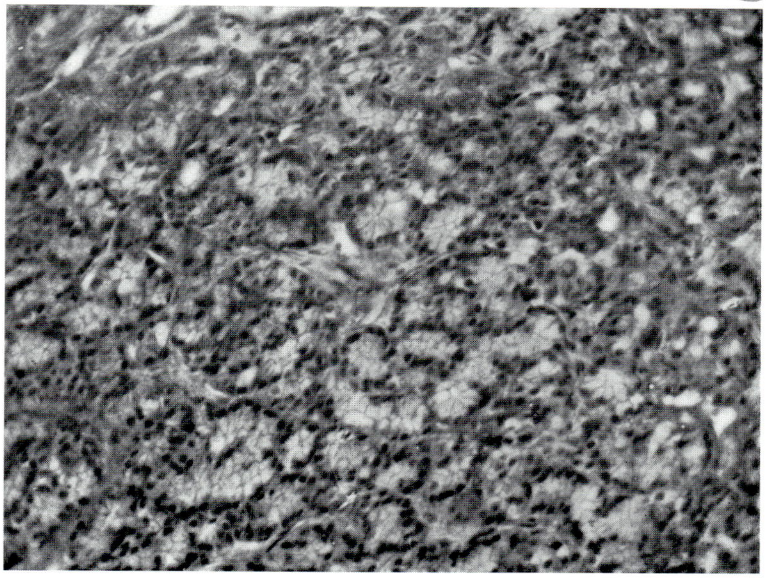

Fig. 25. ×86. v. A. 160—140

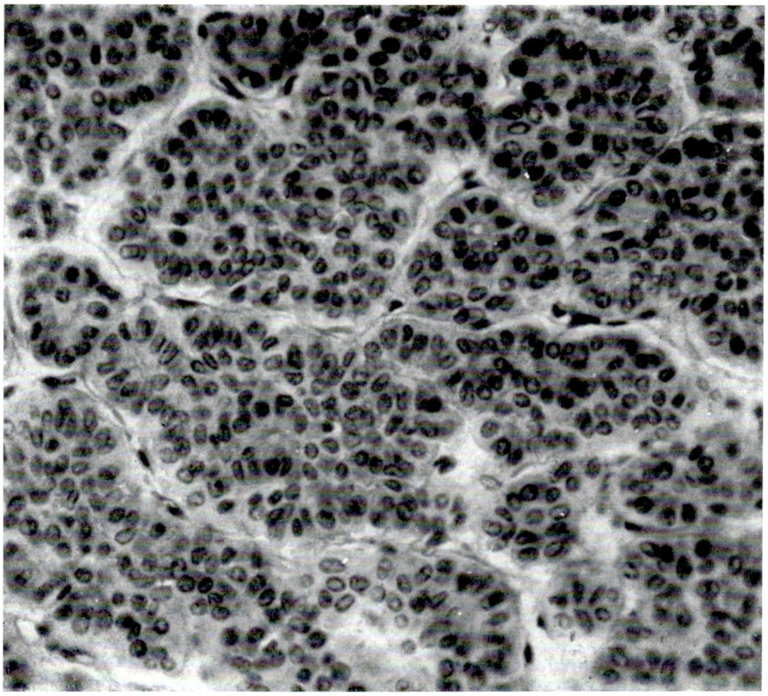

Fig. 26. ×86. v. A. 160—143

27	Onkocytoma Onkocytic adenoma Oxyphil cell adenoma	Oncocytome Adénome oncocytaire Adénome à cellules acidophiles	Онкоцитома Онкоцитарная аденома Оксифильноклеточная аденома
	Onkocytom Onkocytisches Adenom Acidophiles Adenom	Oncocitoma Adenoma oncocítico Adenoma de células oxífilas	Onkocytoma Adenoma onkocyticum Adenoma acidophile

28	Sebaceous gland-like adenoma	Adénome de type sébacé	Аденома типа сальной железы
	Talgdrüsenähnliches Adenom	Adenoma de tipo glándulas sebáceas	Adenoma sebaceocellulare

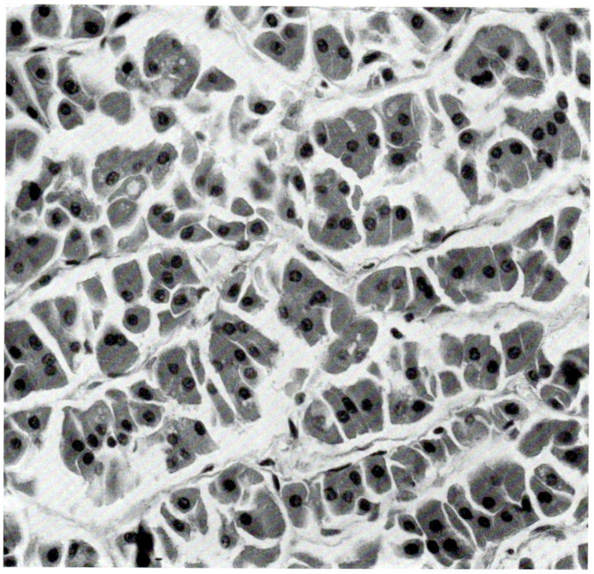

Fig. 27. ×263. v. A. 161—146

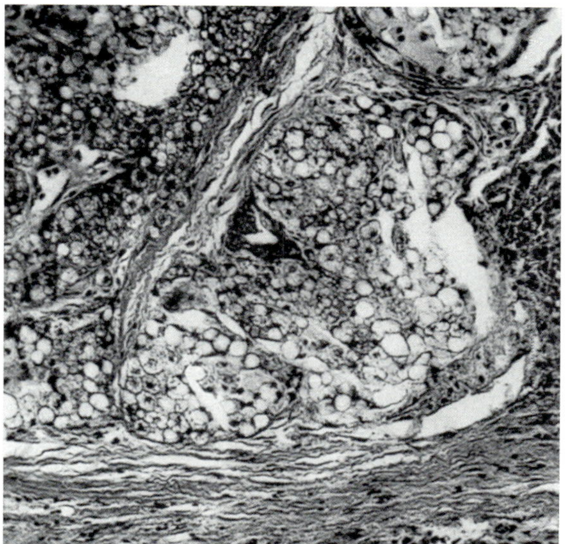

Fig. 28. F 11 11—1

29	Papillary cystadenoma	Cystadénome papillaire	Папиллярная цистаденома
	Papilläres Cystadenom	Cistoadenoma papilífero	Cystadenoma papilliferum
30	Mixed tumor	Tumeur mixte	Смешанная опухоль
	Mischtumor	Tumor mixto	Tumor mixtus

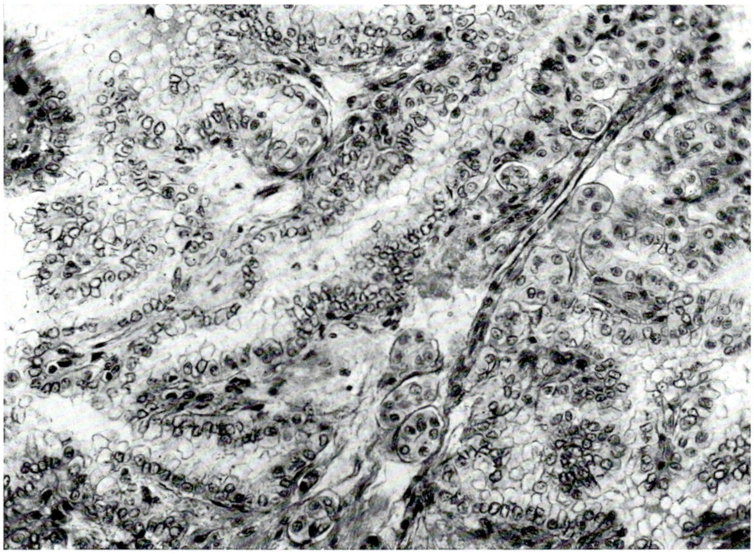

Fig. 29. × 140. v. A. 163—151

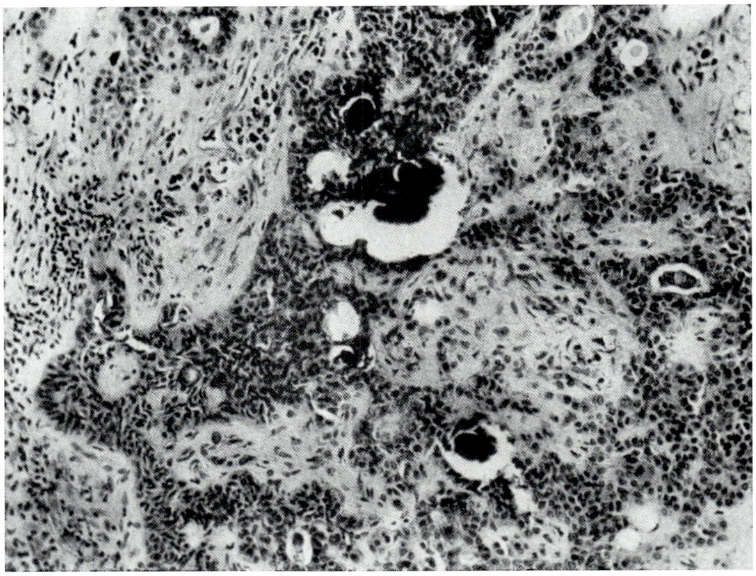

Fig. 30. F 11 21—9

31	Adenoid cystic carcinoma Adenocarcinoma of cylin-dromatous type Cylindroma	Epithélioma glandulaire cylindromateux Cylindrome	Аденоидно-кистозная карцинома Цилиндроматозная аденокарцинома Цилиндрома
	Cylindromatöses Adeno-carcinom Cylindrom	Carcinoma adenoide quístico Adenocarcinoma de tipo cilindromatoso Cilindroma	Adenocarcinoma cylindro-matosum Cylindroma
32	Mucoepidermoid carcinoma	Epithélioma muco-épi-dermoïde	Мукоэпидермоидная карцинома
	Mucoepidermoides Carci-nom	Carcinoma mucoepider-moide	Carcinoma mucoepider-moides

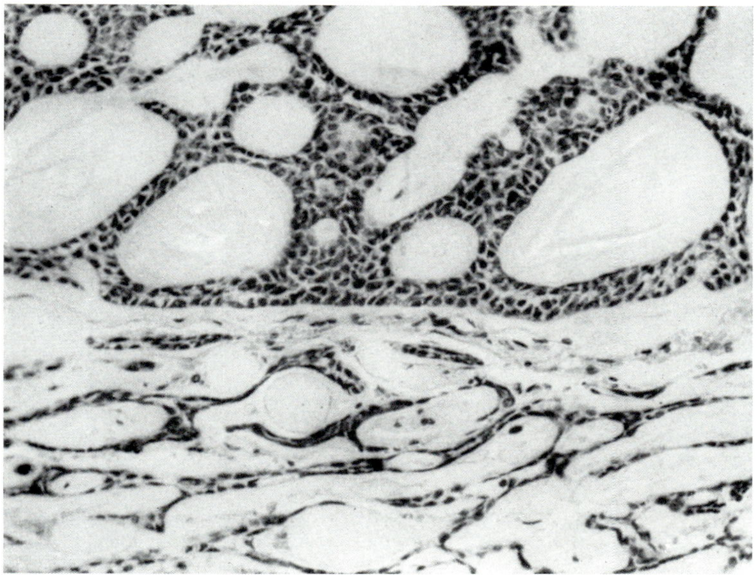

Fig. 31. F 11 111—147

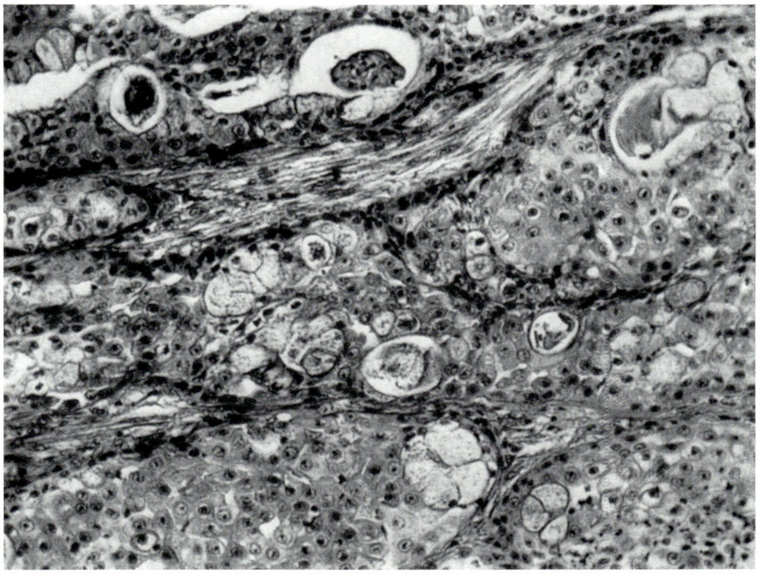

Fig. 32. F 11 89—123

33 Trabecular carcinoma | Epithélioma trabéculaire | Трабекулярная карцинома

Trabeculäres Carcinom | Carcinoma trabecular | Carcinoma trabeculare

34 Acinic cell adenocarcinoma | Epithélioma acineux | Ациноцеллюлярная аденокарцинома

Acinocelluläres Adenocarcinom | Adenocarcinoma de células acinosas | Adenocarcinoma acinocellulare

Carcinomas of common types (see I) arising in mixed tumors should be called according to their type.

Les épithéliomas de type commun (voir I), se développant dans les tumeurs mixtes, doivent être désignés selon leur type.

Раки обычных типов (см. I), происходящие из смешанных опухолей, называются соответственно их строению.

Carcinome gewöhnlicher Typen (s. I), wie sie auch in Mischtumoren entstehen, sollten jeweils nach ihrem Typ benannt werden.

Los carcinomas de tipo común (ver I) que se desarrollan en tumores mixtos, deberán clasificarse según su tipo.

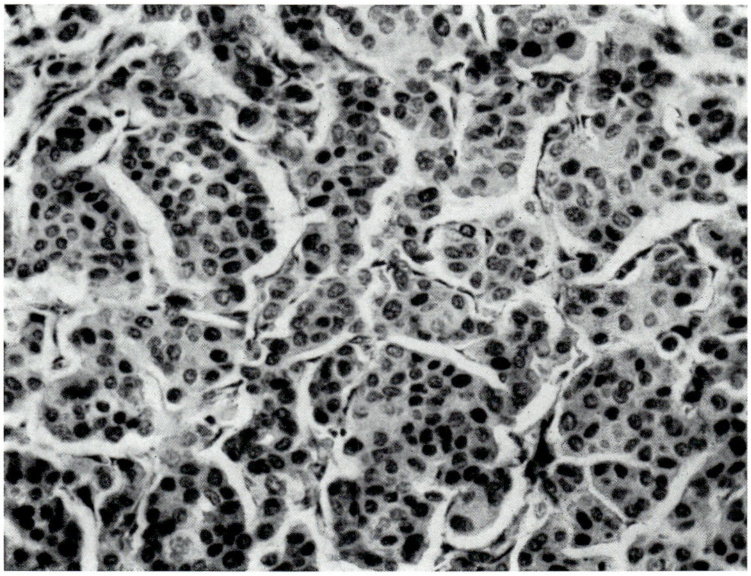

Fig. 33. F 11 117—155

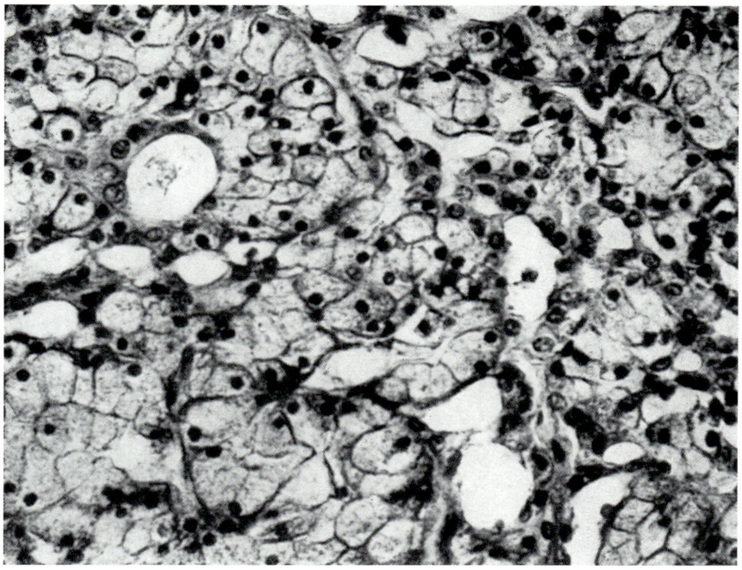

Fig. 34. F 11 127—170

2.	**Oral cavity**	**Cavité buccale**	**Ротовая полость**	
	Mundhöhle	**Cavidad oral**	**Cavum oris**	(143/144)

35	Ameloblastoma Adamantinoma	Améloblastome Adamantinome	Амелобластома Адамантинома
	Ameloblastom Adamantinom	Ameloblastoma Adamantinoma	Ameloblastoma Adamantinoma
36	Adeno-Ameloblastoma Ameloblastic adenomatoid tumor	Adéno-Améloblastome Tumeur améloblastique adénomateuse	Аденоамелобластома Амелобластическая аденоматоидная опухоль
	Adenoameloblastom	Adeno-Ameloblastoma Tumor ameloblástico adenomatoso	Adeno-ameloblastoma

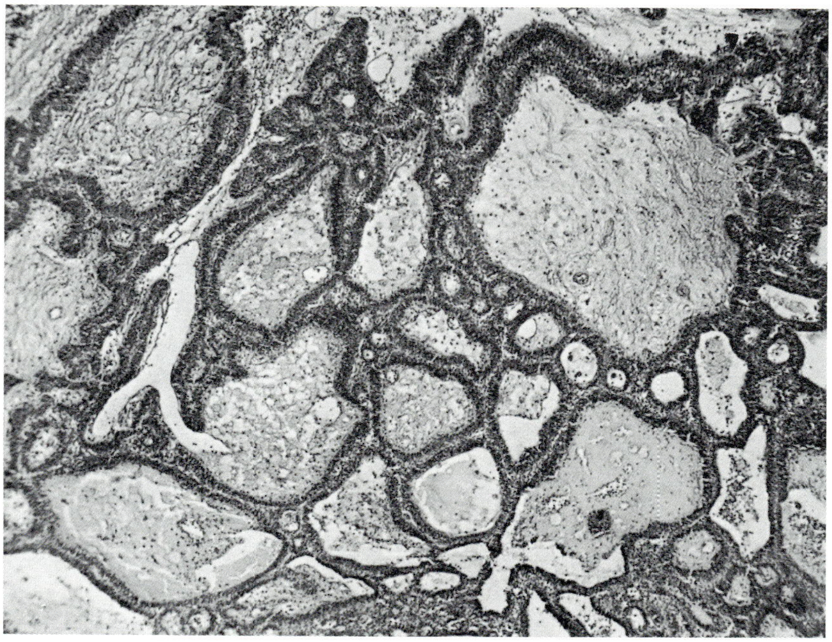

Fig. 35. ×48. F 10a 37—30

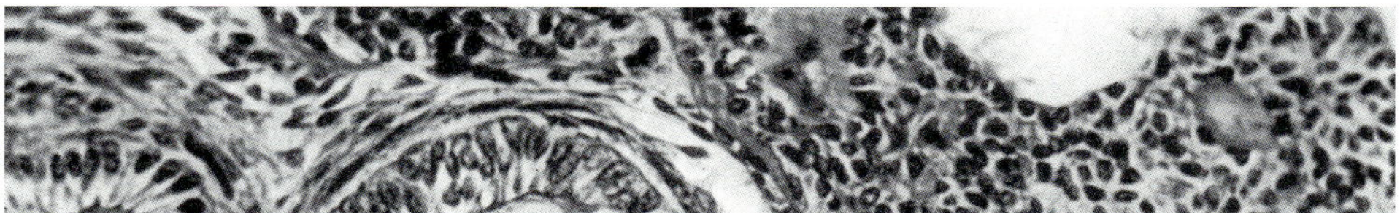

Fig. 36. ×150. F 10a 41—36

37	Ameloblastic fibroma	Fibrome améloblastique	Амелобластическая фиброма
	Ameloblastisches Fibrom	Fibroma ameloblástico	Fibroma ameloblasticum
38	Ameloblastic odontoma "Soft odontoma"	Odontome améloblastique «Odontome mou»	Амелобластическая одонтома «Мягкая одонтома»
	Ameloblastisches Odontom „weiches Odontom"	Odontoma ameloblástico "odontoma blando"	Odontoma ameloblasticum „Odontoma molle"

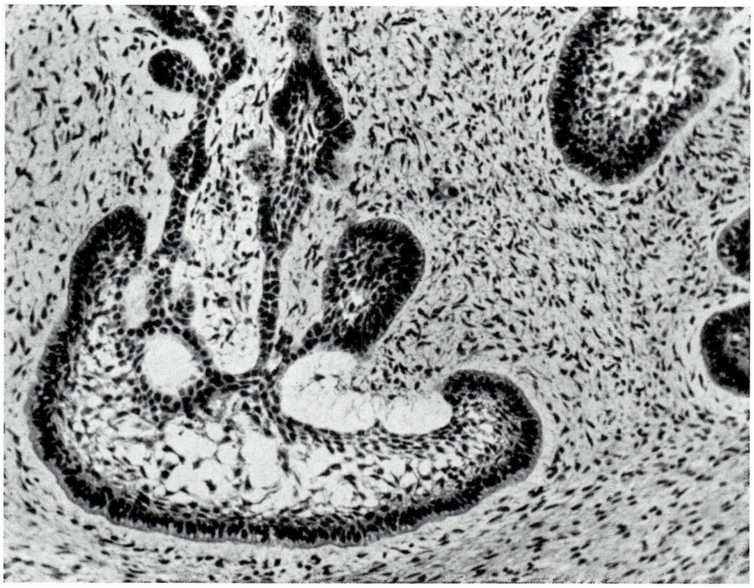

Fig. 37. × 165. F 10a 55—58

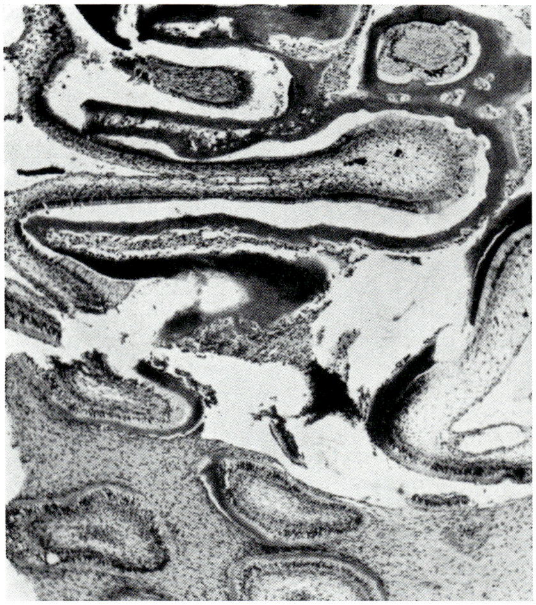

Fig. 38a. × 50. F 10a 57—60

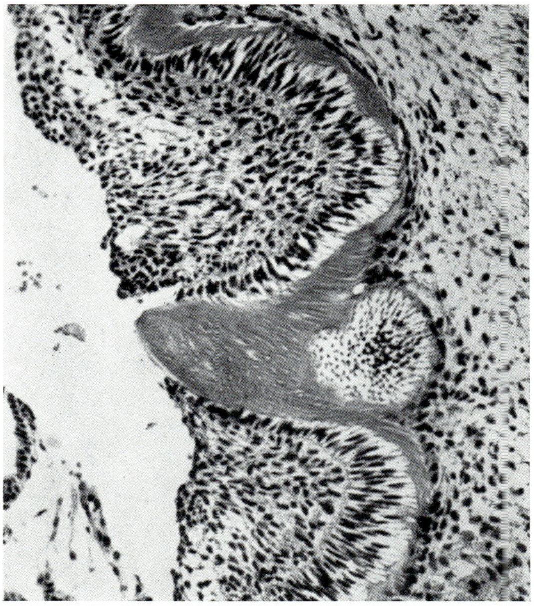

Fig. 38b. × 165. F 10a 57—61

39	Melano-Ameloblastoma Retinal Anlage Tumor	Mélano-améloblastome «Retinal-Anlage-Tumor»	Меланоамелобластома Опухоль закладки ретины
	Melano-Ameloblastom Retinal-Anlage Tumor	Ameloblastoma melánico Tumor del "anlage" retinal	Melano-ameloblastoma

40	Dentinoma	Dentinome	Дентинома
	Dentinom	Dentinoma	Dentinoma

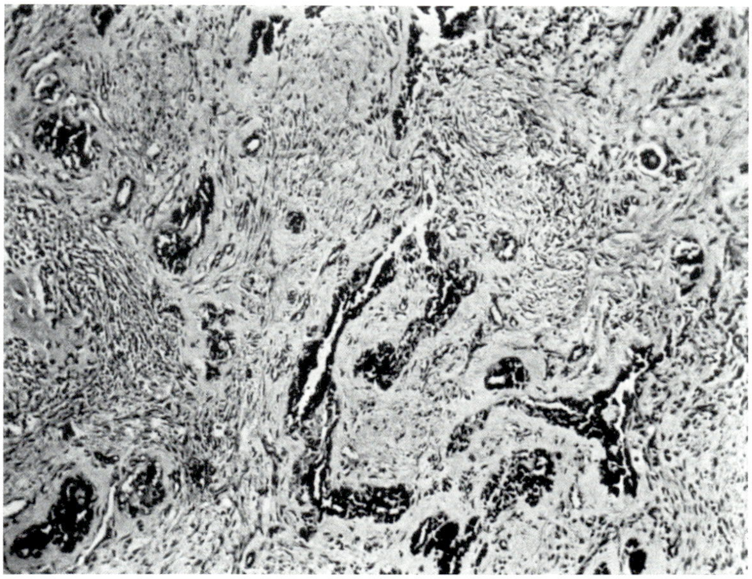

Fig. 39. × 75. F 10a 43—40

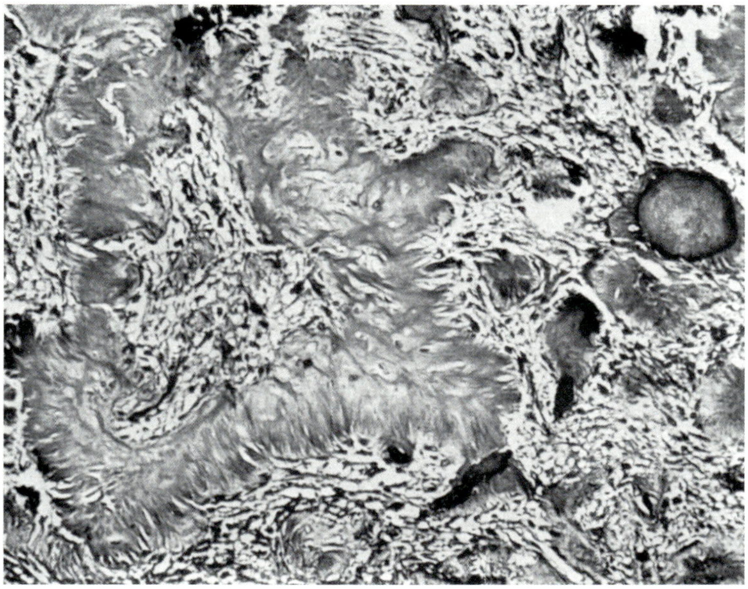

Fig. 40. × 250. F 10a 49—46

41	Calcifying odontoma Complex odontoma "Hard odontoma"	Odontome calcifié Odontome complexe «Odontome dur»	Объизвествлевающаяся одонтома Сложная одонтома «Твердая одонтома»
	Verkalkendes Odontom	Odontoma calcificante Odontoma complejo (odontoma duro)	Odontoma calcificans
42	Cementoma	Cémentome	Цементома
	Zementom	Cementoma	Cementoma
43	Cementifying fibroma	Fibrome avec élaboration de cément	Цементирующаяся фиброма
	Fibrom mit Zementbildung	Fibroma cementificante	Fibroma cementificans

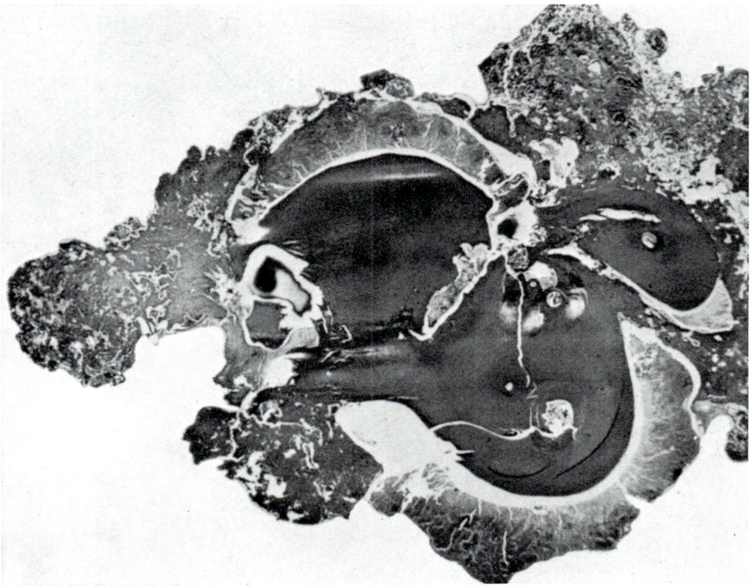

Fig. 41. × 8. F 10a 57—62

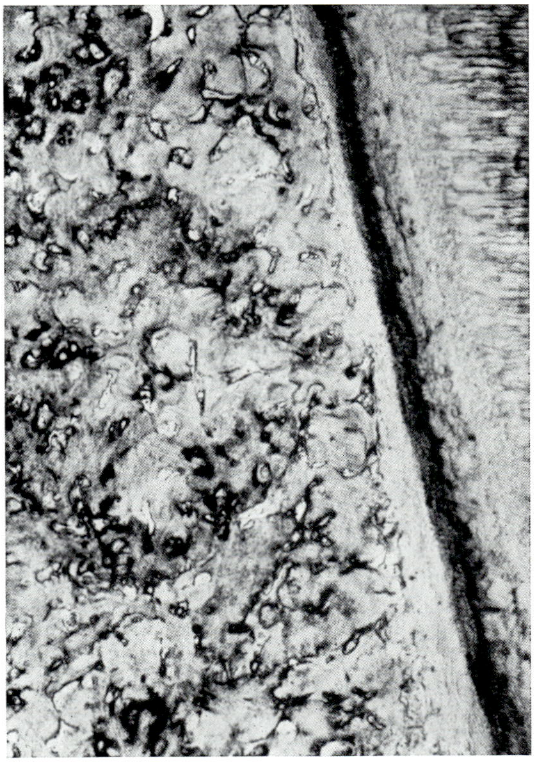

Fig. 42. × 275. F 10a 53—52

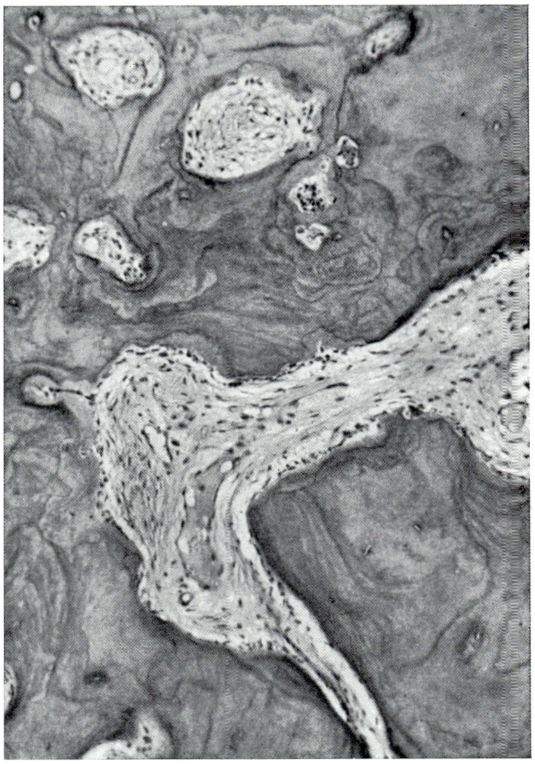

Fig. 43. × 125. F 10a 53—53

3.	**Stomach and intestine**	**Estomac et intestin**	**Желудочно-кишечный тракт**	
	Magen-Darmtrakt	**Estómago e intestinos**	**Tractus gastrointestinalis**	(151—154)

44 Adenomatous polyp of stomach

Polype adénomateux de l'estomac

Аденоматозный полип желудка

Adenomatöser Polyp des Magens

Pólipo adenomatoso del estómago

Polypus adenomatosus ventriculi

45 Adenomatous polyp of intestine

Polype adénomateux de l'intestin

Аденоматозный полип тонкой кишки

Adenomatöser Polyp des Dünndarms

Pólipo adenomatoso del intestino

Polypus adenomatosus intestini

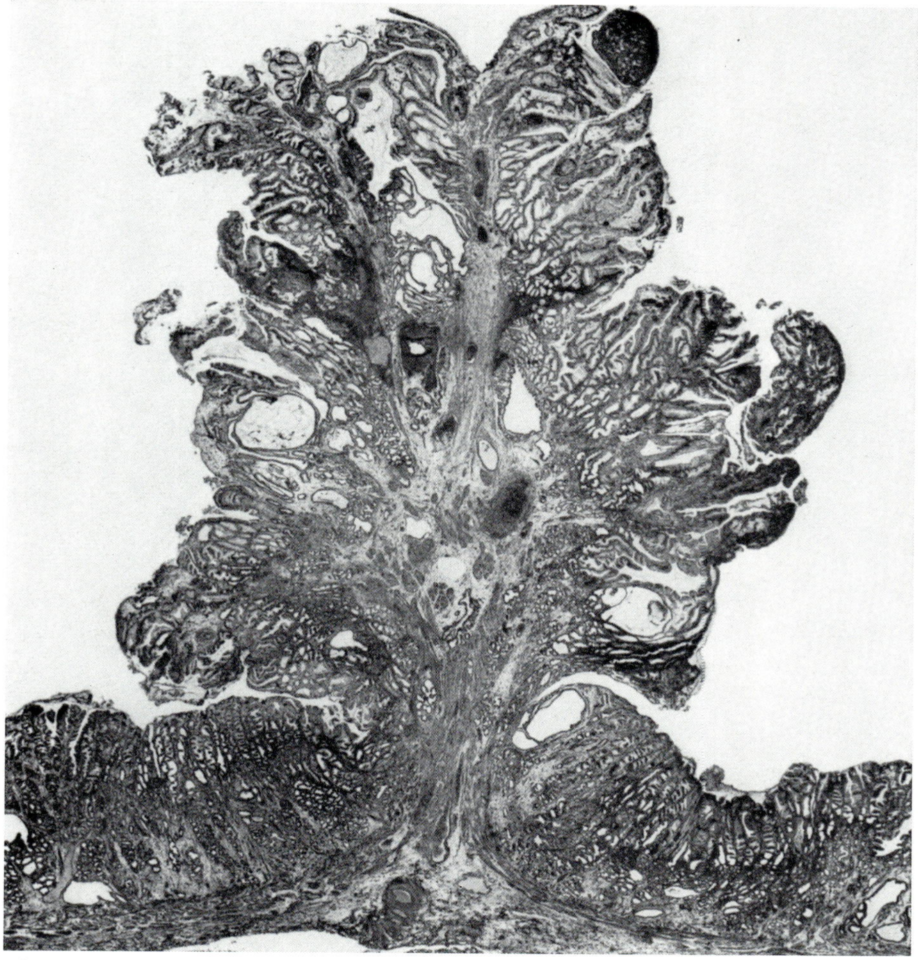

Fig. 44. F 21 25—8

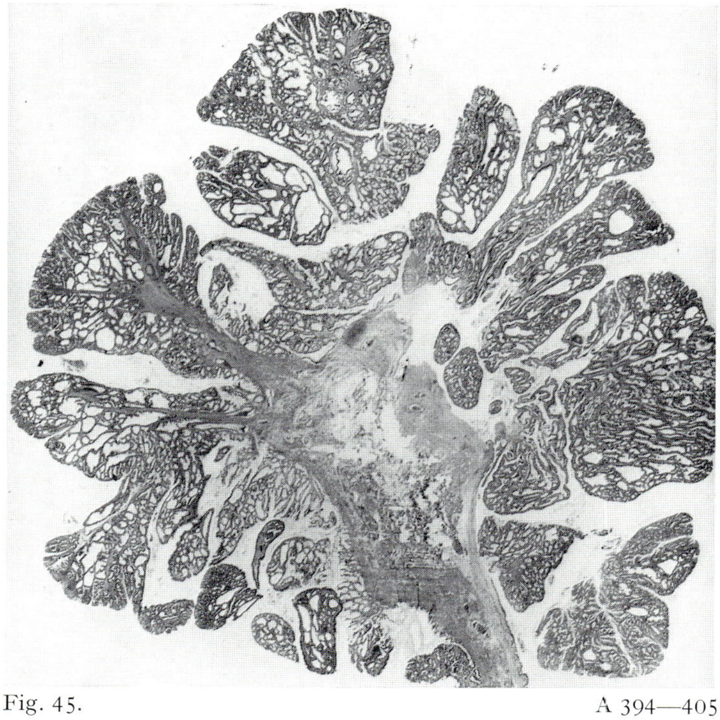

Fig. 45. A 394—405

46	Cystic mucous polyp of colon	Polype muqueux du colon	Кистозный слизистый полип толстой кишки
	Cystisch-muköser Polyp des Dickdarms	Pólipo mucoso quístico del colon	Polypus mucosus cysticus coli
47	Papillary polyp Villous tumor	Polype papillaire Tumeur villeuse	Папиллярный полип Ворсинчатая опухоль
	Papillärer Polyp Zottentumor Papillom	Pólipo papilífero Pólipo velloso	Polypus papillaris Tumor villosus

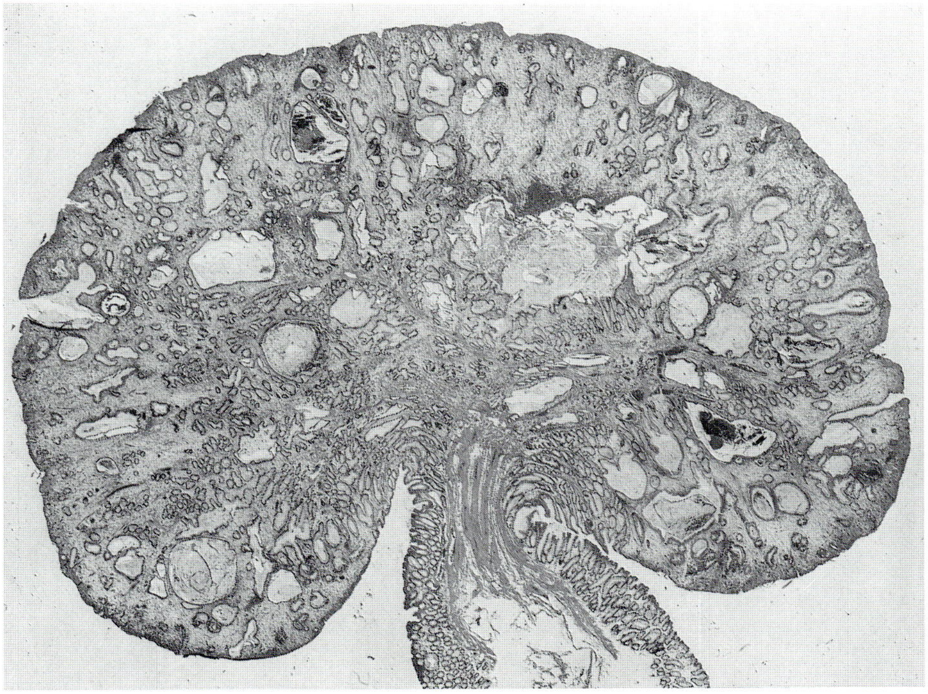

Fig. 46. A 395—408

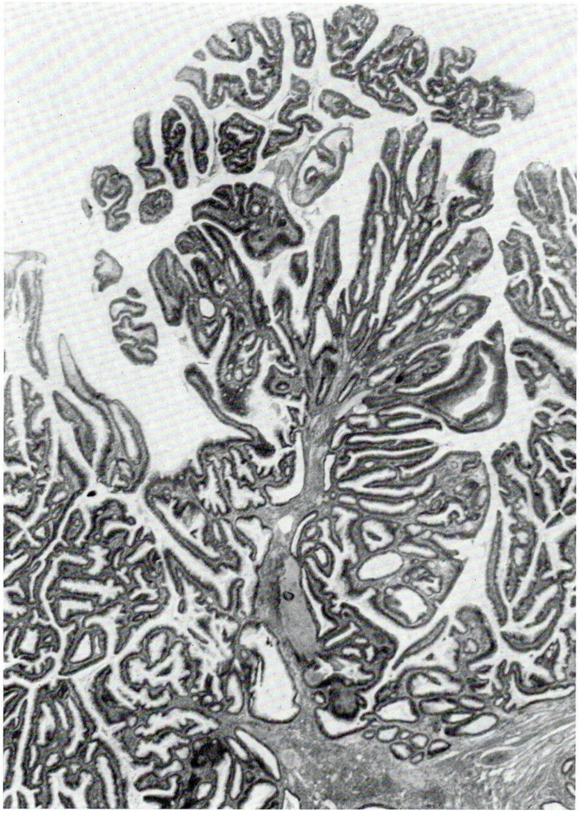

Fig. 47. ×13. v. A. 121—90

48	Carcinoid tumor Argentaffinoma	Carcinoïde Argentaffinome	Карциноид Аргентаффинома
	Carcinoid Argentaffinom	Carcinoide Argentafinoma	Tumor carcinoides Argentaffinoma
49	Scirrhous carcinoma of stomach Linitis plastica	Epithélioma squirrheux de l'estomac Linite plastique	Скиррозный рак желудка Пластический линит
	Scirrhöses Carcinom des Magens Linitis plastica	Carcinoma escirro del estómago Linitis plástica	Carcinoma scirrhosum ventriculi Linitis plastica

For other very frequent types of tumor see I: "Adenocarcinoma" with all subgroups.

Pour d'autres types très fréquents de tumeurs voir I «Epithélioma glandulaire» avec les sous-groupes.

Другие очень частые типы опухоли см. I: «Аденокарцинома» со всеми ее подгруппами

Andere sehr häufige Tumoren s. unter I, z. B. „Adenocarcinom" mit allen Untergruppen.

Para otros tipos de tumores muy frecuentes ver I: "Adenocarcinoma", con sus distintos subgrupos.

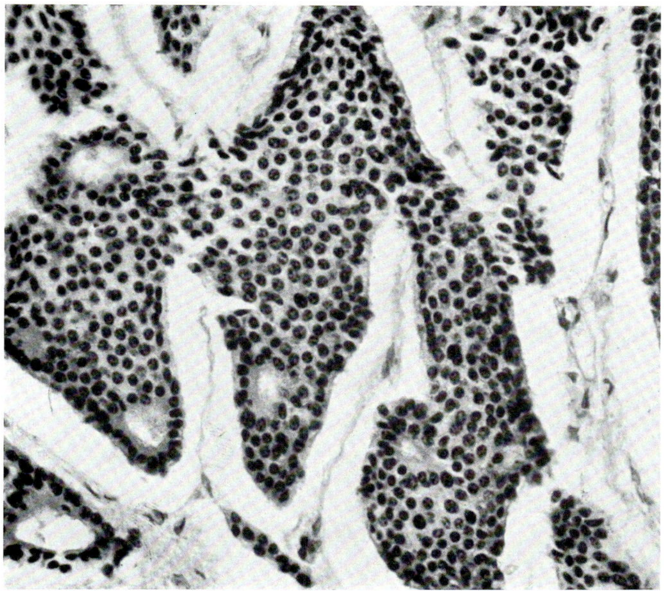

Fig. 48. ×263. v. A. 129—98a

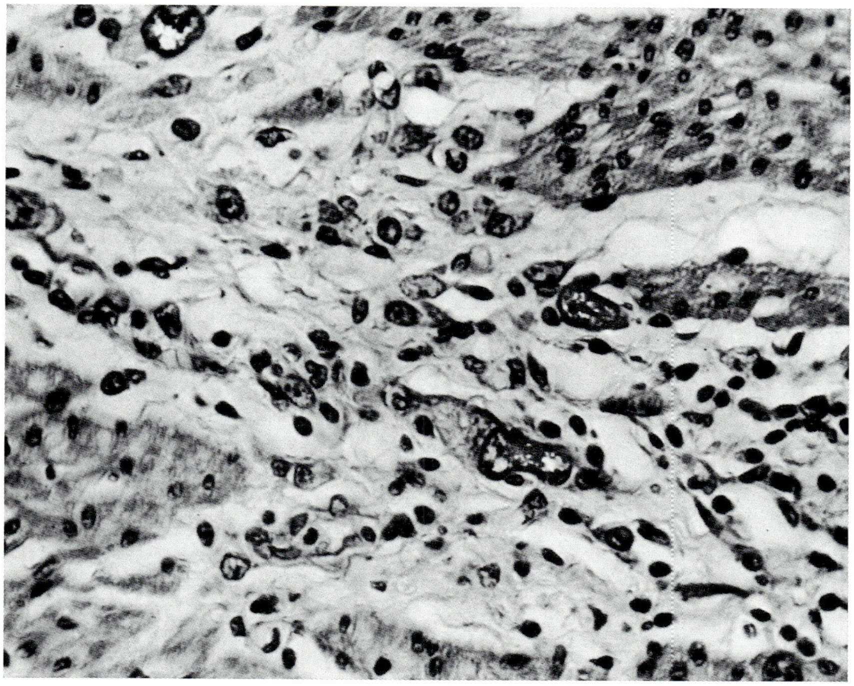

Fig. 49. ×530. F 21 61—43

4. Liver and biliary passages | Foie et voies biliaires | Печень и желчные пути
Leber und Gallenwege | Hígado y vías biliares | Hepar et viae biliares (155/156)

50	Liver cell adenoma Benign hepatoma	Adénome à cellules hépatiques Hépatome bénin	Гепатоцеллюлярная аденома Доброкачественная гепатома
	Leberzelladenom Gutartiges Hepatom	Adenoma de células hepáticas (hepatocelular) Hepatoma benigno	Adenoma hepatocellulare Hepatoma benignum
51	Bile duct adenoma Benign cholangioma	Adénome biliaire Cholangiome bénin	Аденома из желчных протоков Доброкачественная холангиома
	Gallengangsadenom Gutartiges Cholangiom	Adenoma de vías biliares Colangioma benigno	Adenoma biliare Cholangioma benignum

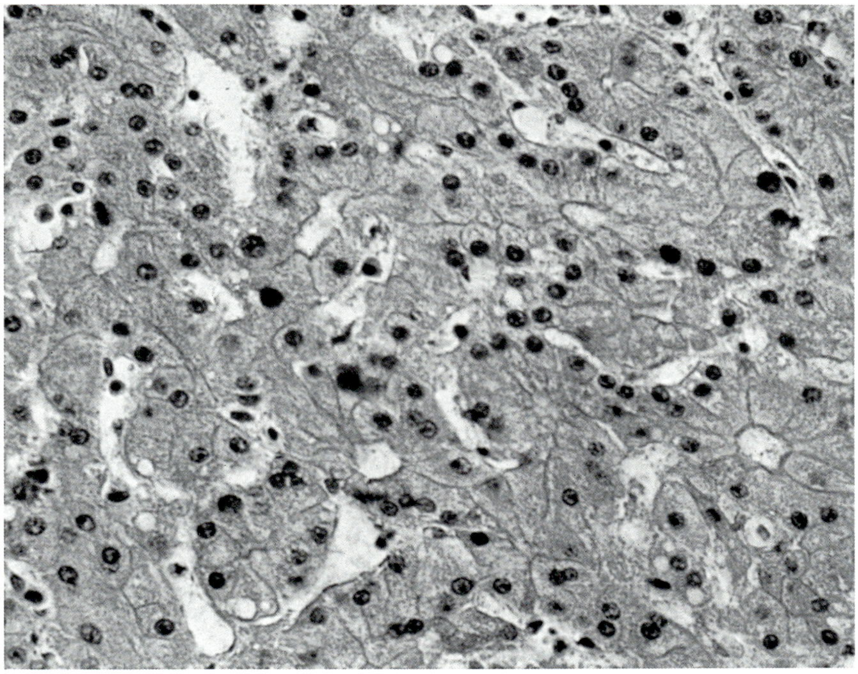

Fig. 50. ×625. F 25 23—9

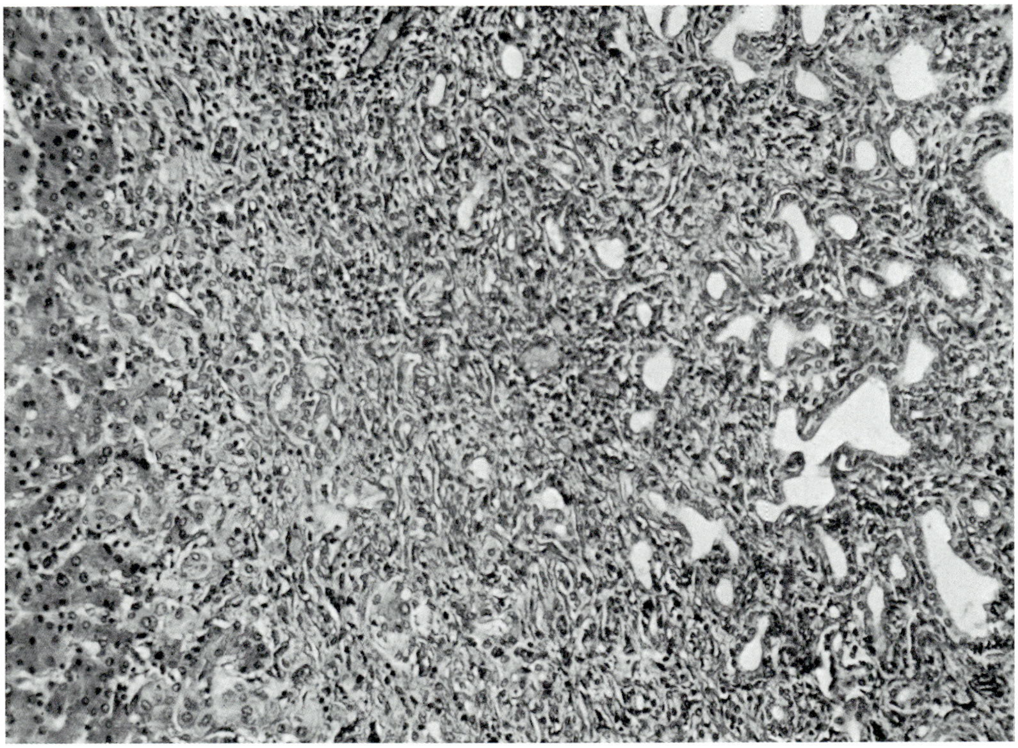

Fig. 51. ×80. F 25 23—10

52	Liver cell carcinoma Malignant hepatoma	Epithélioma à cellules hépatiques Hépatome malin	Гепатоцеллюлярный рак Злокачественная гепатома
	Leberzellcarcinom Bösartiges Hepatom	Carcinoma de células hepáticas (hepatocelular) Hepatoma maligno	Carcinoma hepatocellulare Hepatoma malignum
53	Bile duct carcinoma Malignant cholangioma	Epithélioma biliaire Cholangiome malin	Рак из желчных протоков Злокачественная холангиома
	Gallengangscarcinom Bösartiges Cholangiom	Carcinoma de vías biliares Colangioma maligno	Carcinoma biliare Cholangioma malignum
54	Embryonal carcinoma of liver Embryonal hepatoma Hepatoblastoma Mixed tumor of liver	Epithélioma embryonnaire du foie Hépatome embryonnaire Hépatoblastome Tumeur mixte du foie	Эмбриональный рак печени Эмбриональная гепатома Гепатобластома Смешанная опухоль печени
	Embryonales Carcinom der Leber Embryonales Hepatom Hepatoblastom Mischtumor der Leber	Carcinoma embrionario de hígado Hepatoma embrionario Hepatoblastoma Tumor mixto de hígado	Carcinoma embryonale Hepatoma embryonale Hepatoblastoma Tumor mixtus

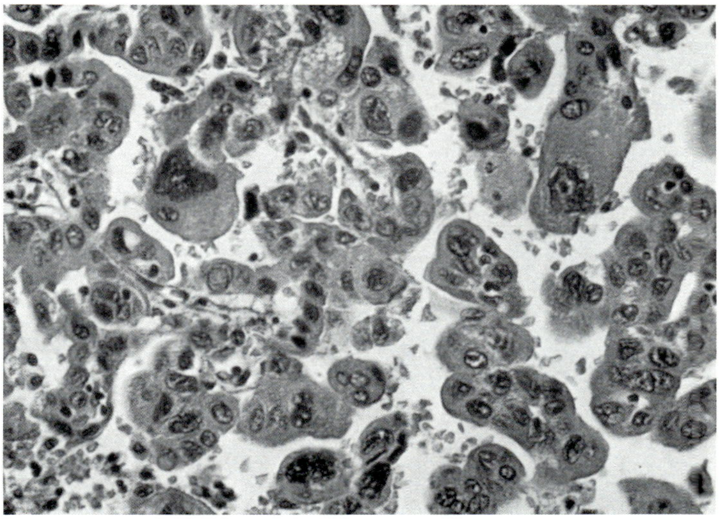

Fig. 52. × 320. F 25 69—50

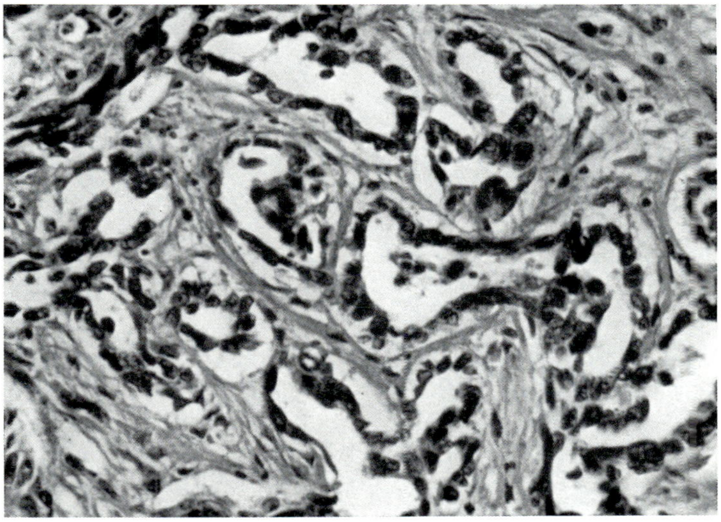

Fig. 53. × 300. F 25 85—72

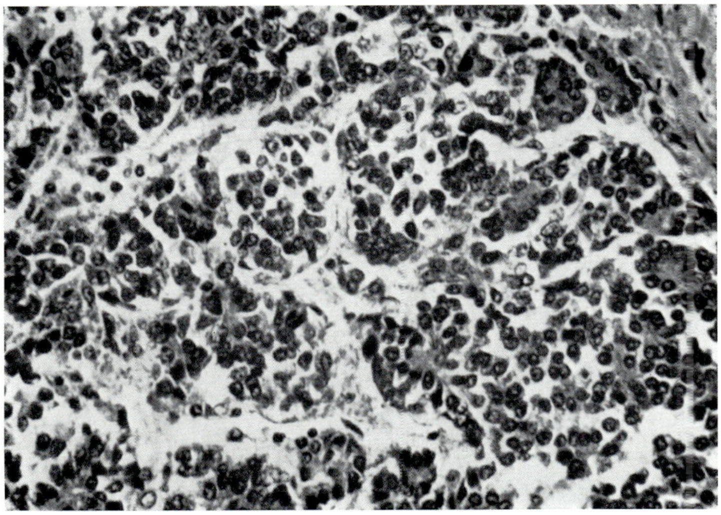

Fig. 54. × 250. F 25 101—90

5.	**Pancreas**	**Pancréas**	**Поджелудочная железа**	
	Bauchspeicheldrüse	**Páncreas**	**Pancreas**	(157)

55	Cystadenoma	Cystadénome	Кистаденома
	Cystadenom	Cistoadenoma	Cystadenoma

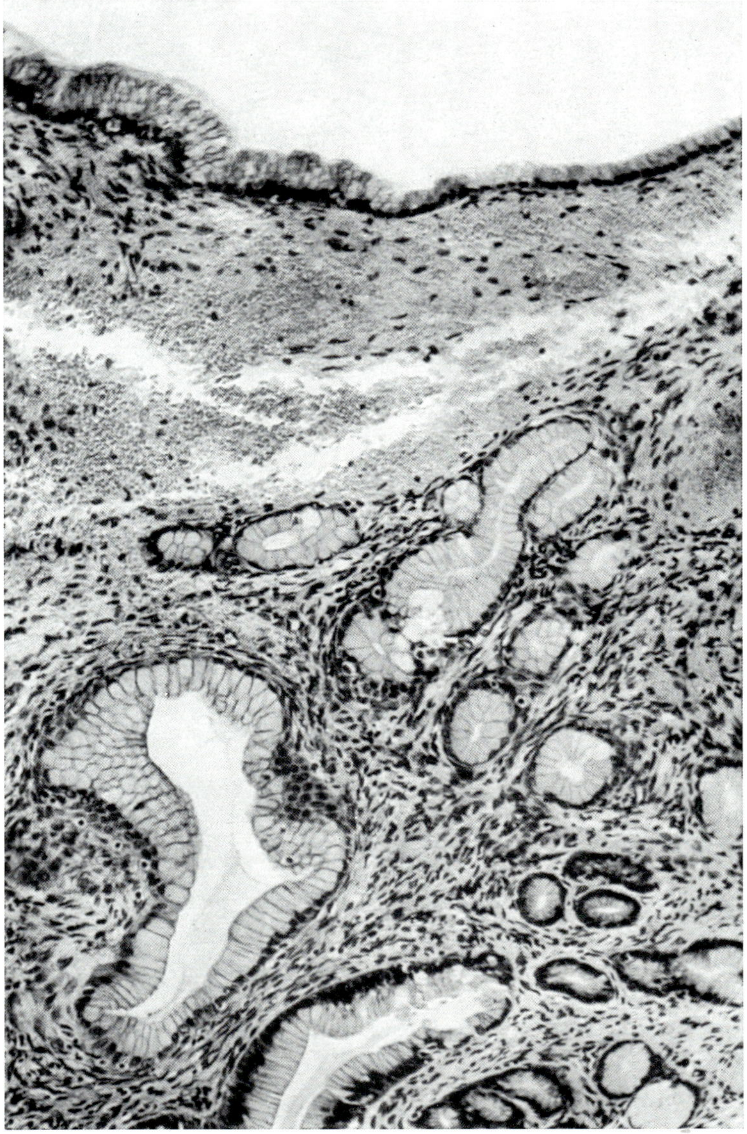

Fig. 55. F 27/28 31—10

56	Islet cell adenoma Benign insuloma	Adénome insulaire Nésidioblastome bénin	Островковая аденома Доброкачественная инсулома
	Inselzelladenom Gutartiges Insulom	Adenoma de células de los islotes Insuloma benigno	Adenoma insulocellulare Insuloma benignum
57	Islet cell carcinoma Malignant insuloma	Epithélioma insulaire Nésidioblastome malin	Рак из островковых клеток Злокачественная инсулома
	Inselzellcarcinom Bösartiges Insulom	Carcinoma de células de los islotes Insuloma maligno	Carcinoma insulocellulare Insuloma malignum

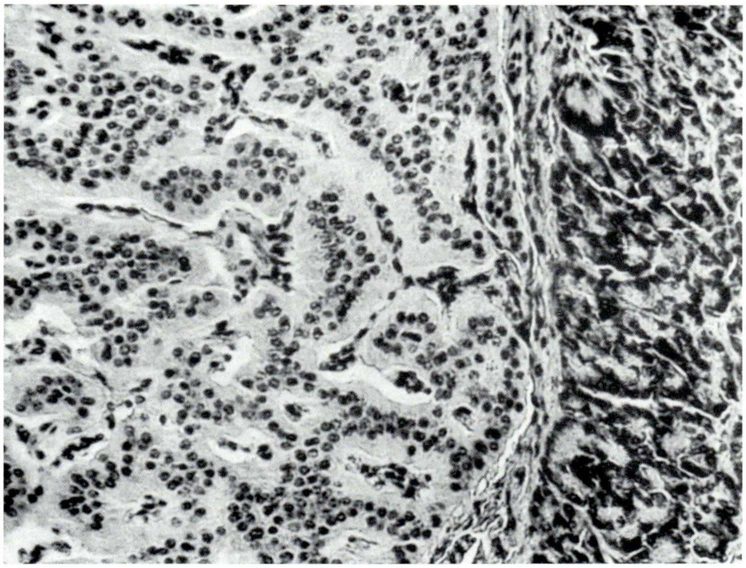

Fig. 56. F 27/28 109—58

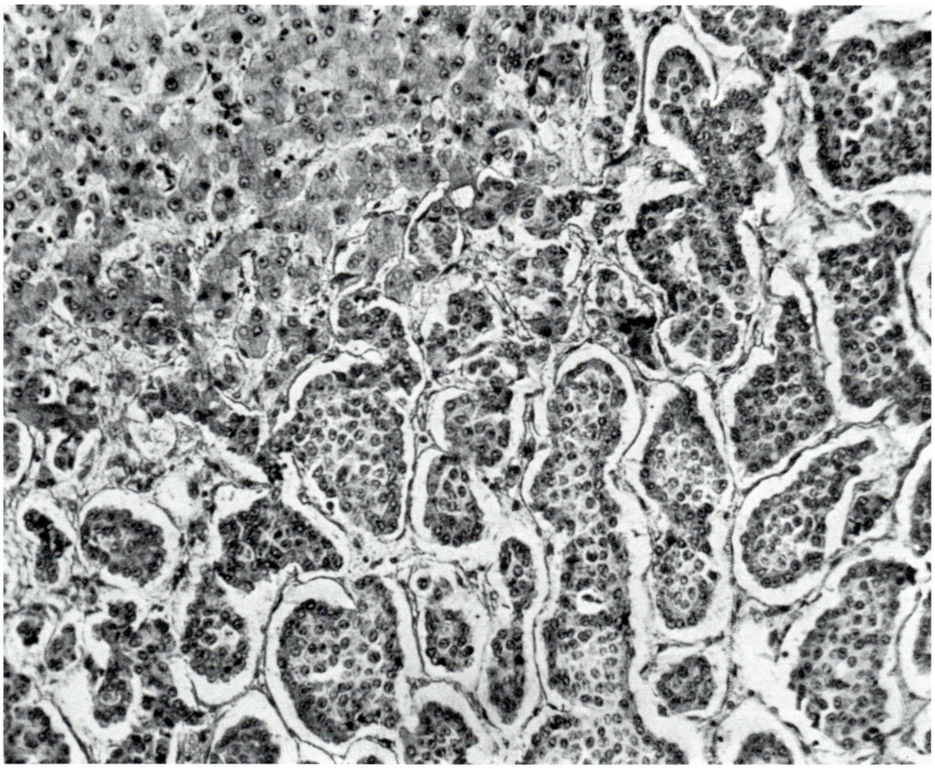

Fig. 57. F 26/27 133—87

6.	**Respiratory tract**	**Voies respiratoires**	**Дыхательный тракт**	
	Respirationstrakt	**Vías respiratorias**	**Tractus respiratorius**	(162/163)

58	Hamartoma of lung Chondroma of lung	Hamartome pulmonaire Chondrome pulmonaire	Гамартома легкого Хондрома легкого
	Hamartom der Lunge Chondrom der Lunge	Hamartoma del pulmón Condroma del pulmón	Hamartoma pulmonis Chondroma pulmonis
59	Carcinoid tumor of bronchus Adenoma of bronchus, carcinoid type	Carcinoïde bronchique Adénome bronchique, type carcinoïde	Карциноид бронха Аденома бронха типа карциноида
	Bronchuscarcinoid Bronchusadenom vom Carcinoidtyp	Carcinoide bronquial Adenoma bronquial tipo carcinoide	Adenoma bronchiale carcinoides Tumor bronchialis carcinoides

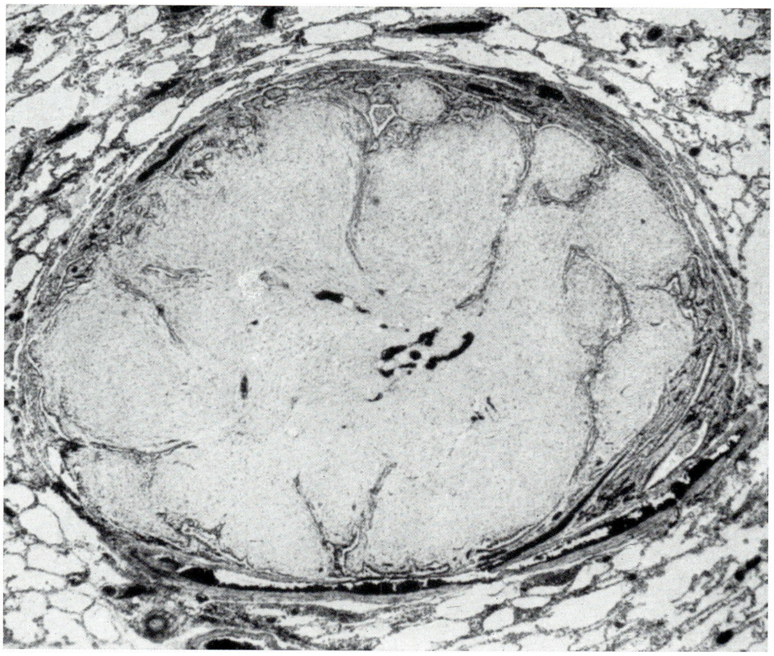

Fig. 58. ×27. F 17 145—192

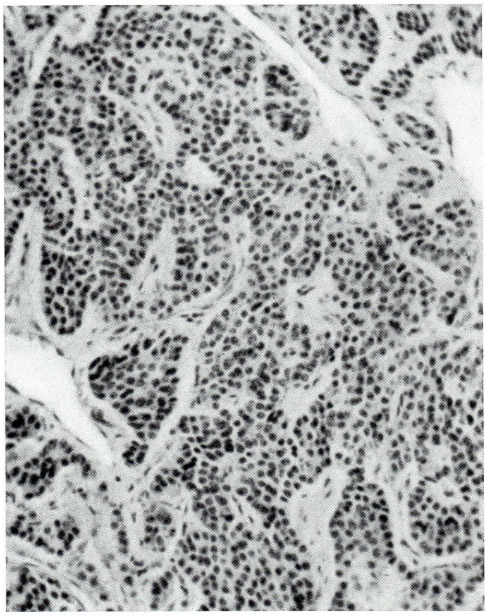

Fig. 59a. ×160. F 17 35—30

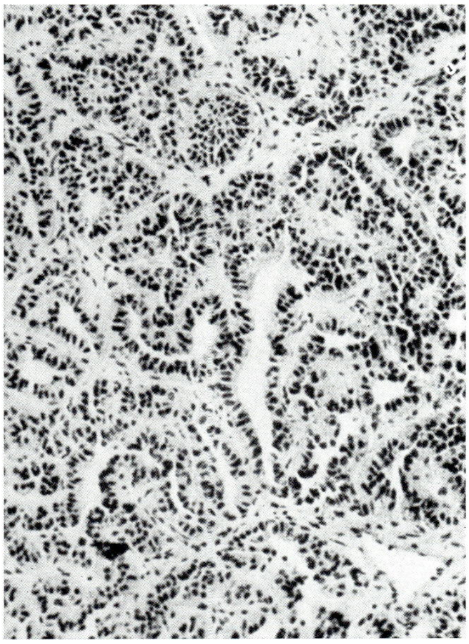

Fig. 59b. F 17 35—32

60	Adenoma of bronchus, cylindromatous type Adenocarcinoma of bronchus, cylindromatous type Cylindroma of bronchial glands	Epithélioma glandulaire bronchique, type cylindromateux Cylindrome des glandes bronchiques Adénome bronchique, type cylindromateux	Аденоидно-кистозная карцинома бронха Аденокарцинома бронха типа цилиндромы Цилиндрома бронхиальных желез Аденома бронха типа цилиндромы
	Cylindrom des Bronchus Bronchusadenom vom Cylindromtyp	Adenocarcinoma bronquial, tipo cilindromatoso Cilindroma de glándulas bronquiales Adenoma bronquial, tipo cilindromatoso	Adenocarcinoma cylindromatosum bronchiale Cylindroma glandulae bronchialis Adenoma cylindromatosum bronchiale
61	Alveolar cell carcinoma Bronchiolar carcinoma	Epithélioma à cellules alvéolaires Epithélioma bronchiolaire	Альвеолярноклеточный рак Бронхиолярный рак
	Alveolarzellcarcinom Bronchiolarcarcinom	Carcinoma alveolar Carcinoma bronquiolar	Carcinoma alveolo-cellulare Carcinoma bronchiolare

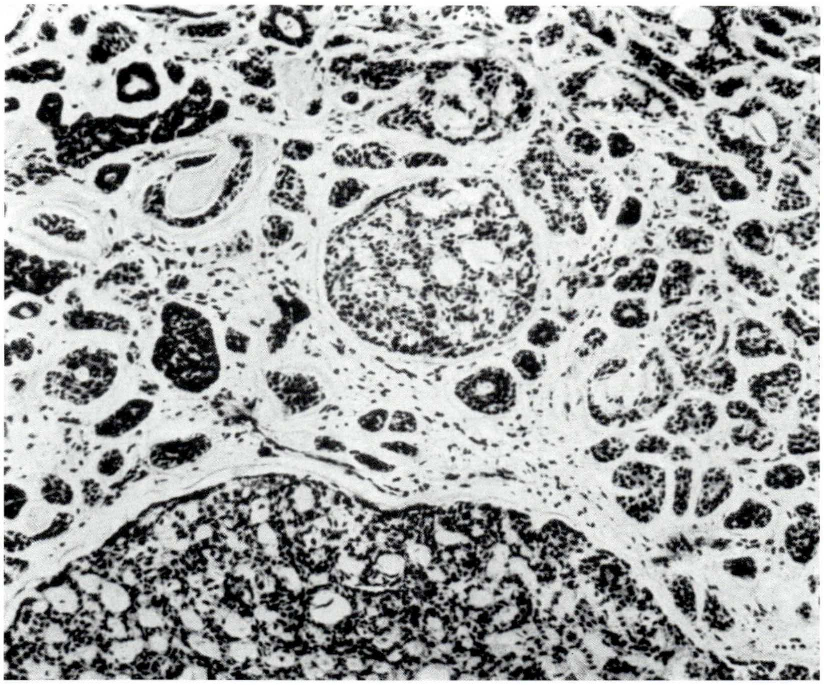

Fig. 60. ×105. F 17 47—51

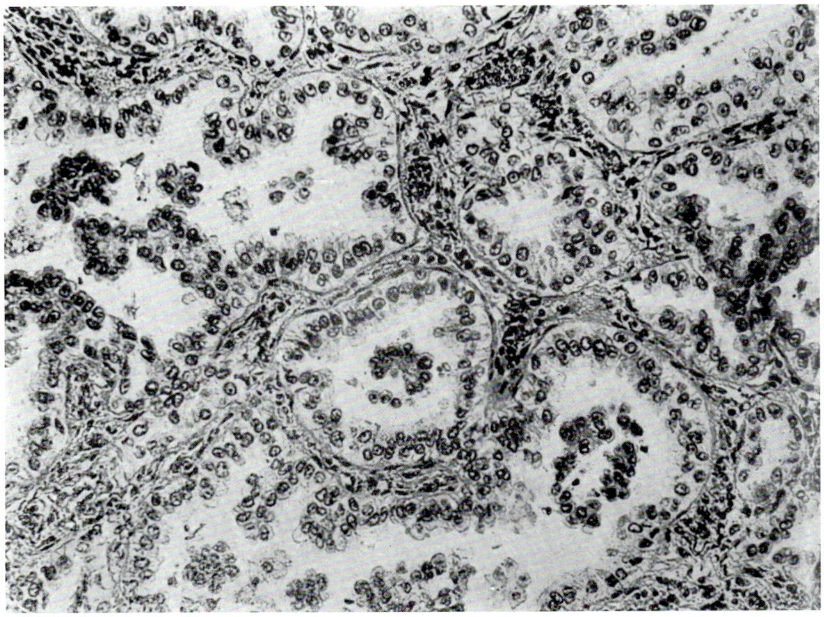

Fig. 61. M 416

62	Small cell carcinoma of bronchus Oat cell carcinoma Round cell carcinoma	Epithélioma à petites cellules des bronches Epithélioma à cellules en grains d'avoine	Мелкоклеточный рак бронха Овсяноклеточный рак Круглоклеточный рак
	Kleinzelliges Bronchus-carcinom Haferzellcarcinom	Carcinoma de células pequeñas Carcinoma de células redondas	Carcinoma parvocellulare Carcinoma avenocellulare Carcinoma globocellulare

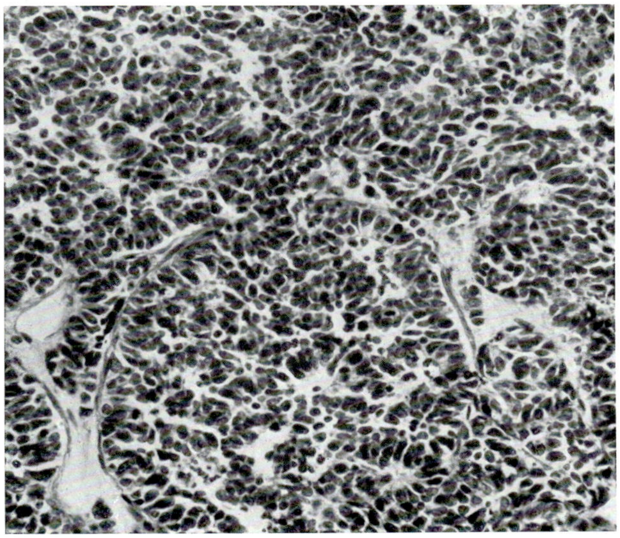

Fig. 62a. v. A. 76—36

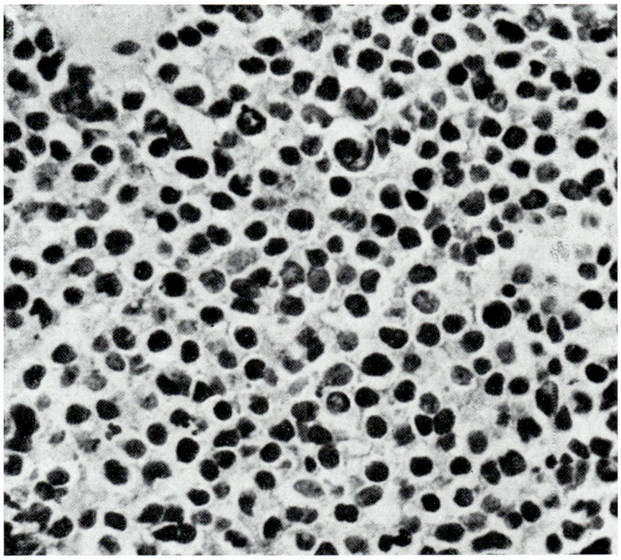

Fig. 62b. F 17 81—90

7.	Breast	Glande mammaire	Молочная железа	
	Brustdrüse	Mama	Mamma	(170)

63	Pericanalicular fibro-adenoma	Fibro-adénome péri-canaliculaire	Периканаликулярная фиброаденома
	Pericanaliculäres Fibro-adenom	Fibroadenoma pericanalicu-lar	Fibroadenoma peri-canaliculare
64	Intracanalicular fibro-adenoma	Fibro-adénome intra-canaliculaire	Интраканаликулярная фиброаденома
	Intracanaliculäres Fibro-adenom	Fibroadenoma intra-canalicular	Fibroadenoma intra-canaliculare

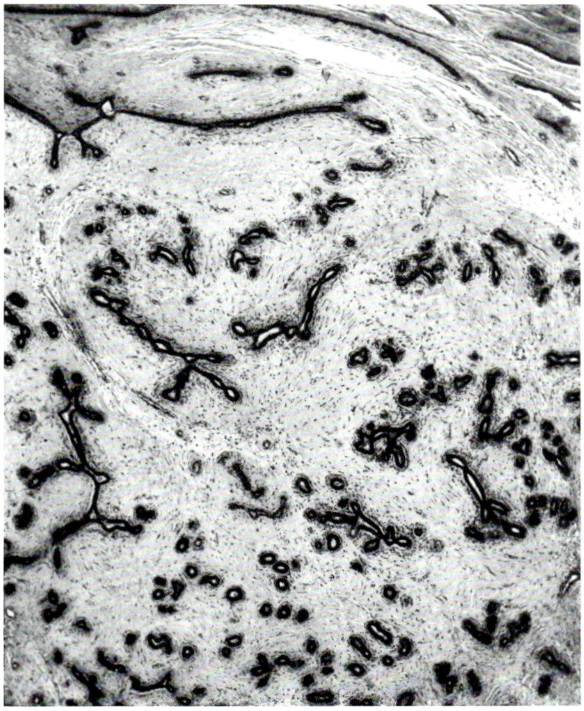

Fig. 63. × 161. v. A. 257—292

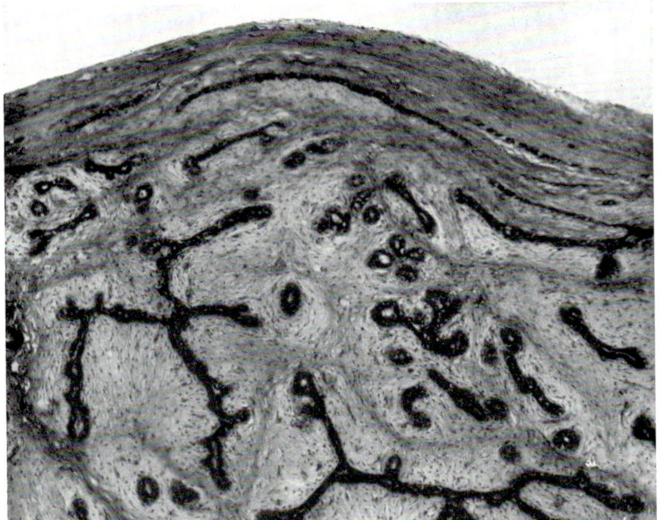

Fig. 64. H 255—658

65	Tubular adenoma	Adénome tubuleux	Тубулярная аденома
	Tubuläres Adenom	Adenoma tubular	Adenoma tubulare
66	Fibroadenoma phyllodes Giant fibroadenoma	Fibro-adénome phyllode Fibro-adénome géant	Филлоидная фиброаденома Гигантская фиброаденома
	Fibroadenoma phyllodes Riesen-Fibroadenom	Fibroadenoma filodes Fibroadenoma gigante	Fibroadenoma phyllodes Fibroadenoma gigantosum

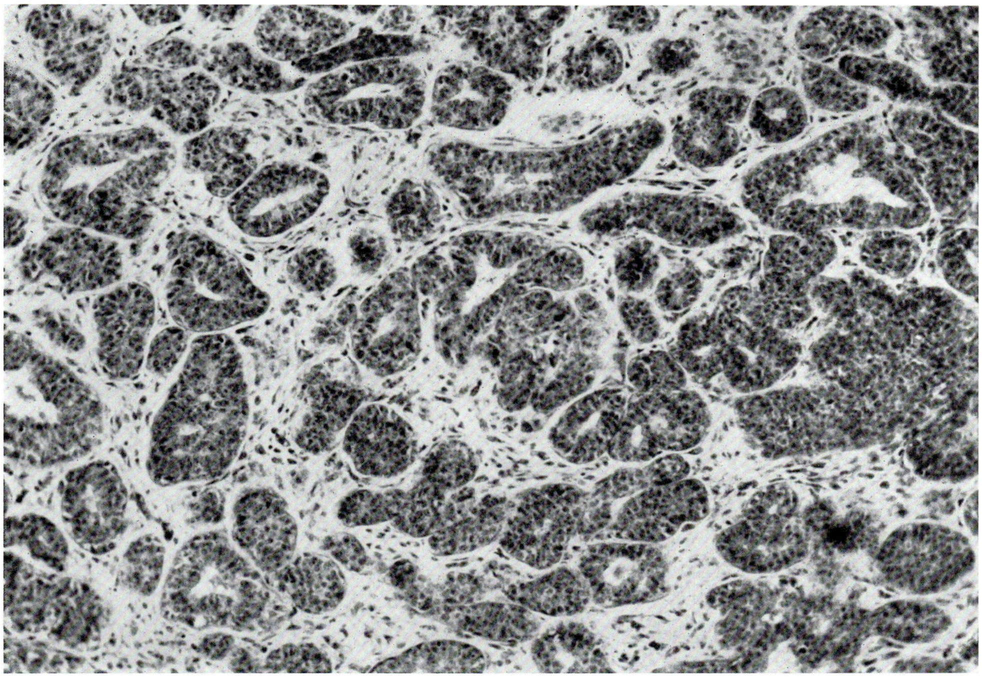

Fig. 65. × 54. v. A. 257—290

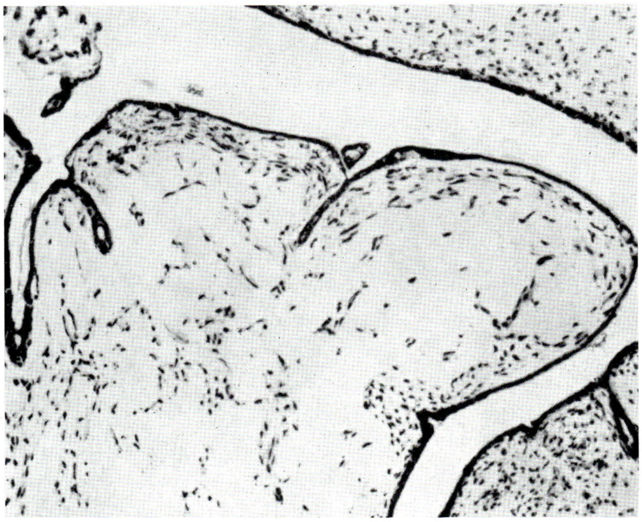

Fig. 66. × 80. E 326—470

67	Intraductal papilloma Duct papilloma	Papillome intra-canaliculaire (Tumeur dendritique) Papillome canaliculaire	Интрадуктальная папиллома Папиллома молочных протоков
	Intracanaliculäres Papillom Milchgangspapillom	Papiloma intracanalicular Papiloma de los conductos	Papilloma intraductale Papilloma ductale

68	Lobular carcinoma	Epithélioma lobulaire	Лобулярная карцинома
	Lobuläres Carcinom	Carcinoma lobular	Carcinoma lobulare

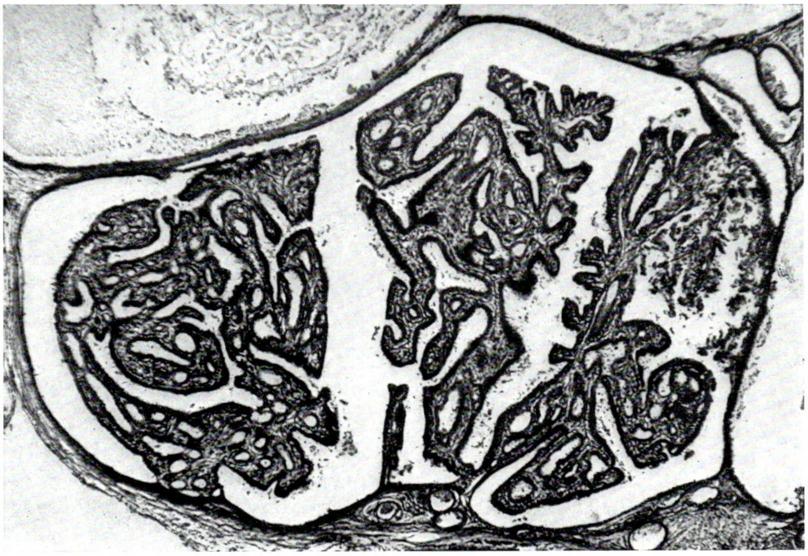

Fig. 67. H 756—659

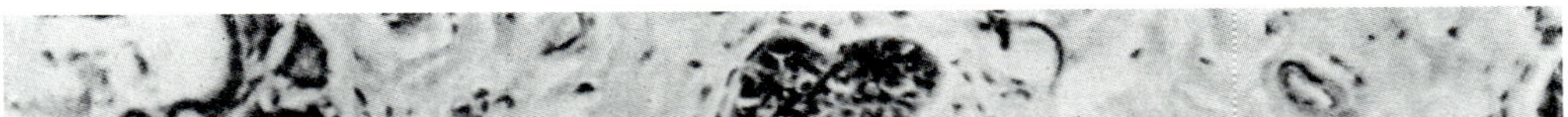

Fig. 68. F 34 47—24

69	Cribriform carcinoma	Epithélioma cribriforme (épithélioma en rognons ou à rosettes, selon Delbet-Herrenschmidt)	Криброзная карцинома
	Cribriformes Carcinom	Carcinoma cribiforme	Carcinoma cribriforme

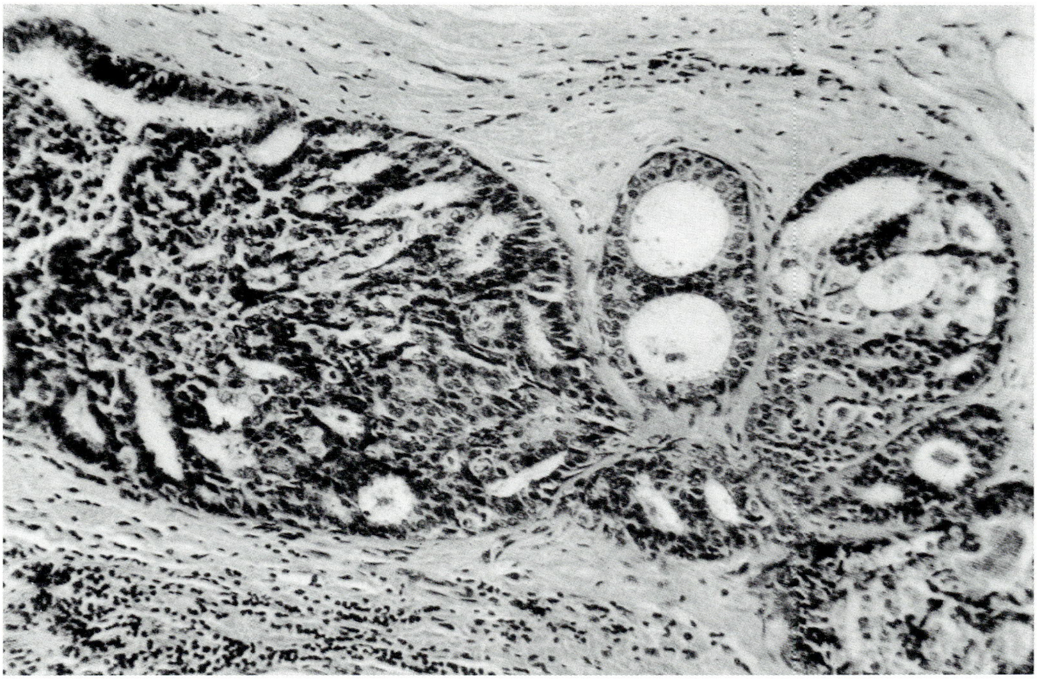

Fig. 69. F 34 25—7

70	Intraductal carcinoma Comedocarcinoma	Epithélioma intra-canaliculaire Comedocarcinome	Интрадуктальная карцинома Комедокарцинома
	Intracanaliculäres Carcinom Comedocarcinom	Carcinoma intracanalicular Comedocarcinoma	Carcinoma intraductale Comedocarcinoma

71	Intraepidermal carcinoma of the nipple (Paget's disease of the breast)	Epithélioma intra-épidermique du mamelon (Maladie de Paget de la glande mammaire)	Интраэпителиальный рак соска (болезнь Пэджета)
	Intraepidermales Carcinom der Mamille (Morbus Paget)	Carcinoma intraepidérmico del pezón (Enfermedad de Paget de la mama)	Carcinoma intradermale mamillae (Morbus Paget mammae)

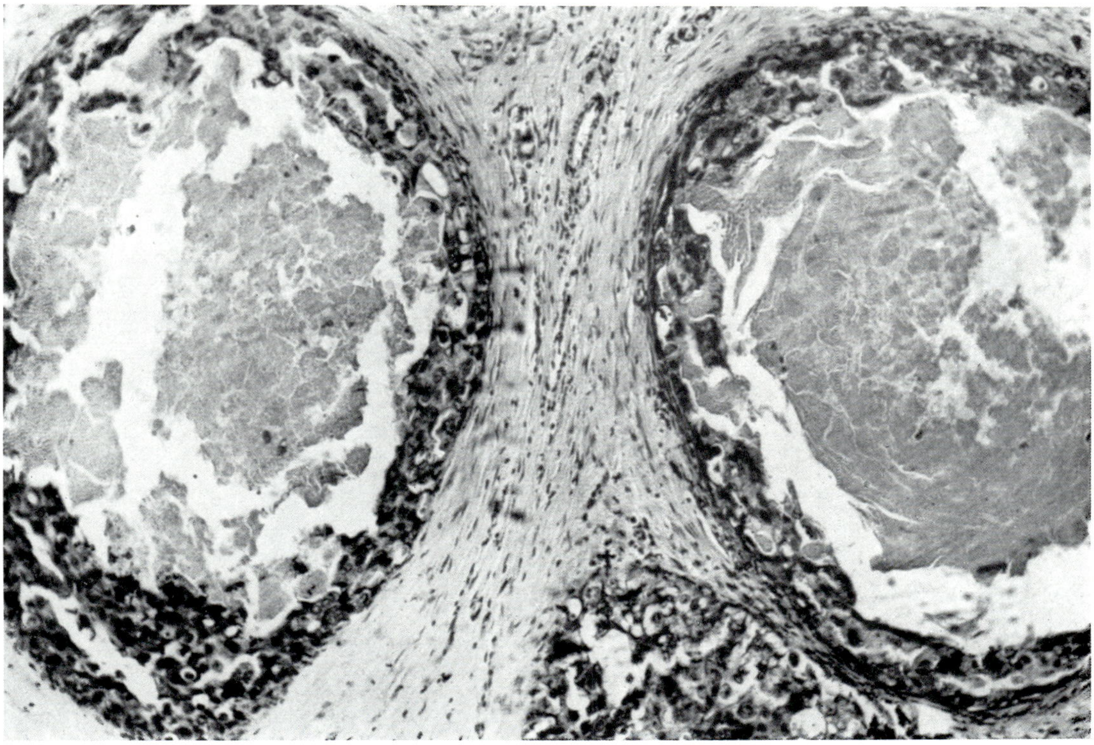

Fig. 70. F 34 33—15

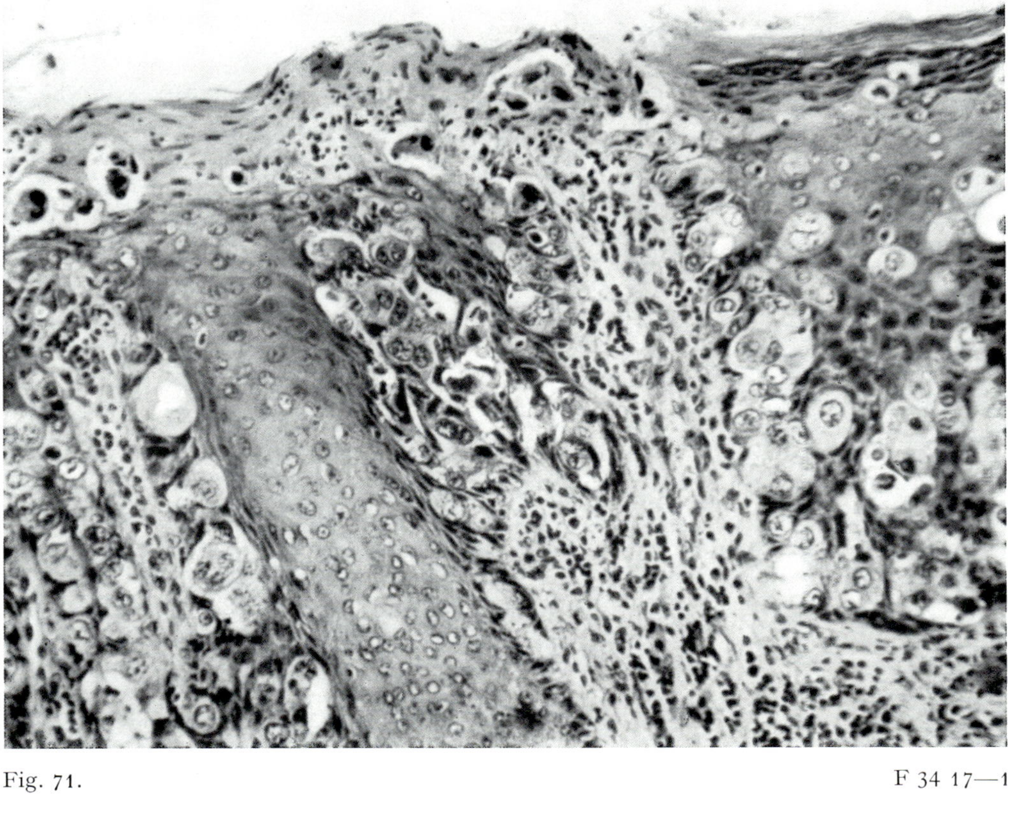

Fig. 71. F 34 17—1

72	Carcinoma — spindle cell type Carcinosarcoma	Epithélioma à cellules fusiformes Epithélio-sarcome	Веретеноклеточный рак Карциносаркома
	Spindelzellcarcinom Carcinosarkom	Carcinoma fusocelular Carcinosarcoma	Carcinoma fusicellulare Carcinosarcoma
73	Cystosarcoma phyllodes	Cystosarcome phyllode	Филлоидная цистосаркома
	Cystosarcoma phyllodes	Cistosarcoma filodès	Cystosarcoma phyllodes

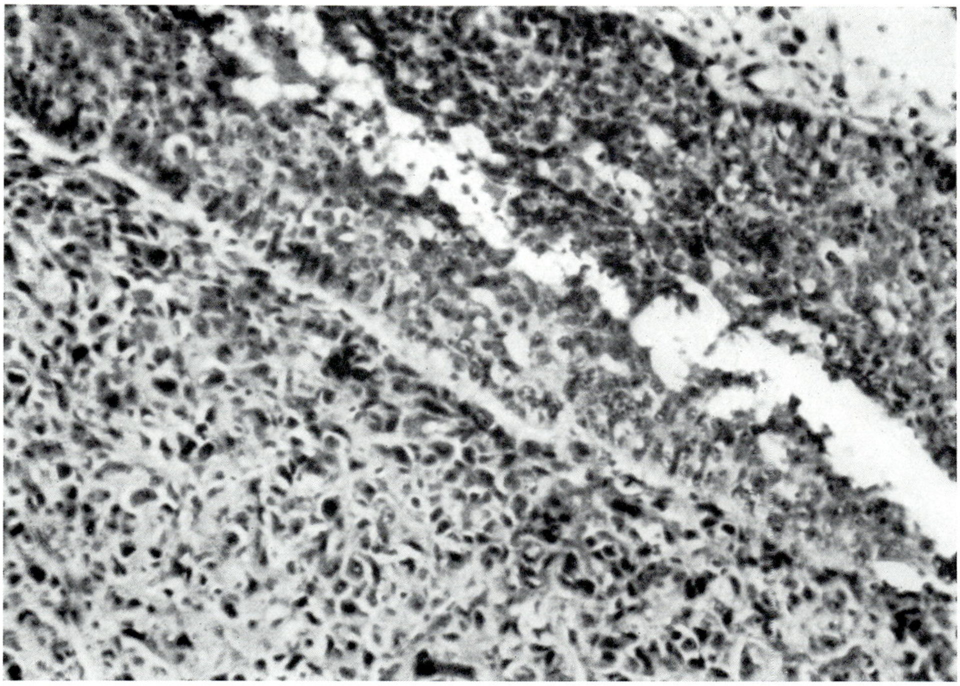

Fig. 72. F 34 65—38

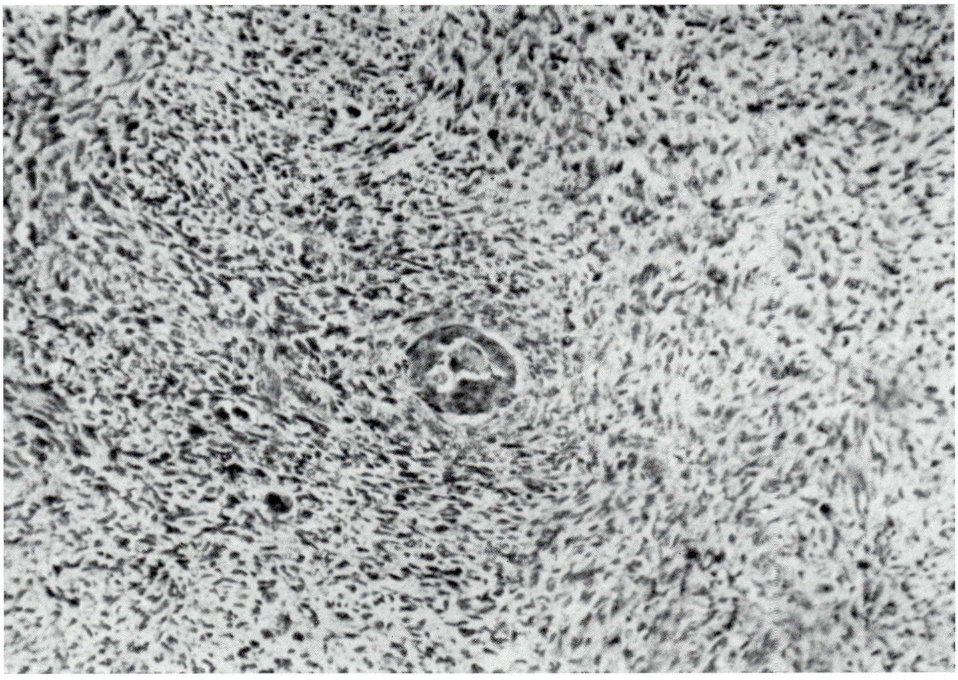

Fig. 73. F 34 71—40

74	Adenoid cystic carcinoma	Epithélioma adénoïde cystique (cylindromateux)	Аденоидо-кистозная карцинома
	Adenocystisches Carcinom Cylindromatöses Carcinom	Carcinoma adenoide quístico	Carcinoma adenoides cysticum
75	Medullary carcinoma with lymphoid stroma	Epithélioma encéphaloïde à stroma lymphoïde	Медуллярный рак с лимфоидной стромой
	Medulläres Carcinom mit lymphoidem Stroma	Carcinoma medular con estroma linfoide	Carcinoma medullare cum stromate lymphoide

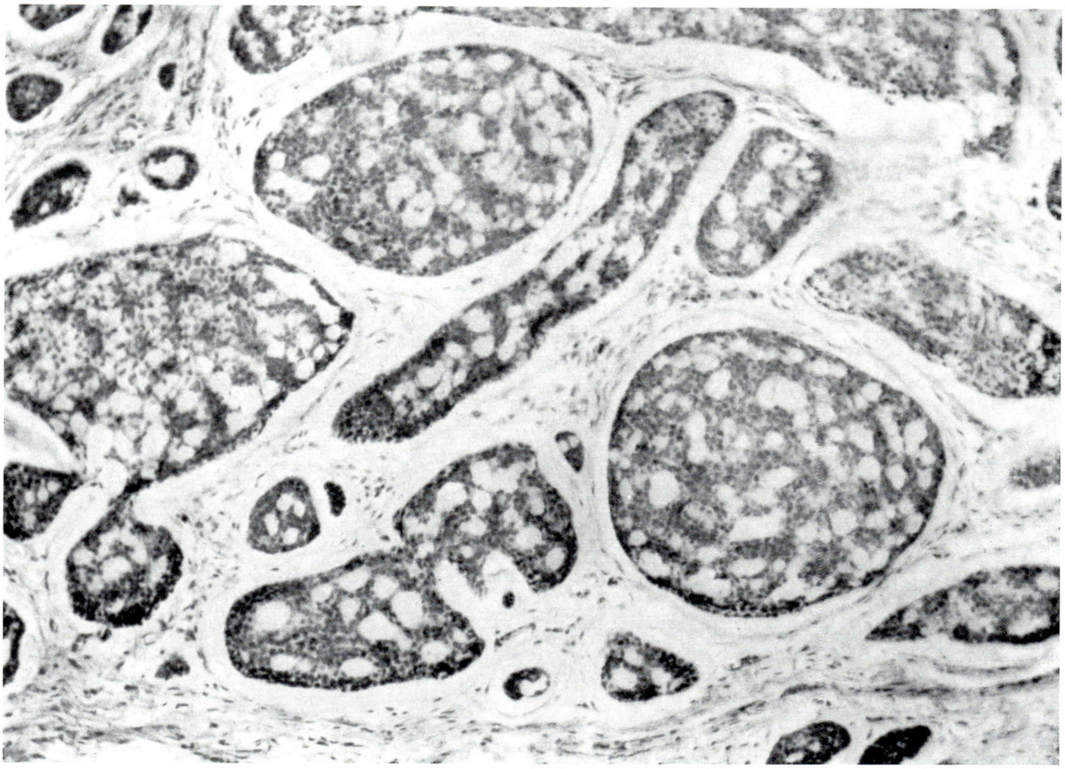

Fig. 74. F 34 61—34

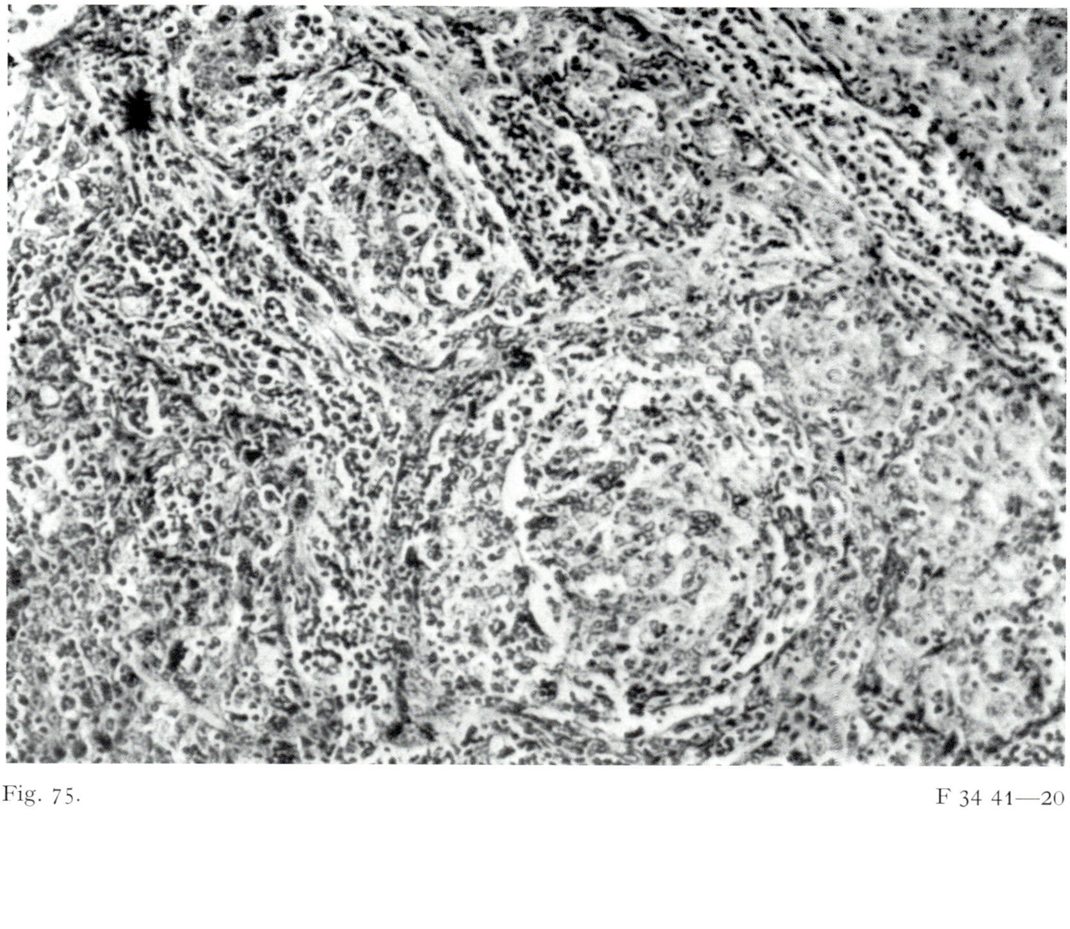

Fig. 75. F 34 41—20

8.	**Uterus**	**Utérus**	**Матка**	
	Gebärmutter	**Utero**	**Uterus**	(171—174)

76	Polyp of cervix	Polype cervical	Полип шейки
	Cervixpolyp	Pólipo cervical	Polypus cervicis uteri
77	Polyp of corpus Polyp of endometrium	Polype corporéal Polype endométrial	Полип тела Полип эндометрия
	Corpuspolyp	Pólipo del endometrio	Polypus corporis uteri Polypus endometrii
78	Hydatidiform mole	Môle hydatiforme	Пузырный занос
	Blasenmole	Mola hidatidiforme	Mola hydatidosa

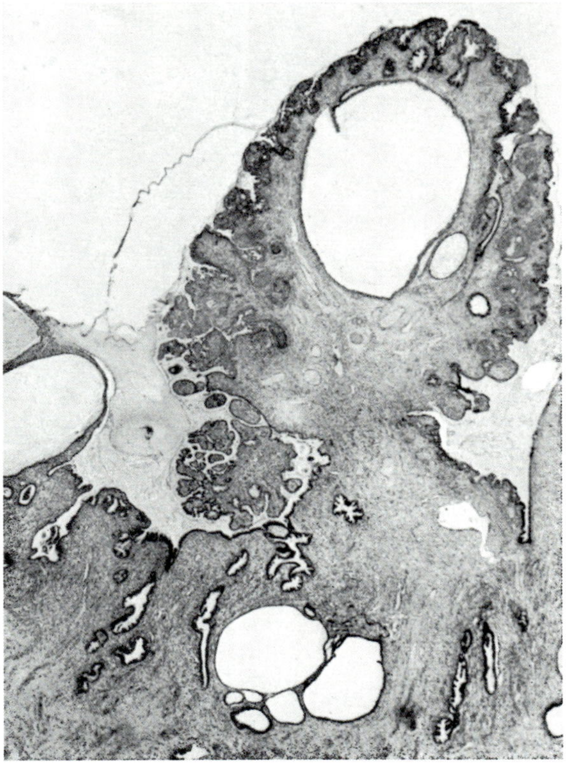

Fig. 76. × 8. F 33/2 89—62

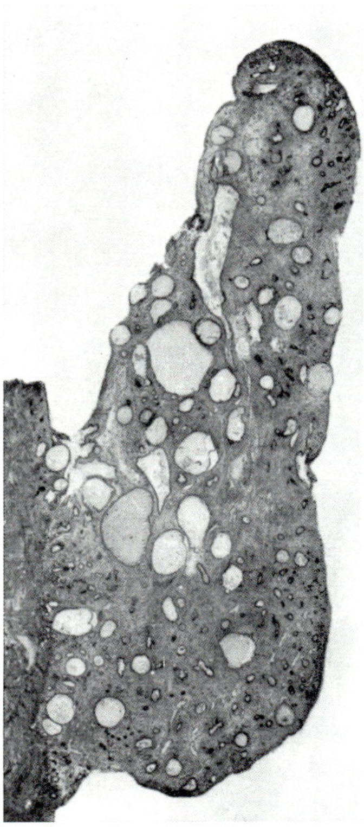

Fig. 77. × 5. F 33/2 179—151

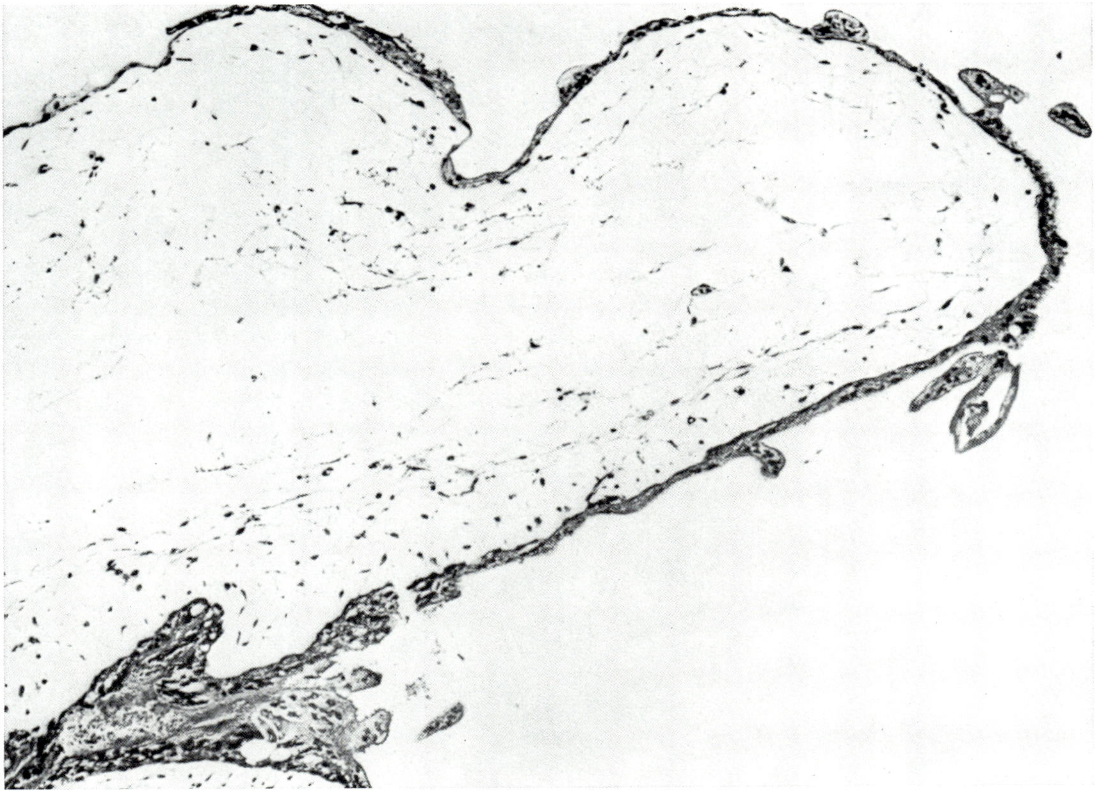

Fig. 78. × 100. F 33/1 39—20

79	Invasive hydatidiform mole	Môle hydatiforme envahissante	Деструирующий пузырный занос
	Destruierende Blasenmole	Mola hidatidiforme invasiva	Mola hydatidosa invasiva
80	Destructive chorioadenoma Choriocarcinoma Chorioepithelioma	Môle disséquante Choriocarcinome Chorio-épithéliome	Деструирующая хорионаденома Хориокарцинома Хорионэпителиома
	Destruierendes Chorio-adenom Choriocarcinom Chorionepitheliom	Corioadenoma destructivo Coriocarcinoma Corioepitelioma	Chorioadenoma destruens Choriocarcinoma Chorioepithelioma

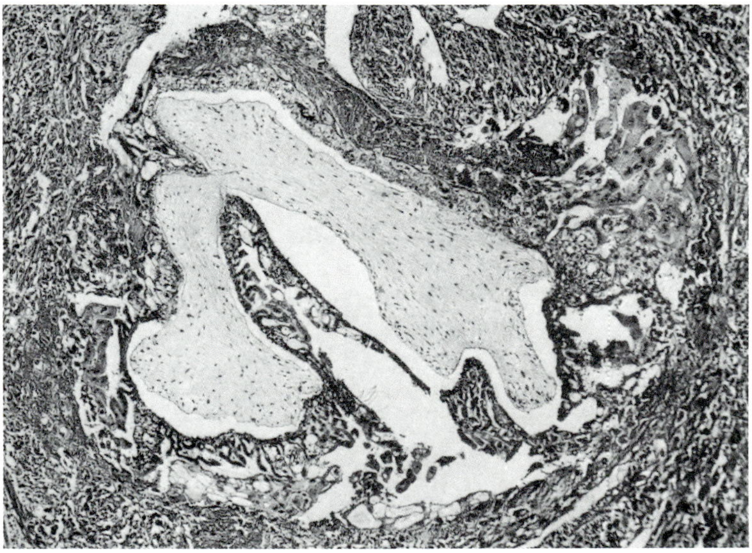

Fig. 79. ×48. F 33/1 55—53

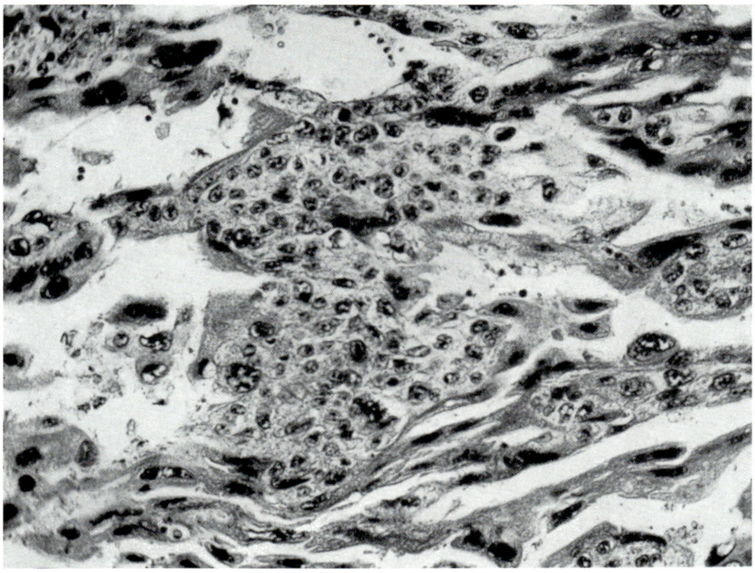

Fig. 80. ×185. F 33/1 57—57

81	Endometrial carcinoma	Epithélioma corporéal	Эндометриальный рак
	Endometriales Carcinom	Carcinoma endometrial	Carcinoma endometriale
82	Endometrial sarcoma	Sarcome du chorion cytogène	Эндометриальная саркома
	Endometriales Sarkom	Sarcoma endometrial	Sarcoma endometriale

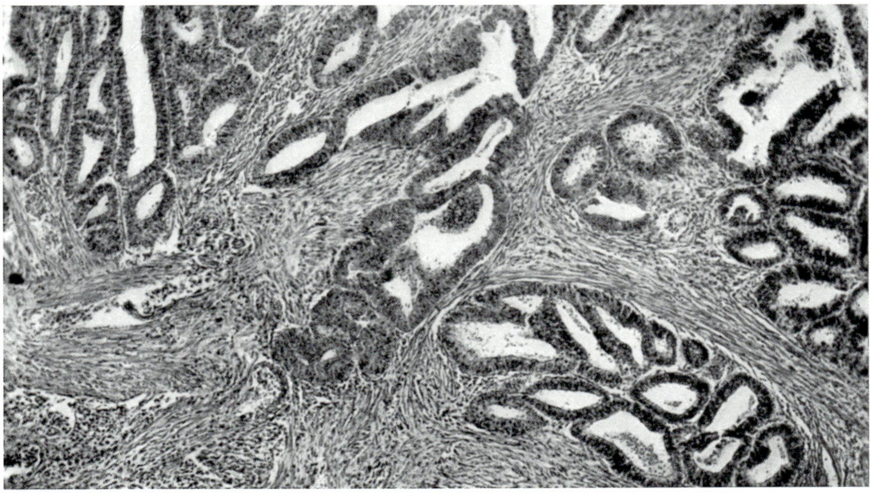

Fig. 81. ×60. F 33/2 193—170

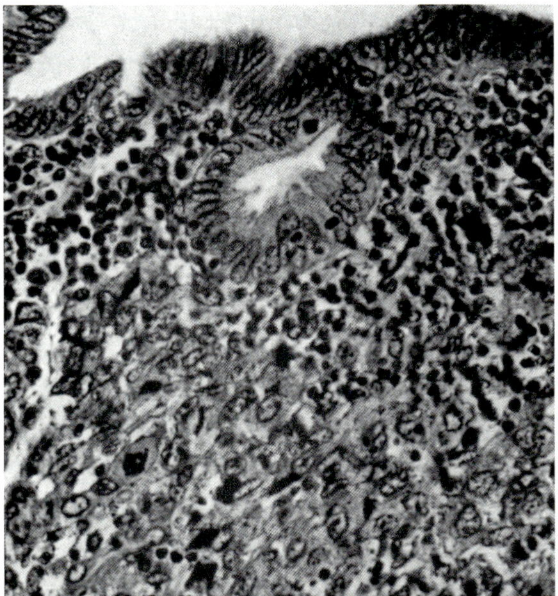

Fig. 82. ×315. F 33/2 251—250

83	Mesodermal mixed tumor Sarcoma botryoides	Tumeur mésodermique à structure complexe Sarcome botryoïde	Мезодермальная смешанная опухоль Ботриоидная саркома
	Mesodermaler Mischtumor Botryoides Sarkom	Tumor mixto mesodérmico Sarcoma botrioides	Tumor mixtus mesodermalis Sarcoma botryoides
84	Carcinosarcoma of uterus	Epithélio-sarcome	Карциносаркома
	Carcinosarkom	Carcinosarcoma del útero	Carcinosarcoma

The histological picture of adenomatoid tumor of tube is considered as identical with adenomatoid tumor of testis; the mesonephroma of cervix as identical with mesonephroma of ovary — see these.

L'aspect histologique des tumeurs adénomateuses de la trompe est identique à celui des tumeurs adénomateuses du testicule; le mésonéphrome du col est analogue à celui de l'ovaire — se reporter à ces organes.

Гистологическое строение аденоматоидной опухоли трубы рассматривается как идентичное аденоматоидной опухоли яичка; мезонефрома шейки матки идентична мезонефроме яичника - см. 9.

Das histologische Bild der adenomatösen Tumoren der Tube wird als identisch mit dem der adenomatösen Tumoren des Hodens, das der Mesonephrome der Cervix als identisch mit dem der Mesonephrome des Ovariums angesehen — siehe jeweils dort.

El cuadro histológico del tumor adenomatoide de la trompa se considera idéntico con el tumor adenomatoide del testículo; el mesonefroma cervical como idéntico con el mesonefroma del ovario: ver éstos.

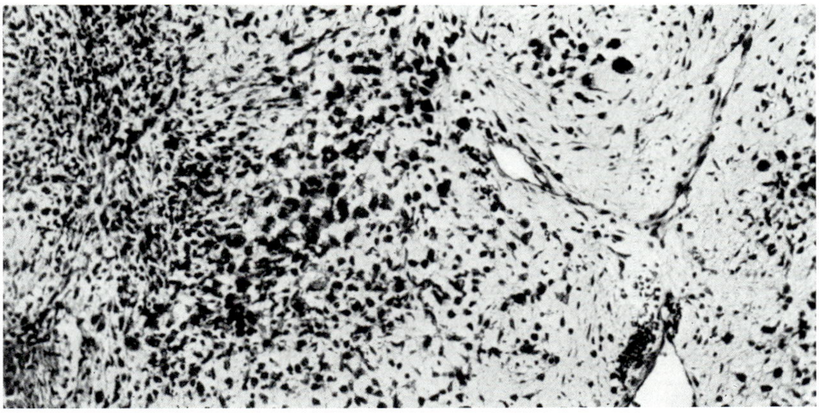

Fig. 83a. ×125. F 33/2 163—139

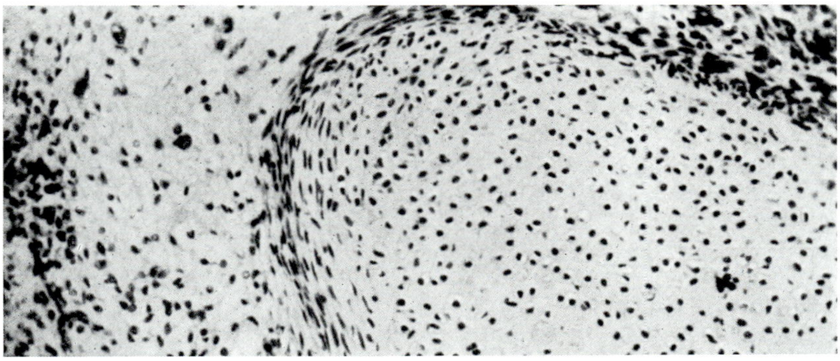

Fig. 83b. ×145. F 33/2 163—140

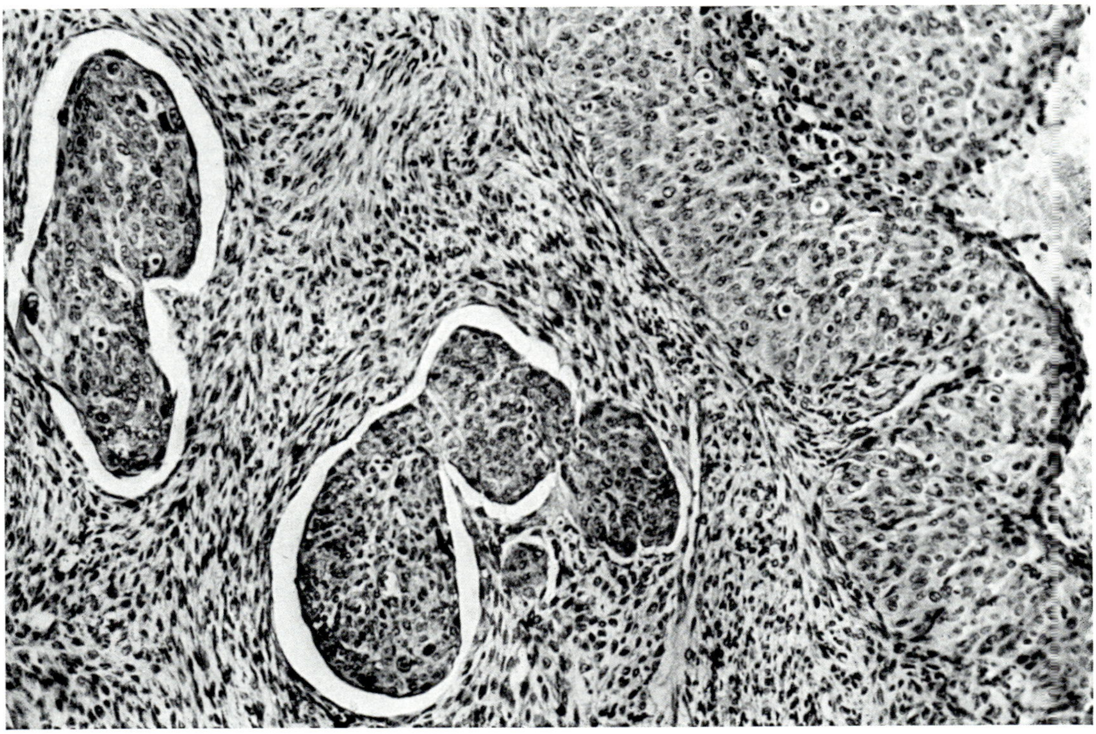

Fig. 84. ×114. F 33/2 165—141

9.	**Ovary**	**Ovaire**	**Яичник**
	Eierstock	**Ovario**	**Ovariae** (175)

85	Thecoma Theca cell tumor	Thécome Tumeur à cellules thécales	Текома Текаклеточная опухоль
	Thekom Thecazelltumor	Tecoma Tumor de células de la teca	Thecoma Tumor thecocellularis
86	Serous papillary cystadenoma Serous papillary cystoma Cilioepithelial cystoma	Kyste germinatif végétant Kyste séreux papillaire Kyste à épithélium cilié	Серозная папиллярная кистаденома Серозная папиллярная кистома Кистома из мерцательного эпителия
	Seröses papilläres Cystadenom Seröses papilläres Cystom Flimmerepithel-Cystom	Cistoadenoma papilífero seroso Cistoma papilífero seroso Cistoma de células epiteliales ciliadas	Cystadenoma papilliferum serosum Cystoma papilliferum serosum Cystoma cilioepitheliale
87	Surface papilloma	Papillome de surface	Поверхностная папиллома
	Oberflächenpapillom	Papiloma de superficie	Papilloma superficiale

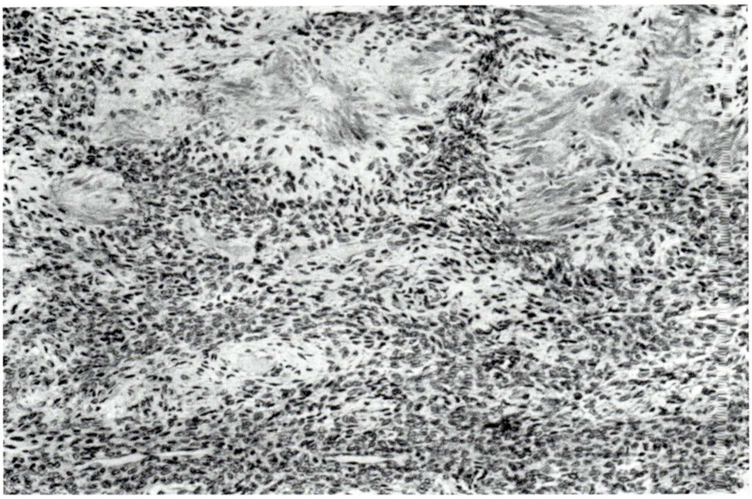

Fig. 85. ×110.
F 33/3 27—16

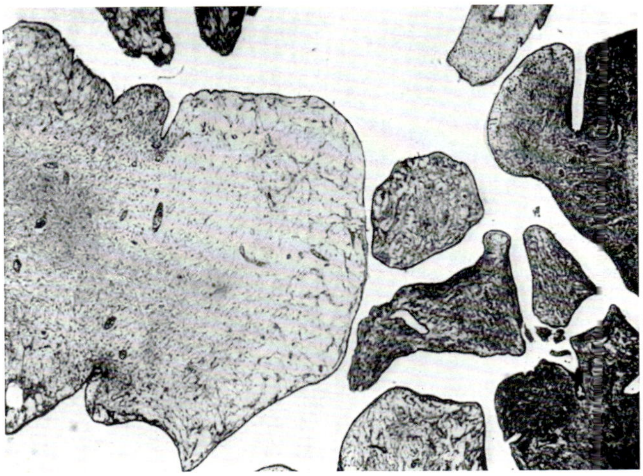

Fig. 86.
Glaz. 73—42

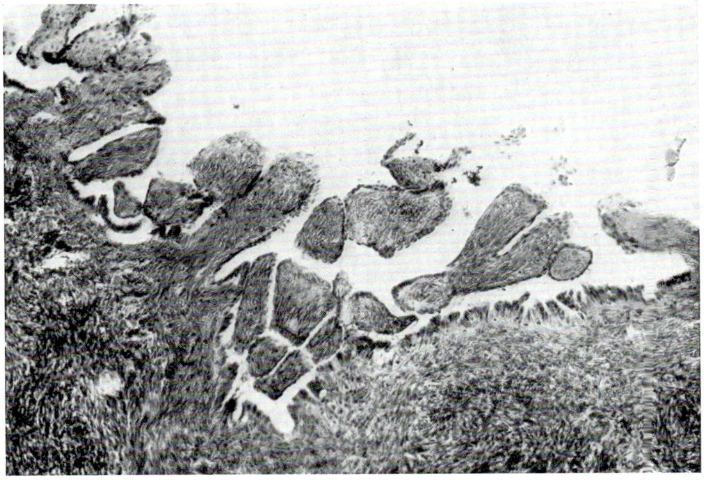

Fig. 87.
Glaz. 73—41

88	Mucinous cystadenoma Mucinous cystoma	Kyste mucineux (entéroïde) Kyste uni- ou multi-loculé mucineux	Муцинозная кистаденома Муцинозная кистома
	Mucinöses Cystadenom Mucincystom	Cistoadenoma mucinoso Cistoma mucinoso	Cystadenoma mucinosum Cystoma mucinosum

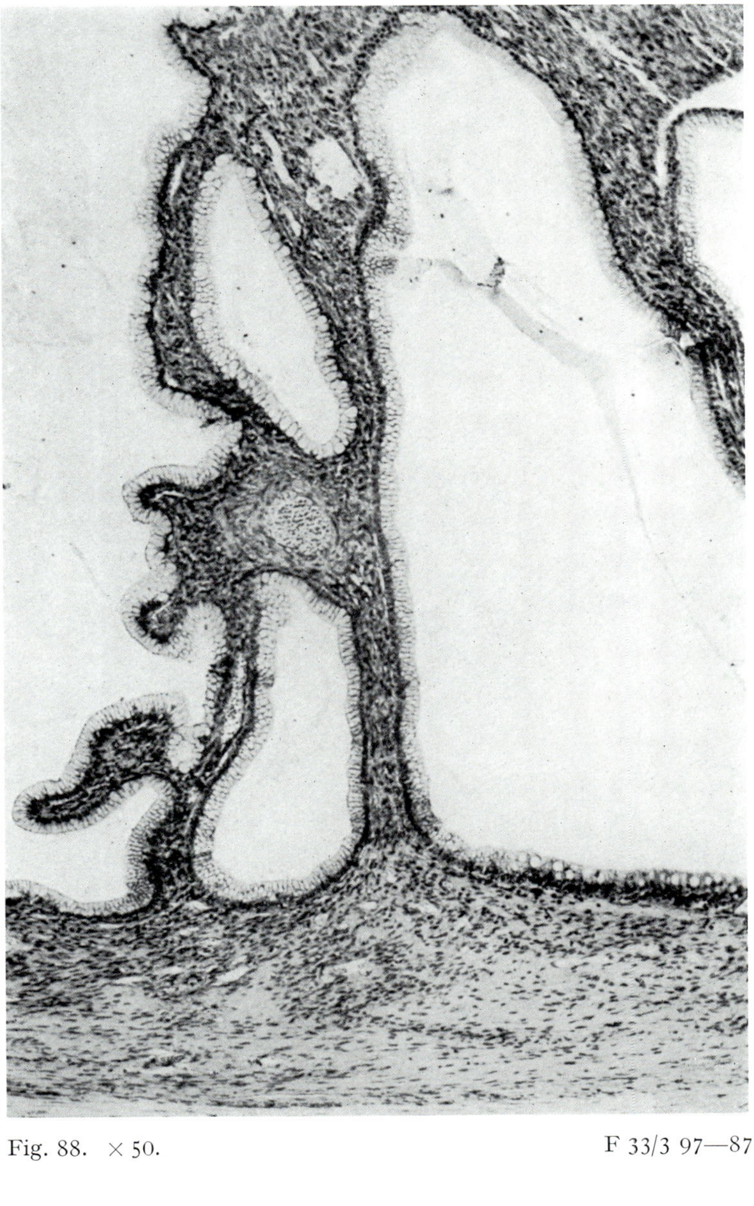

Fig. 88. × 50. F 33/3 97—87

89	Teratoma	Tératome	Тератома
	Teratom	Teratoma	Teratoma

90	Adenofibroma	Adénofibrome	Аденофиброма
	Adenofibrom	Adenofibroma	Adenofibroma

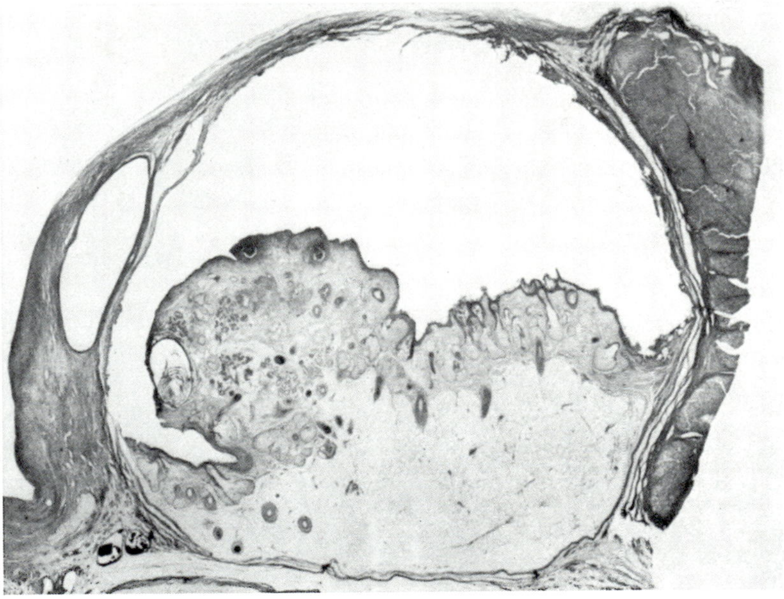

Fig. 89. ×8. F 9 19—7

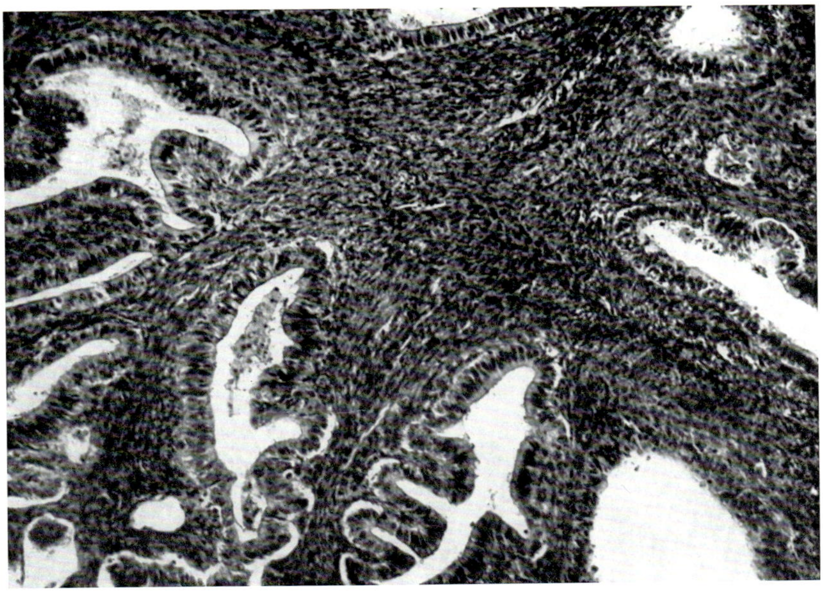

Fig. 90. ×115. Glaz. 80—47

Arrhenoblastoma — *designation for some tumors with hormonal masculinizing properties but of variable histological patterns,* (91—94):

Arrhénoblastome — *désignation de certaines tumeurs ayant des propriétés hormonales masculinisantes, mais de structures histologiques variables,* (91—94):

Арренобластома — *название для опухолей различного гистологического строения, обладающих гормональными маскулинизирующими свойствами* (91—94):

Arrhenoblastom — *Bezeichnung für Tumoren mit maskulinisierenden hormonellen Eigenschaften verschiedenen histologischen Baues,* (91—94):

Arrenoblastoma — *designación para tumores con efecto hormonal masculinizante y cuadro histológico variable,* (91—94):

91 Testicular (tubular) adenoma — Adénome testiculaire (tubuleux) — Тестикулярная (тубулярная) аденома

Testiculäres (tubuläres) Adenom — Adenoma testicular (tubular) — Adenoma testiculare tubulare

92 Sertoli cell tumor — Tumeur à cellules de Sertoli — Опухоль из клеток Сертоли

Sertolizell-Tumor — Tumor de células de Sertoli — Tumor Sertoli-cellularis

93 Sarcomatoid types — Type sarcomatoïde — Саркоматоидные типы

Sarkomatöser Typ — Tipo sarcomatoide — Structurae sarcomatoides

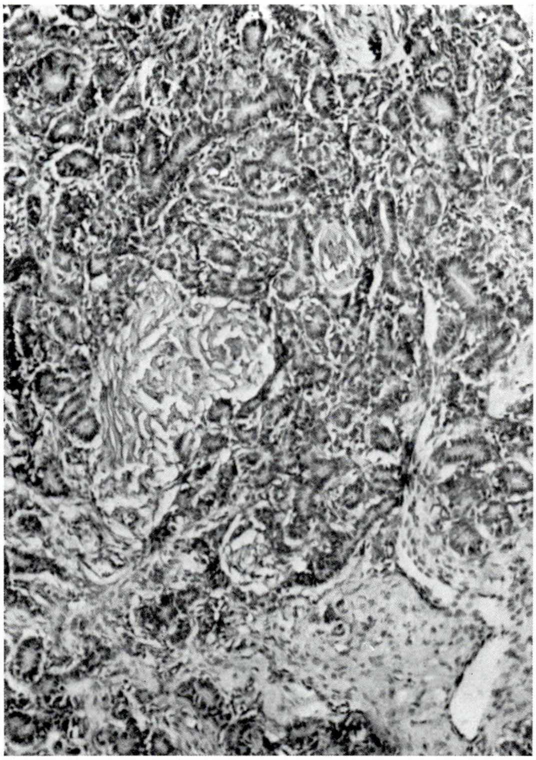

Fig. 91. ×100. F 33/3 39—23

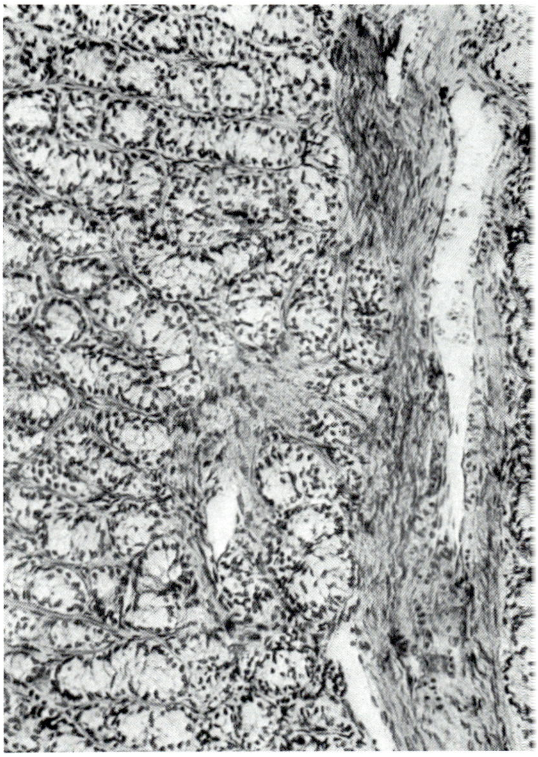

Fig. 92. ×125. F 33/3 41—25

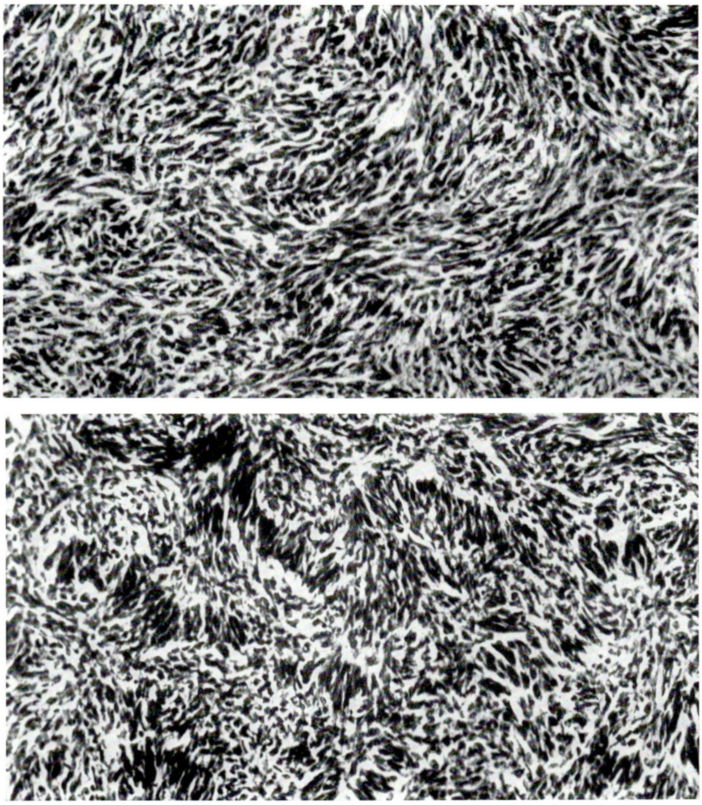

Fig. 93a and b. ×170. Glaz. 252—183

94	Intermediate type	Type mixte ou intermediaire	Промежуточные типы
	Intermediäre Typen	Tipos intermedios	Typus intermedius
95	Leydig cell tumor Hilus cell tumor Interstitial cell tumor	Tumeur à cellules de Leydig Tumeur à cellules hilaires Tumeur à cellules interstitielles	Опухоль из клеток Лейдига Опухоль из хилюсных клеток Опухоль из интерстициальных клеток
	Leydigzell-Tumor Hiluszell-Tumor Tumor der interstitiellen Zellen	Tumor de células de Leydig Tumor de células hiliares Tumor de células intersticiales	Tumor Leydigcellularis Tumor hilocelluare Tumor interstitio-cellularis

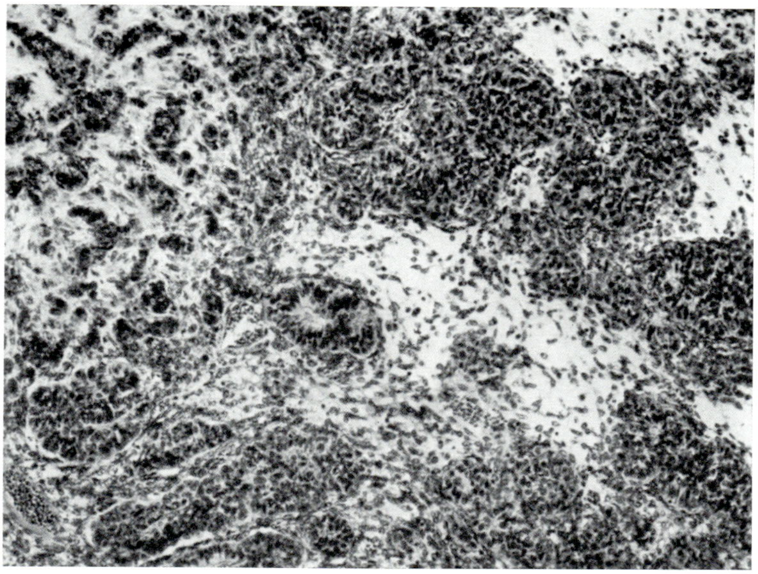

Fig. 94. ×100. F 33/3 41—28

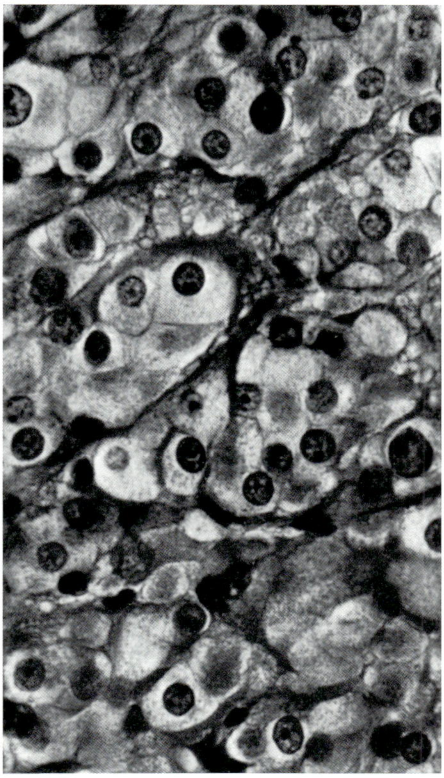

Fig. 95a. ×400. F 33/3 135—128

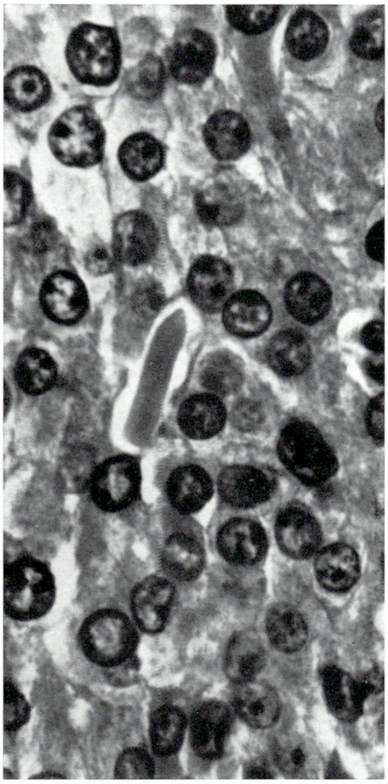

Fig. 95b. ×670. F 33/3 135—129

96	Brenner tumor	Tumeur de Brenner	Опухоль Бреннера
	Brenner-Tumor	Tumor de Brenner	Tumor Brenner

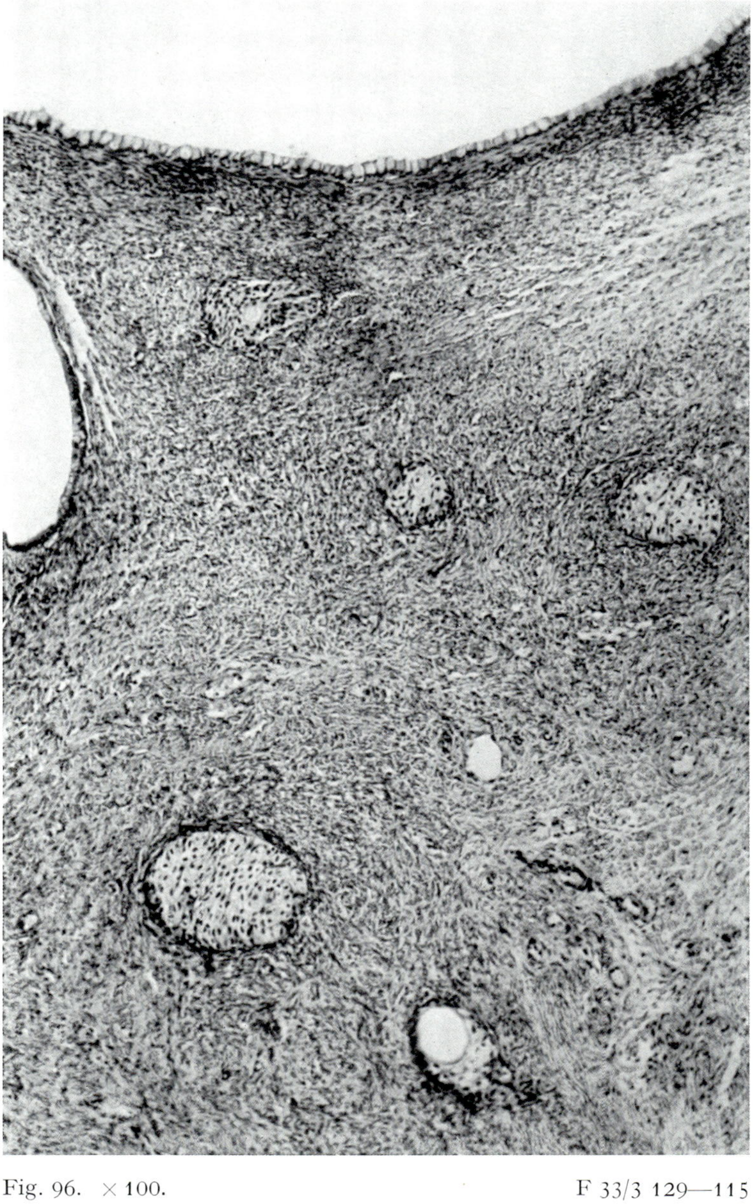

Fig. 96. ×100. F 33/3 129—115

97	Granulosa cell tumor Granulosa cell carcinoma	Tumeur de la granulosa ou folliculome Epithélioma de la granulosa	Гранулезоклеточная опухоль Гранулезоклеточный рак
	Granulosazelltumor Granulosazellcarcinom	Tumor de células de la granulosa Carcinoma de células de la granulosa	Tumor granulosocellulare Carcinoma granulosocellulare

98	Dysgerminoma Seminoma	Dysgerminome Séminome	Дисгерминома Семинома
	Dysgerminom Seminom	Disgerminoma Seminoma	Dysgerminoma Seminoma

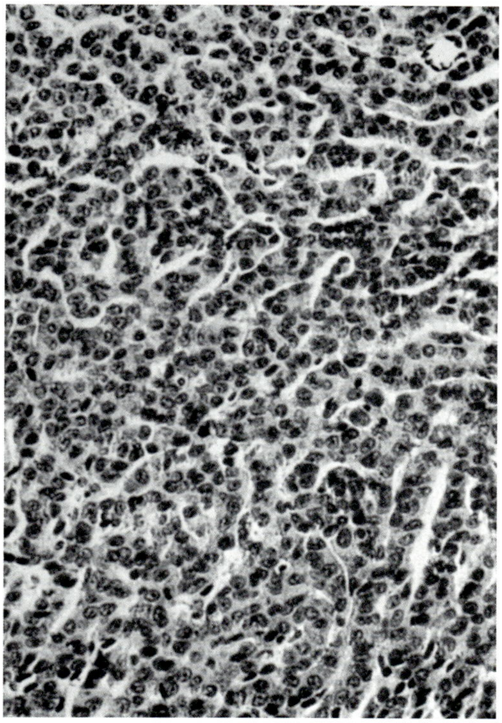

Fig. 97a. × 200. F 33/3 27—13

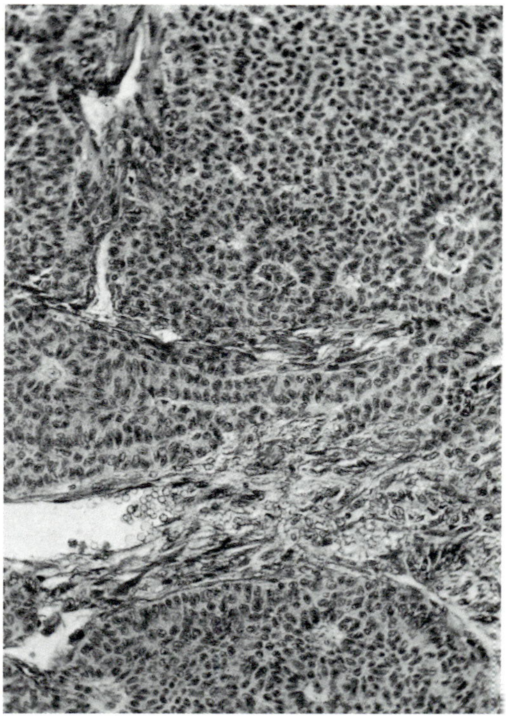

Fig. 97b. × 160. F 33/3 25—11

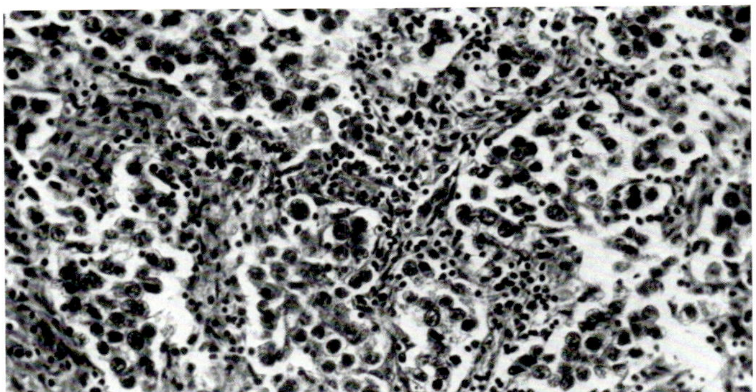

Fig. 98. Glaz. 283—195

99	Mucinous cystadeno-carcinoma	Epithélioma mucineux (entéroïde)	Муцинозная кистаденокарцинома
	Mucinöses Cystadeno-carcinom	Cistoadenocarcinoma mucinoso	Cystadenocarcinoma muci-nosum carcinomatosum

100	Serous papillary cystadeno-carcinoma	Epithélioma germinatif végétant	Серозная папиллярная кистаденокарцинома
	Seröses papilläres Cyst-adenocarcinom	Cistoadenocarcinoma papilífero seroso	Cystadenocarcinoma papil-liferum serosum

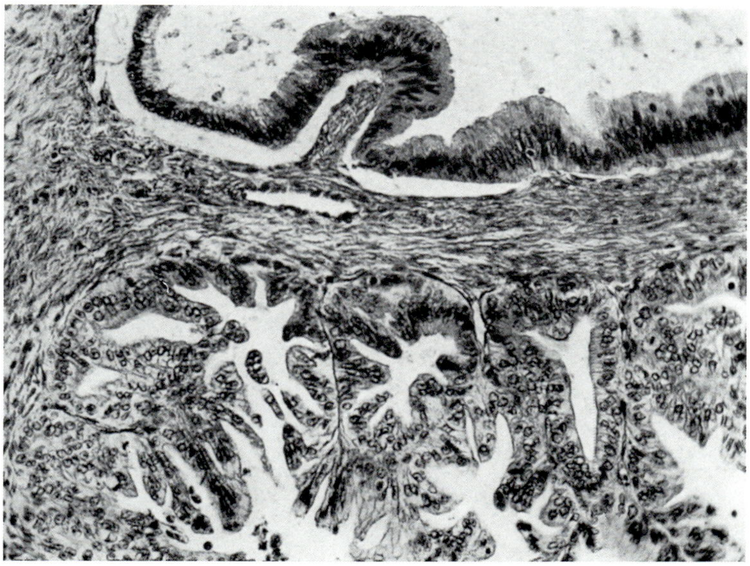

Fig. 99. × 160. F 33/3 101—95

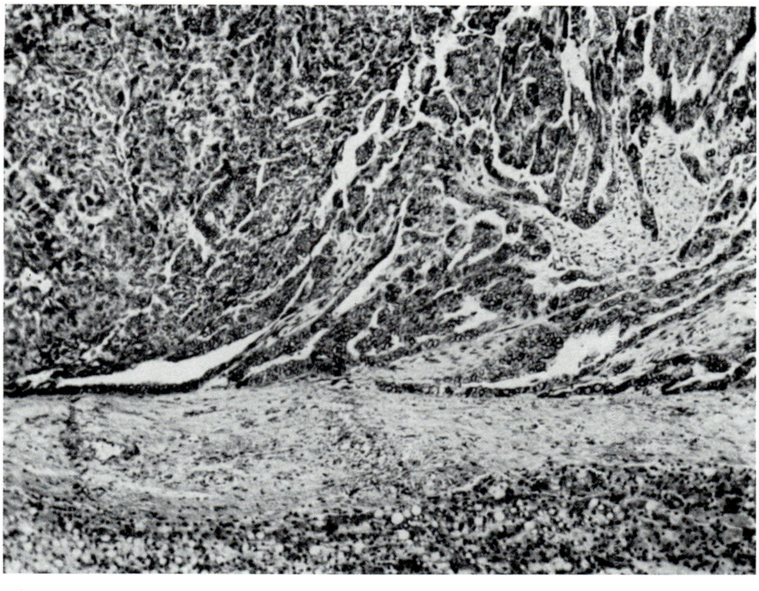

Fig. 100. × 75. F 33/3 93—81

101	Psammocarcinoma	Psammo-épithélioma papillaire	Псаммокарцинома
	Psammocarcinom	Psamocarcinoma	Psammocarcinoma

102	Mesonephroma	Mesonéphrome	Мезонефрома
	Mesonephrom	Mesonefroma	Mesonephroma

This list does not include secondary tumors such as Krukenberg tumor.
La liste ne contient pas de tumeurs secondaires comme par exemple la tumeur de Krukenberg.
Этот перечень не содержит метастатических опухолей, как напр. опухоли Крукенберга.
Diese Aufzählung enthält keine sekundären Tumoren, wie z. B. den sog. Krukenberg-Tumor.
La lista no incluye tumores metastásicos como el tumor de Krukenberg.

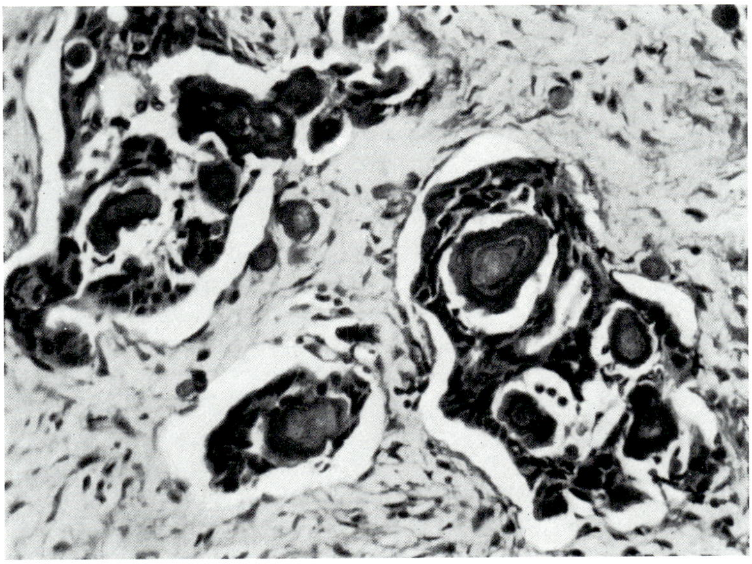

Fig. 101. × 220. F 33/3 95—84

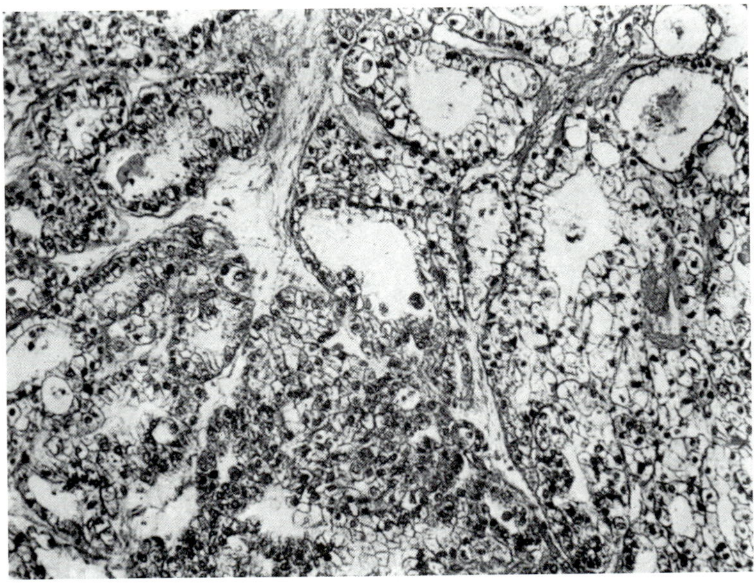

Fig. 102. × 125. F 33/3 127—113

10.	Prostate	Prostate	**Предстательная железа**
	Vorsteherdrüse	Próstata	Prostata (177)

103	Differentiated adenocarcinoma	Epithélioma glandulaire différencié	Дифференцированная аденокарцинома
	Differenziertes Adenocarcinom	Adenocarcinoma diferenciado	Adenocarcinoma maturum
104	Anaplastic adenocarcinoma Anaplastic small cell carcinoma	Epithélioma glandulaire anaplasique Epithélioma anaplasique à petites cellules	Анапластическая аденокарцинома Анапластическая мелкоклеточная карцинома
	Anaplastisches Adenocarcinom Anaplastisches kleinzelliges Carcinom	Adenocarcinoma anaplásico Adenocarcinoma anaplásico de células pequeñas	Adenocarcinoma anaplasticum Carcinoma parvocellulare anaplasticum

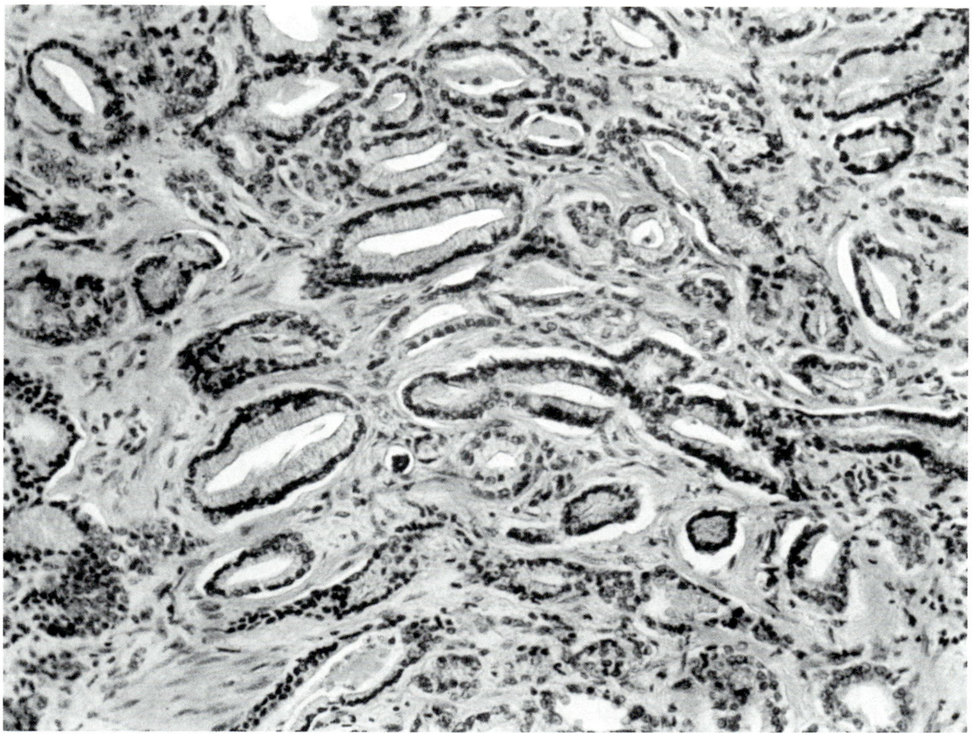

Fig. 103. × 185. F 32 23—8

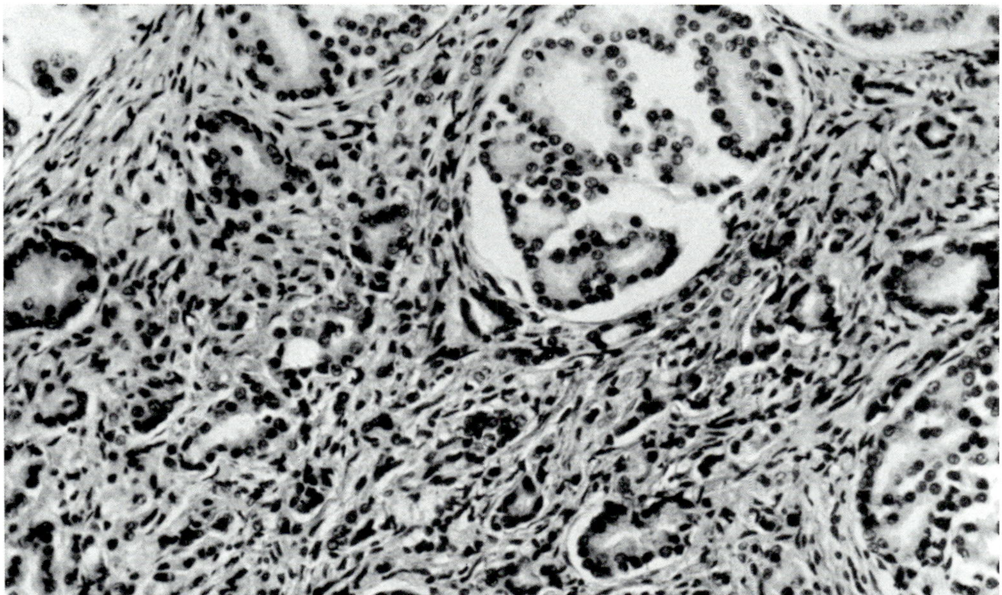

Fig. 104. × 185. F 32 25—10

105	Cribriform carcinoma	Epithélioma cribriforme	Криброзная карцинома
	Cribriformes Carcinom	Carcinoma cribiforme	Carcinoma cribriforme

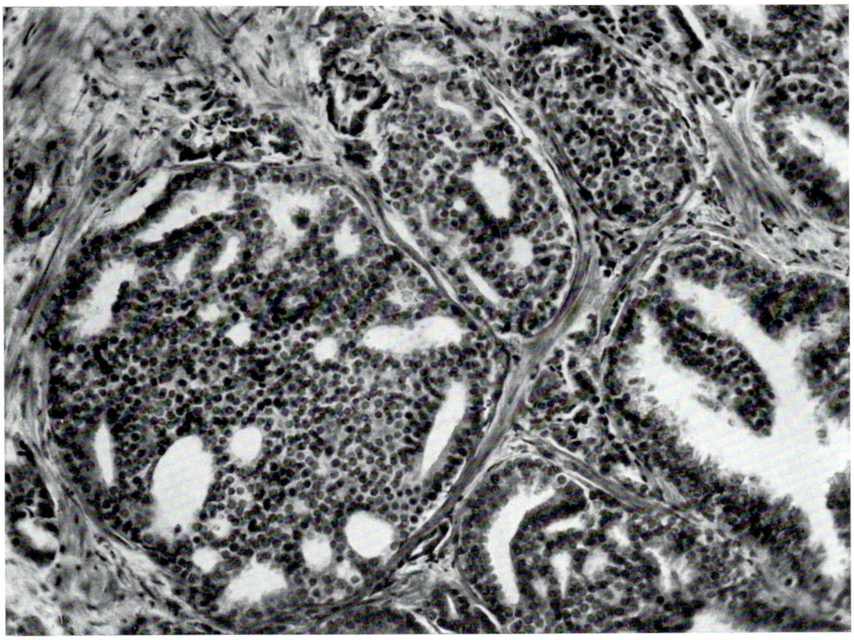

Fig. 105. × 158. v. A. 311—363

11. Testis | Testicule | Яичко
Hoden | Testículo | Testis (178)

106	Tubular adenoma Sertoli cell tumor	Adénome tubuleux Tumeur à cellules de Sertoli	Тубулярная аденома Опухоль из клеток Сертоли
	Tubuläres Adenom Sertolizell-Tumor	Adenoma tubular Tumor de células de Sertoli	Adenoma tubulare Tumor Sertoli-cellularis
107	Interstitial cell tumor Leydig cell tumor	Tumeur à cellules interstitielles Tumeur à cellules de Leydig	Опухоль из интерстициальных клеток Опухоль из клеток Лейдига
	Tumor der interstitiellen Zellen Leydigzell-Tumor	Tumor de células intersticiales Tumor de células de Leydig	Tumor interstitio-cellularis Tumor Leydig-cellularis

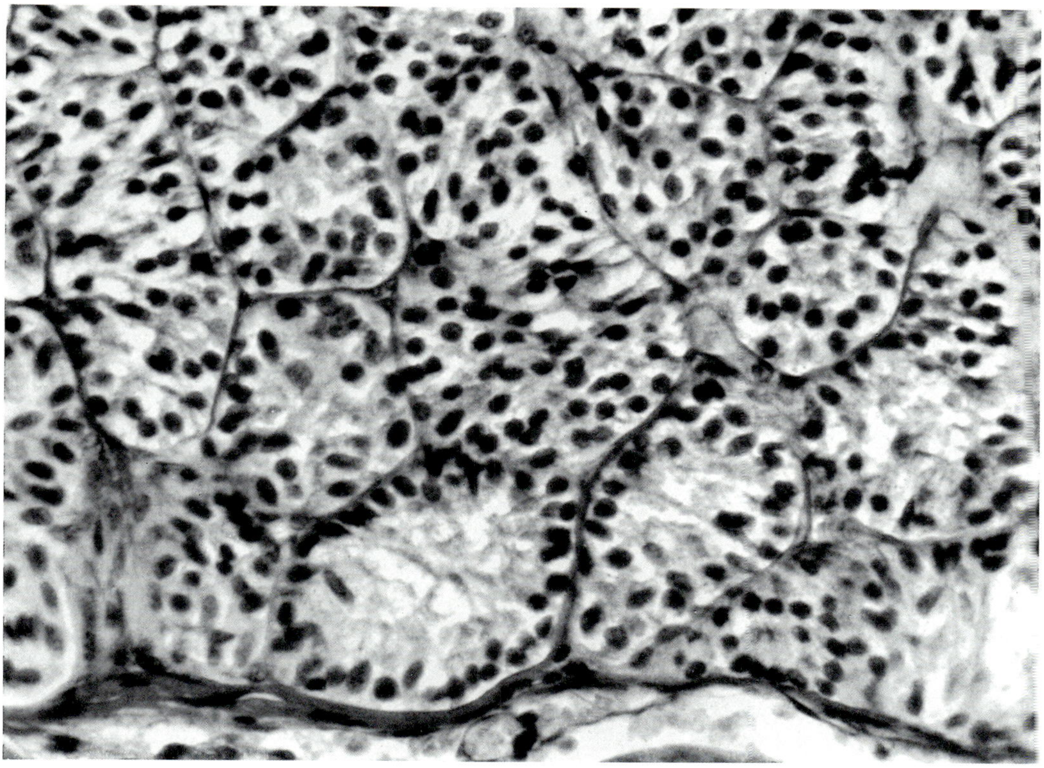

Fig. 106. ×400. F 32 123—85

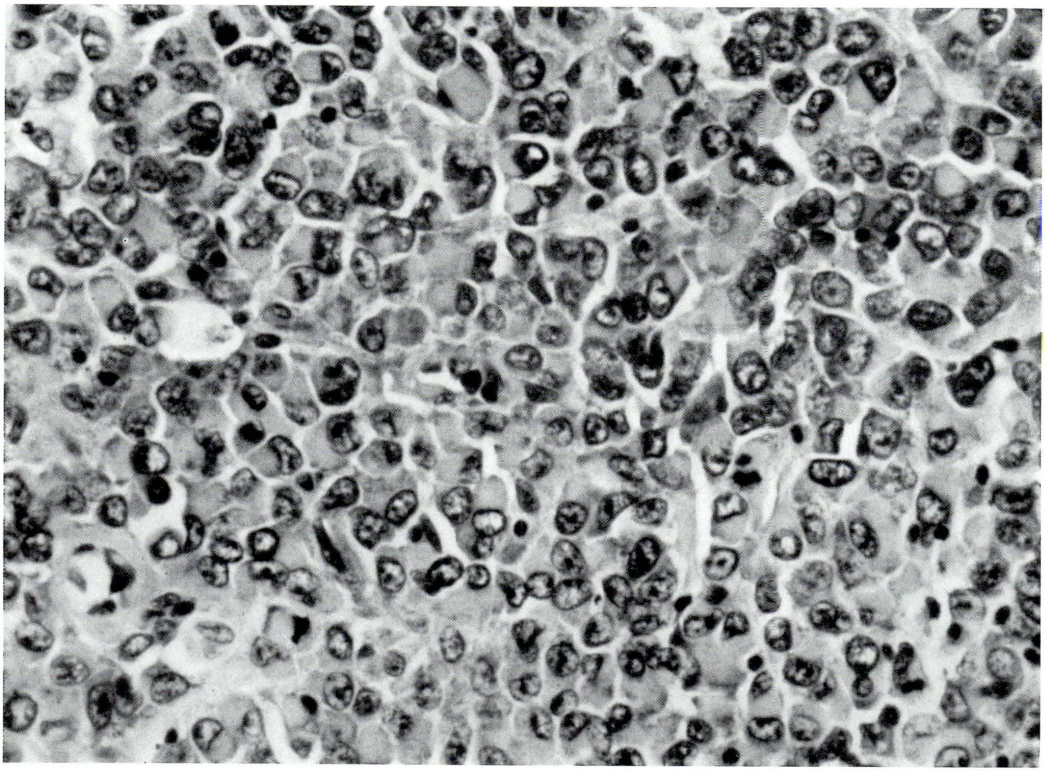

Fig. 107. ×400. F 32 117—81

108	Adenomatoid tumor	Tumeur adenomatoide	Аденоматоидная опухоль
	Adenomatoider Tumor	Tumor adenomatoide	Tumor adenomatoides
109	Seminoma	Séminome	Семинома
	Seminom	Seminoma	Seminoma

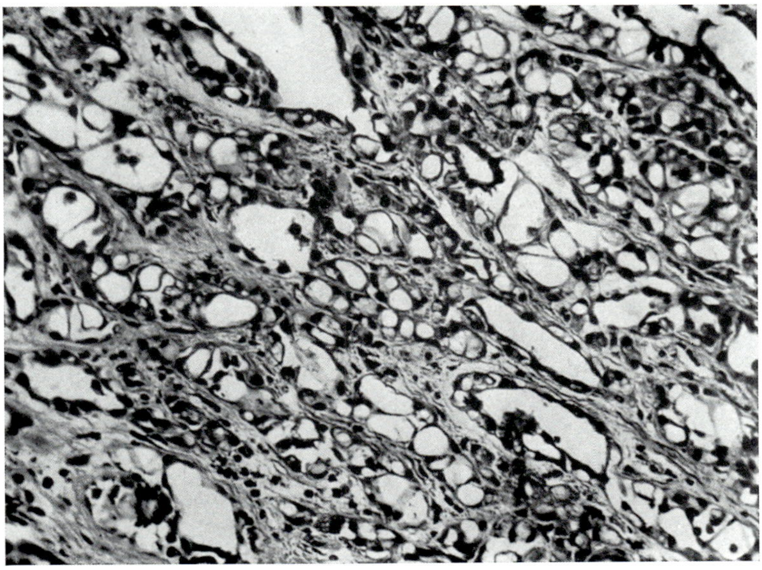

Fig. 108. × 165. F 32 133—95

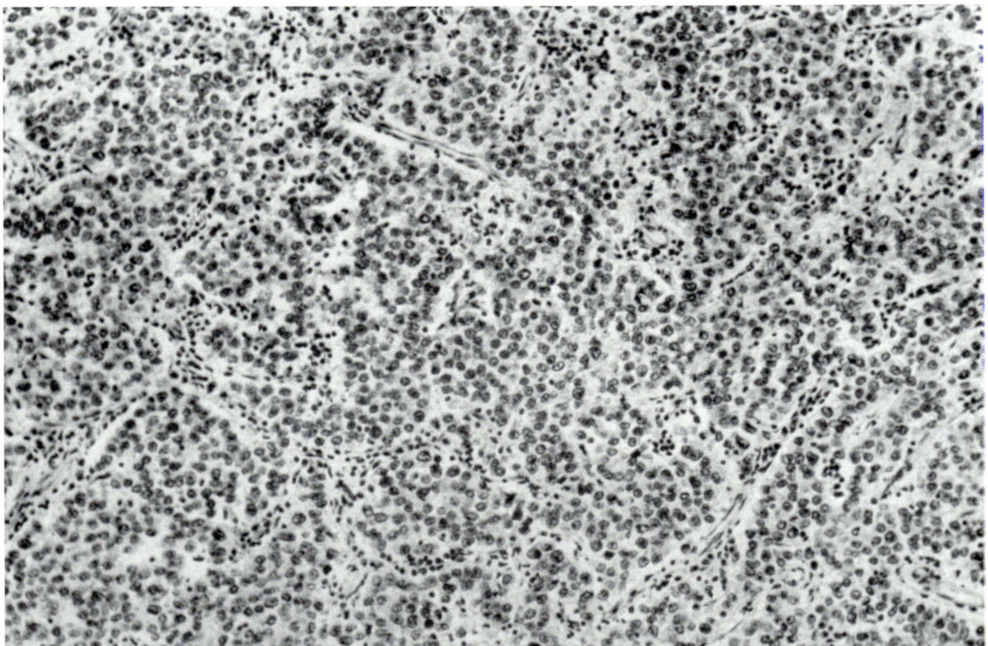

Fig. 109. × 155. F 32 63—34

110	Spermatocytoma	Spermatocytome	Сперматоцитома
	Spermatocytom	Espermatocitoma	Spermatocytoma
111	Teratoma	Tératome	Тератома
	Teratom	Teratoma	Teratoma

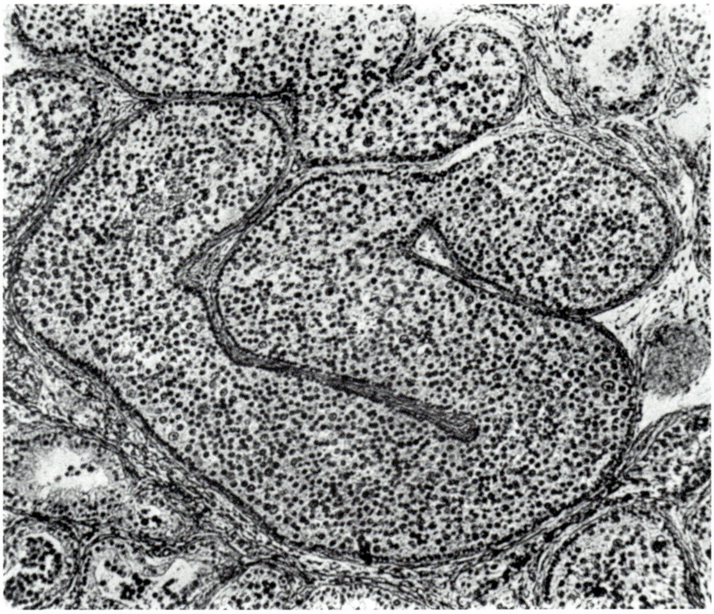

Fig. 110. M 671—609

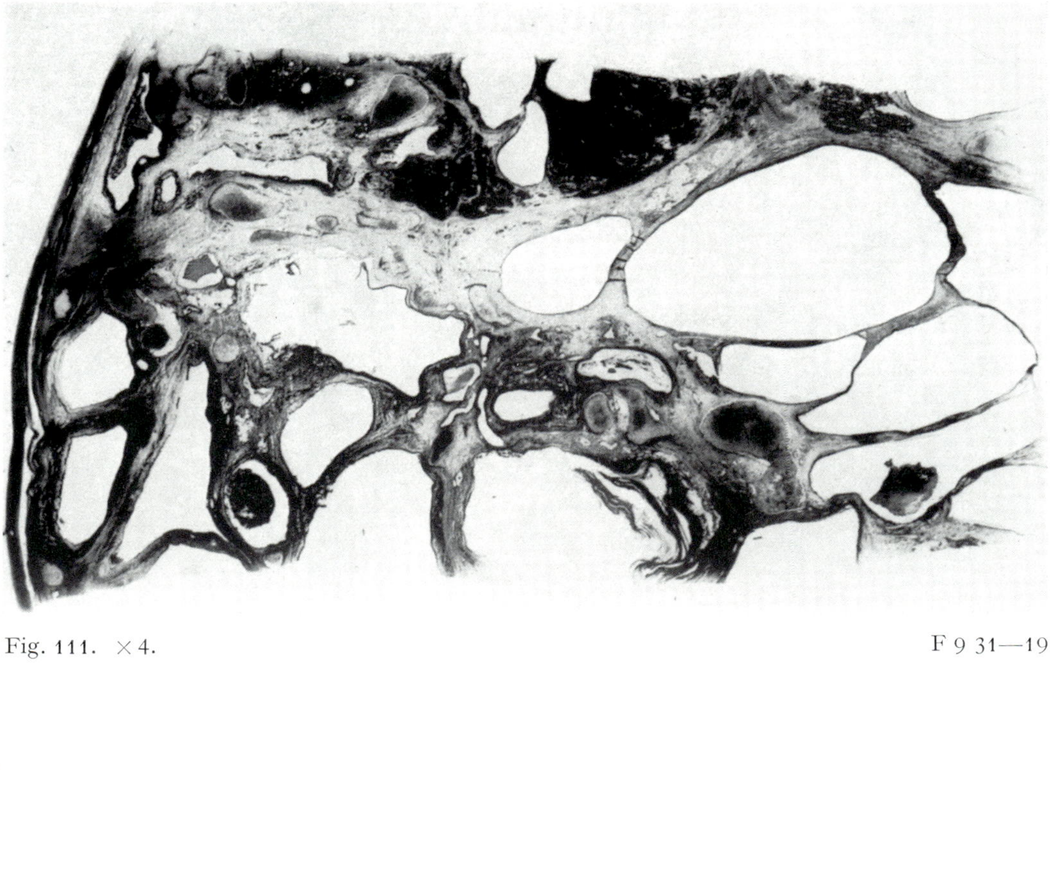

Fig. 111. ×4. F 9 31—19

112	Embryonal carcinoma Malignant teratoblastoma Malignant mixed tumor Malignant teratoma	Epithélioma embryonnaire Tératoblastome malin Tumeur maligne à structure complexe Tératome malin	Эмбриональная карцинома Злокачественная тератобластома Злокачественная смешанная опухоль Злокачественная тератома
	Embryonales Carcinom Bösartiges Teratoblastom Bösartiger Mischtumor Bösartiges Teratom	Carcinoma embrionario Teratoblastoma maligno Tumor mixto maligno Teratoma maligno	Carcinoma embryonale Teratoblastoma malignum Tumor mixtus malignus Teratoma malignum
113	Choriocarcinoma Chorioepithelioma	Choriocarcinome Chorio-épithéliome	Хориокарцинома Хориоэпителиома
	Choriocarcinom Chorionepitheliom	Coriocarcinoma Corioepitelioma	Choriocarcinoma Chorioepithelioma

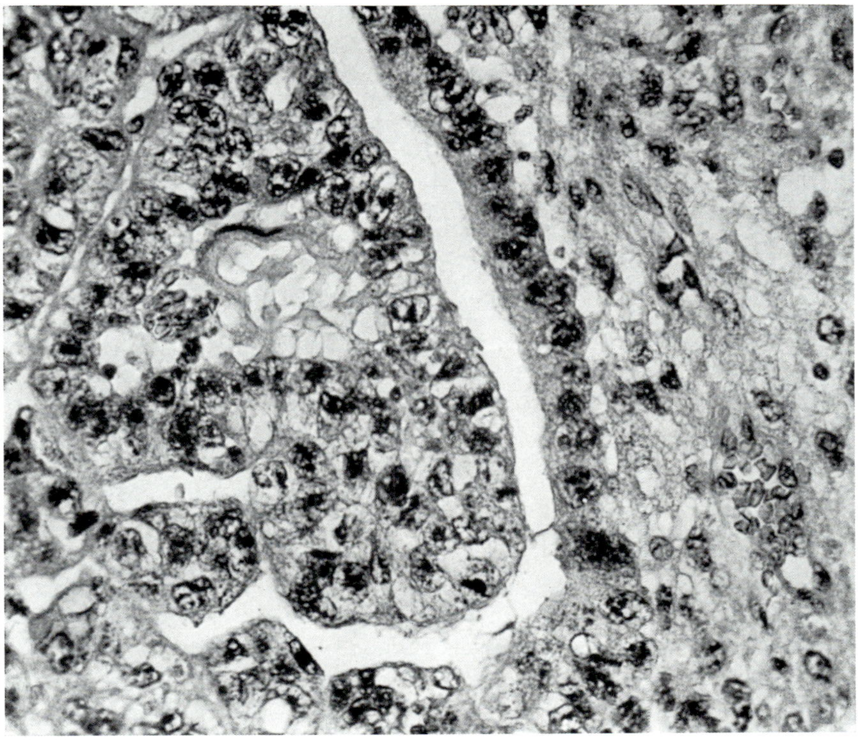

Fig. 112. ×280. F 32 83—52

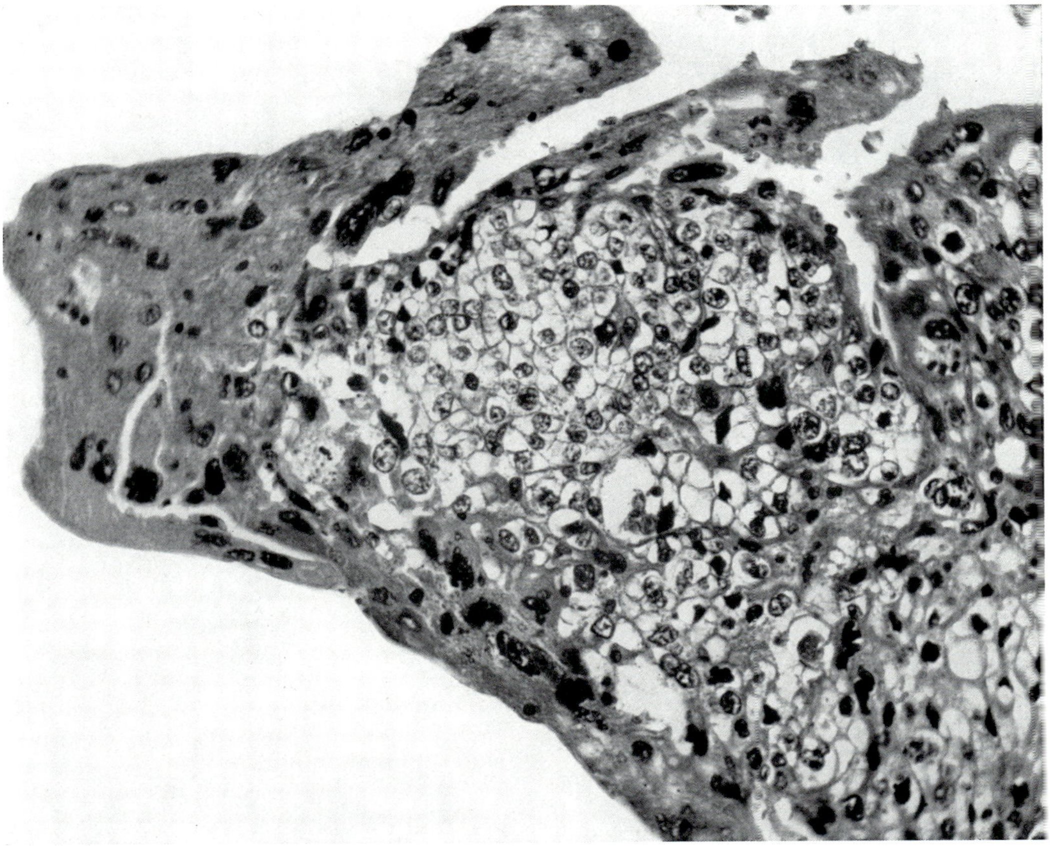

Fig. 113. ×235. F 32 103—70

12. Kidney | Rein | **Почка**

Kidney	Rein	**Почка**	
Niere	Riñón	Renes	(180)

114	Tubular adenoma	Adénome tubuleux	Тубулярная аденома
	Tubuläres Adenom	Adenoma tubular	Adenoma tubulare

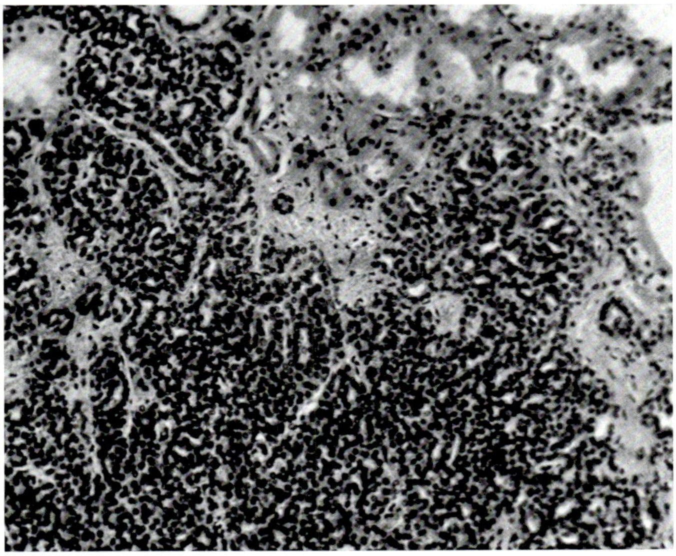

Fig. 114. × 125. F 30 33—11

115	Basophilic papillary adenoma Basophiles papilläres Adenom	Adénome papillaire basophile Adenoma papilífero basófilo	Базофильная папиллярная аденома Adenoma papilliferum basophile
116	Acidophilic papillary adenoma Acidophiles papilläres Adenom	Adénome papillaire acidophile Adenoma papilífero acidófilo	Ацидофильная папиллярная аденома Adenoma papilliferum acidophile
117	Clear cell adenoma Klarzell-Adenom (Adenom von wasserklaren Zellen)	Adénome à cellules claires Adenoma de células claras	Светлоклеточная аденома Adenoma clarocellulare

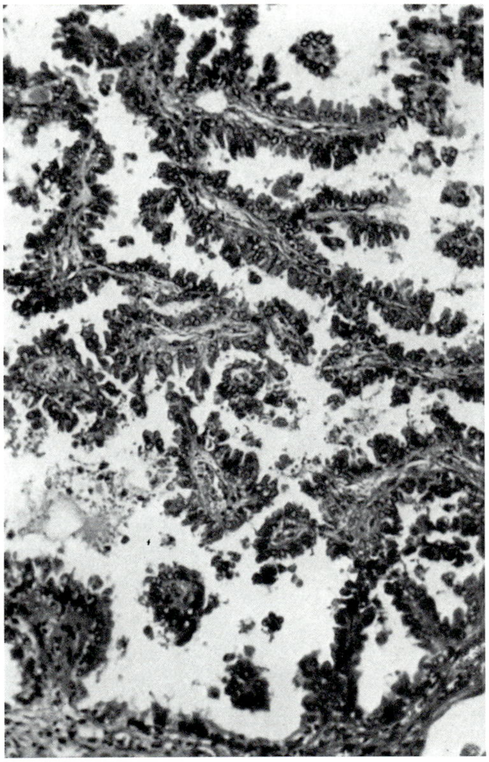

Fig. 115. × 125 F 30 33—9

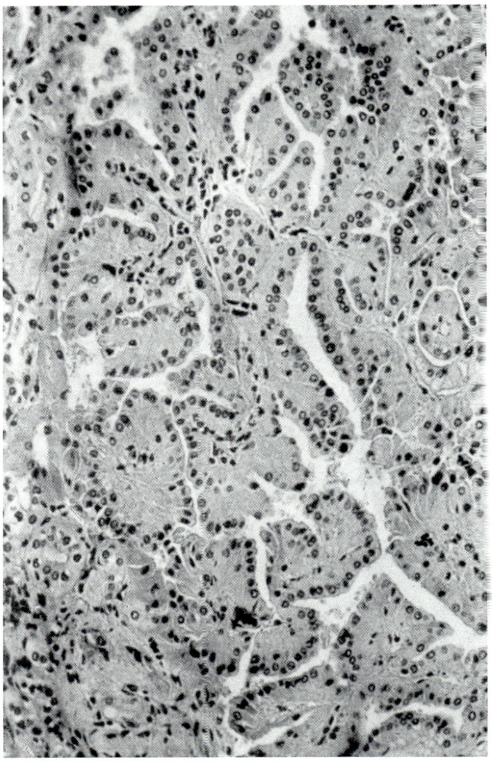

Fig. 116. × 145. F 30 39—17

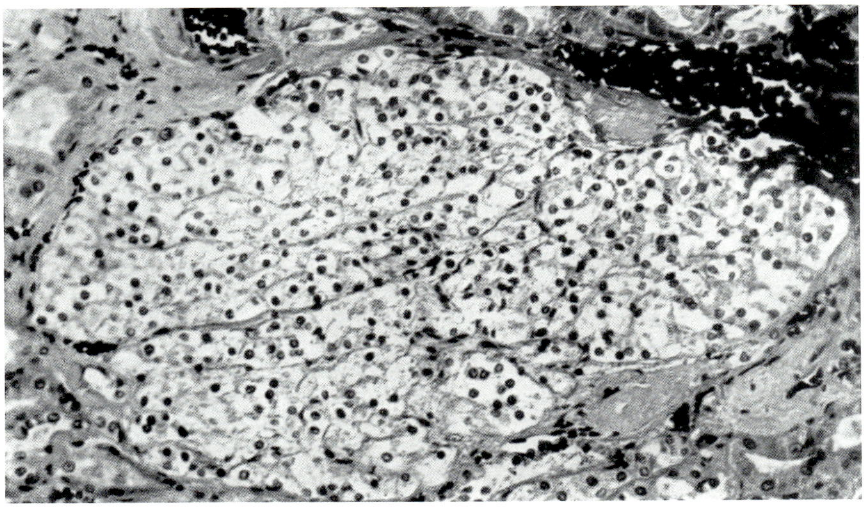

Fig. 117. × 185. F 30 39—18

118	Papillary adenocarcinoma	Epithélioma glandulaire papillaire	Папиллярная аденкарцинома
	Papilläres Adenocarcinom	Adenocarcinoma papilífero	Adenocarcinoma papilliferum
119	Tubular adenocarcinoma	Epithélioma glandulaire tubuleux	Тубулярная аденкарцинома
	Tubuläres Adenocarcinom	Adenocarcinoma tubular	Adenocarcinoma tubulare
120	Clear cell carcinoma Hypernephroma	Epithélioma à cellules claires Hypernéphrome	Светлоклеточный рак Гипернефроидный рак
	Hellzelliges Carcinom Hypernephrom	Carcinoma de células claras Hipernefroma	Carcinoma clarocellulare Hypernephroma

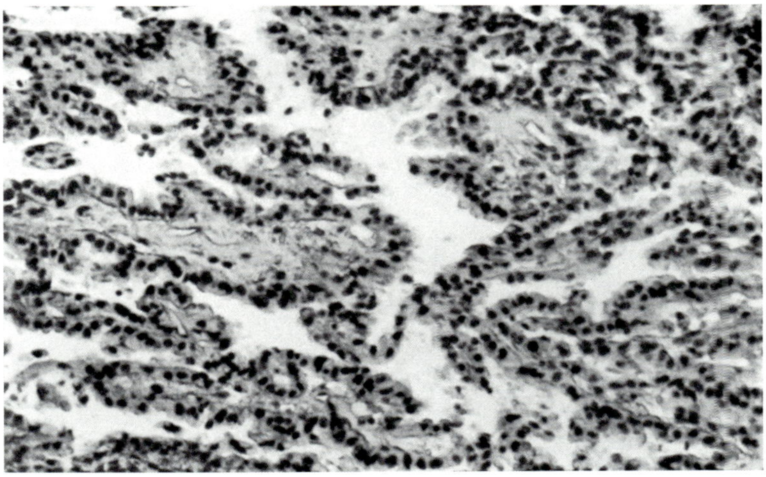

Fig. 118. × 175. F 30 67—51

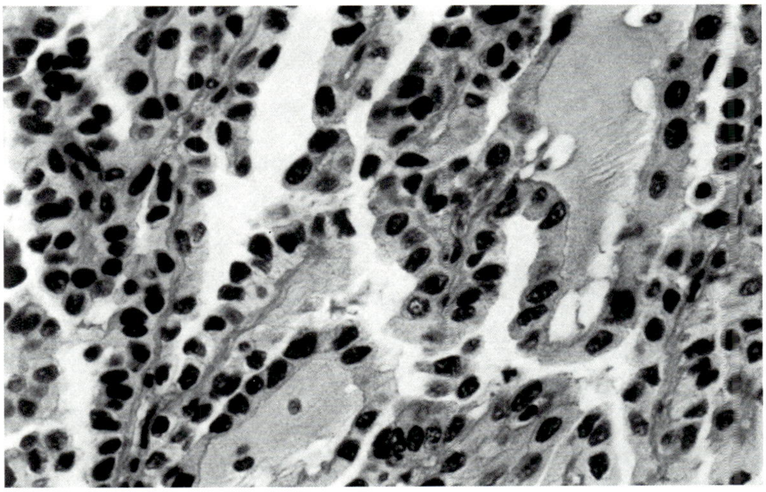

Fig. 119. × 360. F 30 67—50

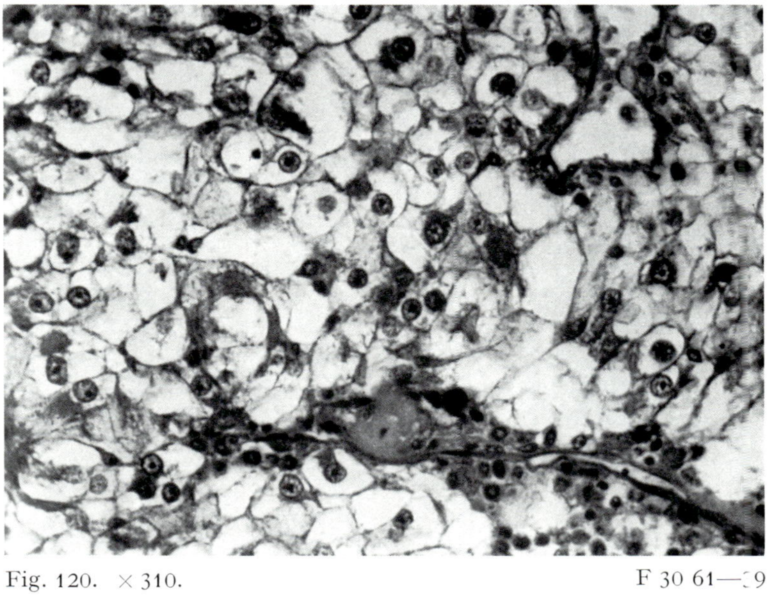

Fig. 120. × 310. F 30 61—39

121	Granular cell carcinoma	Epithélioma à cellules granuleuses	Гранулярноклеточный рак
	Gekörntzelliges Carcinom	Carcinoma de células granulosas	Carcinoma granulocellulare
122	Embryonic nephroma (Wilms) Adenosarcoma Nephroblastoma Wilms tumor	Tumeur du blastème rénal (Wilms) Adénosarcome Néphroblastome Tumeur de Wilms	Эмбриональная нефрома (Вильмс) Аденосаркома Нефробластома Опухоль Вильмса
	Embryonales Nephrom (Wilms) Adenosarkom Nephroblastom Wilms Tumor	Nefroma embrionario (Wilms) Adenosarcoma Nefroblastoma Tumor de Wilms	Nephroma embryonale (Wilms) Adenosarcoma Nephroblastoma Tumor Wilms

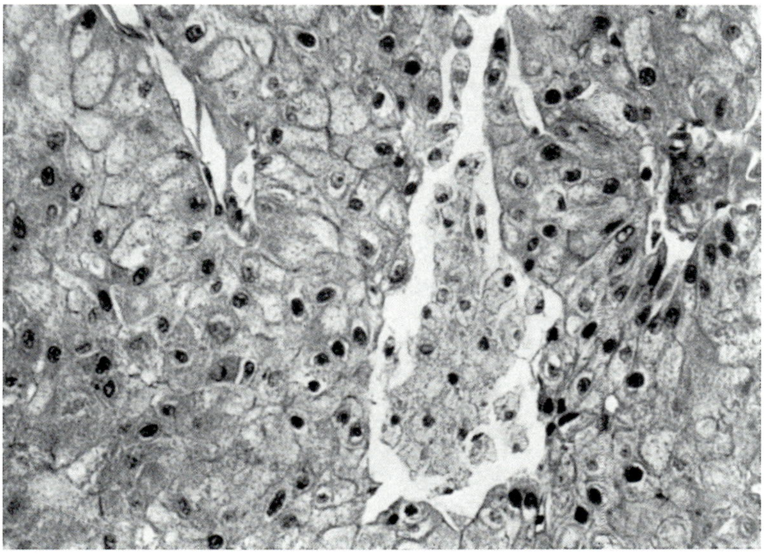

Fig. 121. ×240. F 30 63—45

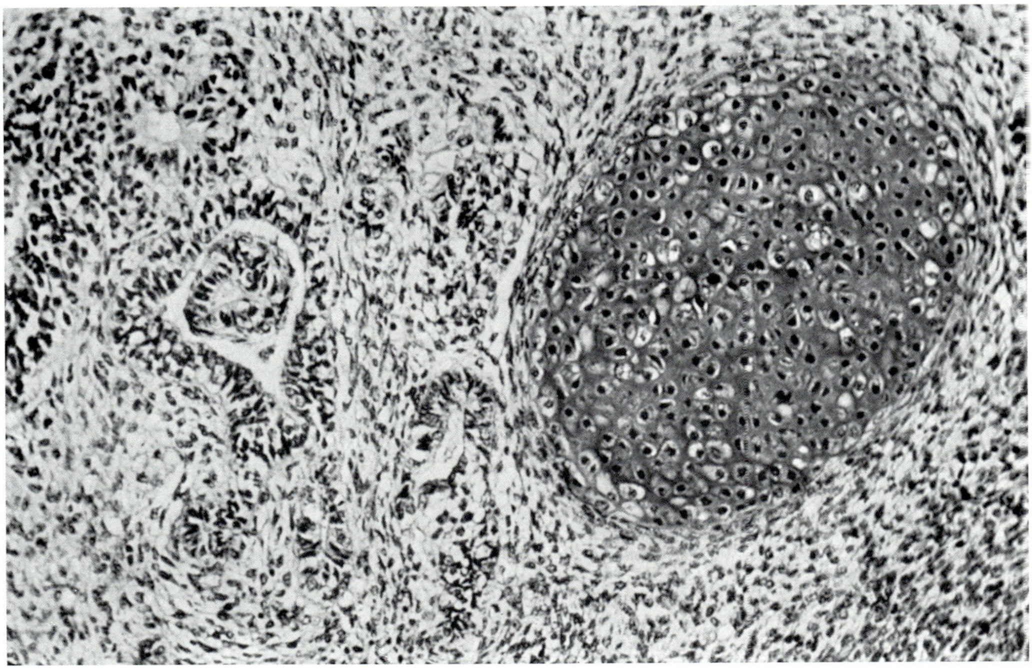

Fig. 122. ×205. F 30 105—90

13.	**Urinary duct system** Renal pelvis, Ureter, Urinary bladder, Urachus	**Voies urinaires extra-rénales** Bassinet, uretère, vessie, ouraque	**Мочевые пути** Почечная лоханка, мочеточник, мочевой пузырь, урахус
	Harnwege Nierenbecken, Harnleiter, Harnblase, Urachus	**Vías urinarias extrarrenales** Pelvis renal, uréter, vejiga, uraco	**Viae urinariae** Pelvis renalis, ureter, vesica urinaria, urachus (181)

123	Papilloma	Papillome	Папиллома
	Papillom	Papiloma	Papilloma
124	Transitional cell carcinoma	Epithélioma de type paramalpighien	Переходноклеточный рак
	Übergangszell-Carcinom	Carcinoma de células de transición	Carcinoma transitiocellulare

Other common types of tumors see I/1;
Adenocarcinoma
Epidermoid carcinoma
Mucous carcinoma (possibly arising from urachus).

Pour les autres formes courantes des tumeurs voir I/1;
Epithélioma glandulaire
Epithélioma épidermoïde
Epithélioma muqueux (développé peut-être aux dépens de l'ouraque).

Другие, встречающиеся здесь типы опухолей (см. I/1)
Аденокарцинома
Плоскоклеточный рак
Слизеобразующий рак (возможно происходящий из урахуса).

Andere hier vorkommende Tumortypen (s. I/1) wie
Adenocarcinom
Epidermoidcarcinom
Schleimbildendes Carcinom (möglicherweise vom Urachus ausgehend).

Para otros tipos corrientes de tumores, véase I/1
Adenocarcinoma
Carcinoma epidermoide
Carcinoma mucoso (probablemente originado en el uraco).

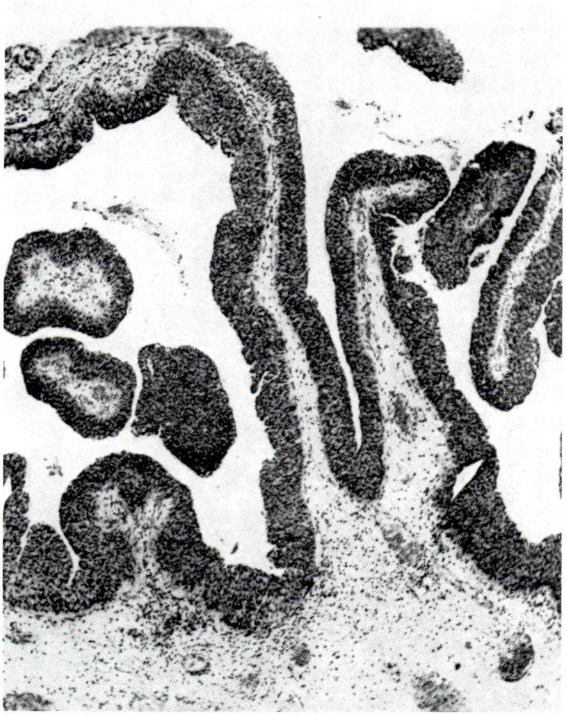

Fig. 123. × 50. F 31a 15—2

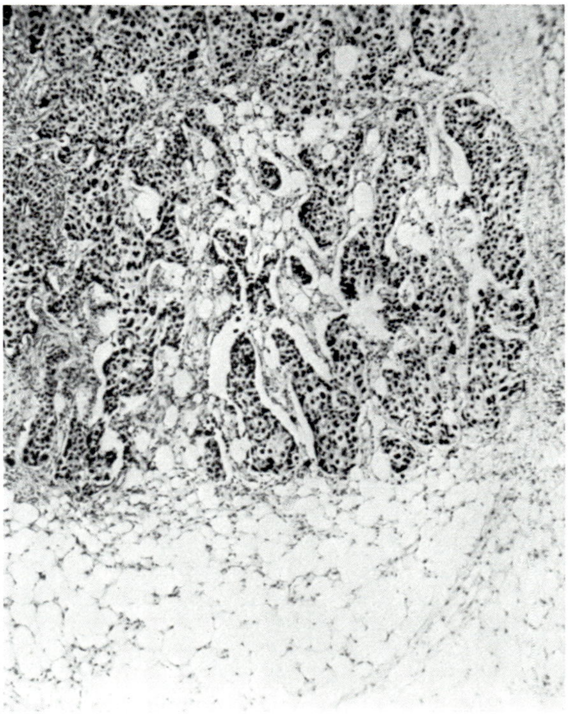

Fig. 124. × 55. F 31a 23—16

14.	Skin	Peau	**Кожа**
	Haut	Piel	Epidermis (191)

125 Calcifying epithelioma (Malherbe)

Epithélioma calcifié (Malherbe)

Обизвествлевающая эпителиома (Мальэрб)

Verkalkendes Epitheliom (Malherbe)

Epitelioma calcificante (Malherbe)

Epithelioma calcificans (Malherbe)

126 Syringoma

Syringome

Сирингома

Syringom

Siringoma

Syringoma

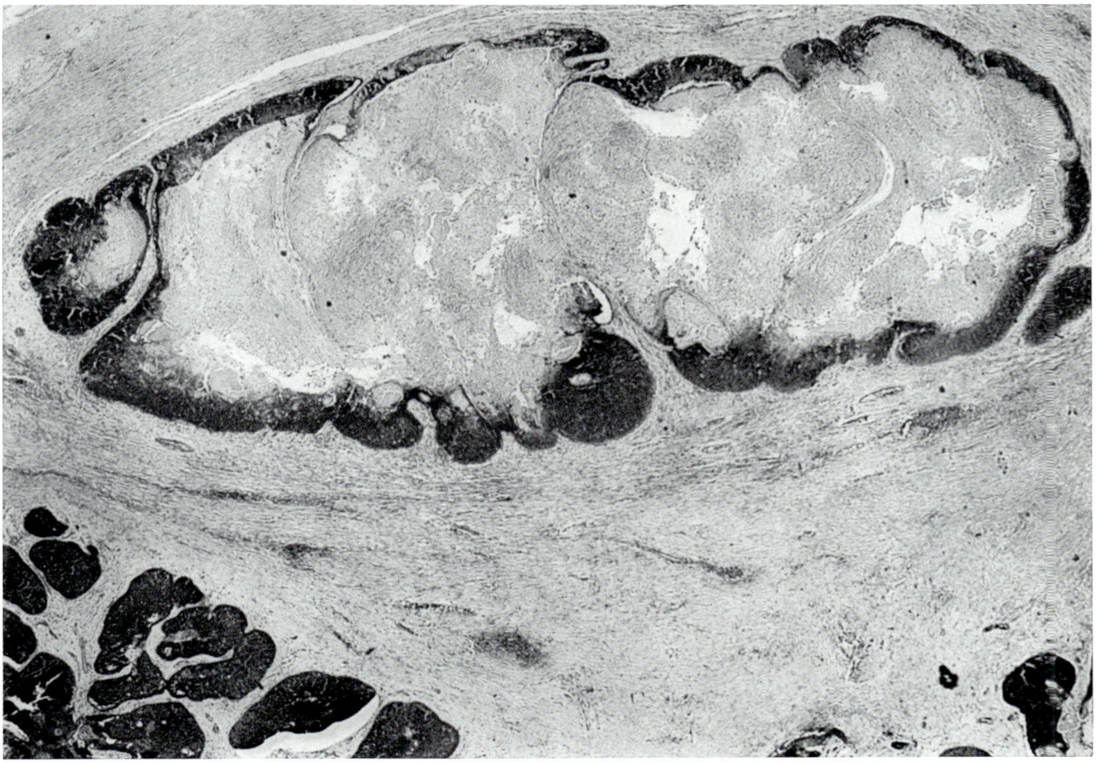

Fig. 125. F 2 149—104

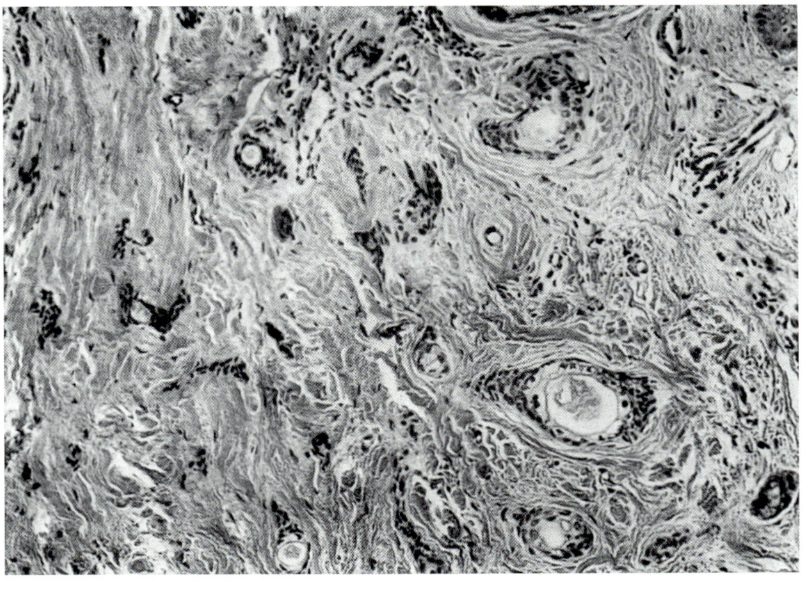

Fig. 126. × 126. F 2 89—51

127	Papillary syringadenoma	Syringo-cystadénome papillifère	Папиллярная сирингоаденома
	Papilläres Syringadenom	Siringoadenoma papilífero	Syringadenoma papilliferum
128	Papillary hidradenoma	Hydradénome papillaire	Папиллярная аденома потовых желез
	Papilläres Schweißdrüsenadenom	Hidroadenoma papilífero	Hidradenoma papilliferum

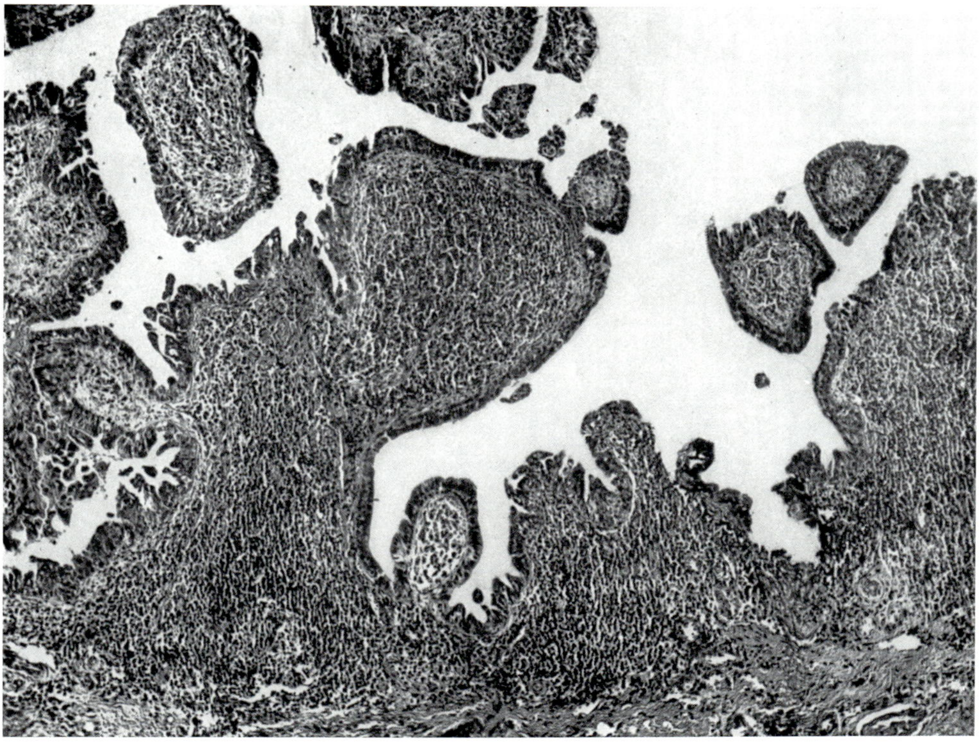

Fig. 127. ×79. F 2 91—53

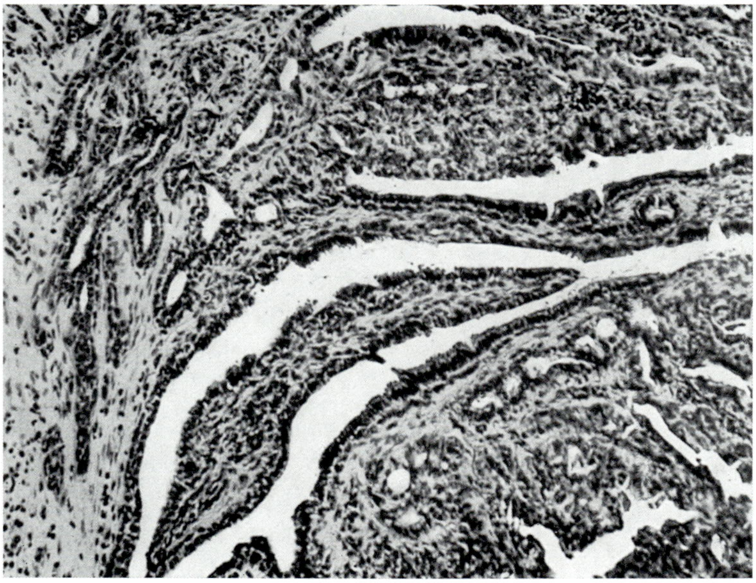

Fig. 128. ×117. F 2 117—80

129	Nodular hidradenoma Eccrine spiradenoma	Hydradénome nodulaire	Узловатая аденома потовых желез Эккринная спираденома
	Noduläres Schweißdrüsenadenom	Hidroadenoma nodular Espiroadenoma ecrino	Hidradenoma nodulare

130	Clear cell hidradenoma	Hydradénome à cellules claires	Светлоклеточная аденома потовых желез
	Klarzelliges Schweißdrüsenadenom	Hidroadenoma de células claras	Hidradenoma clarocellulare

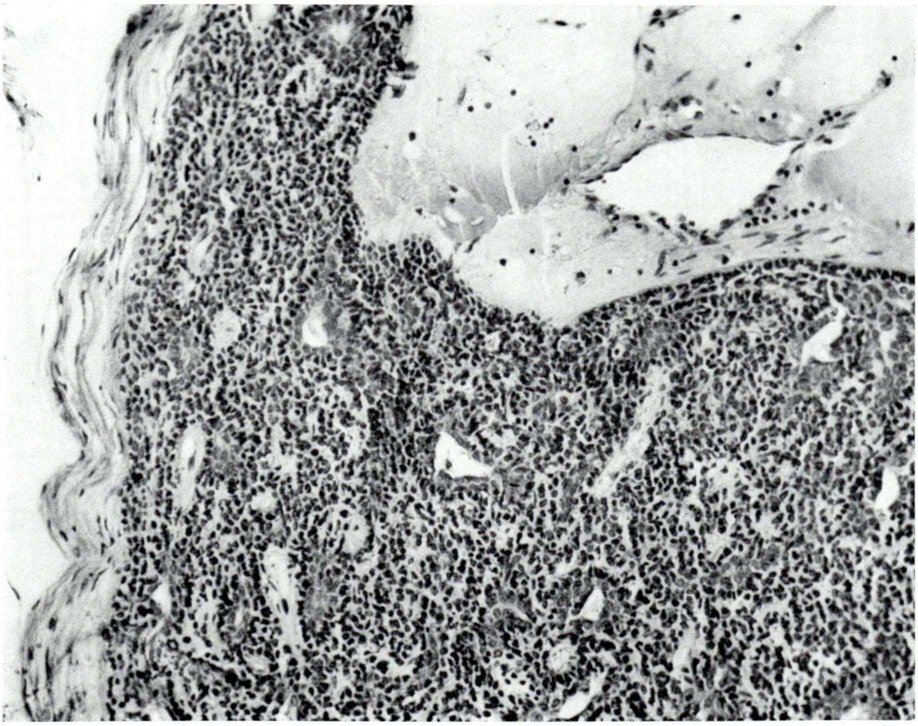

Fig. 129. ×205. F 2 107—70

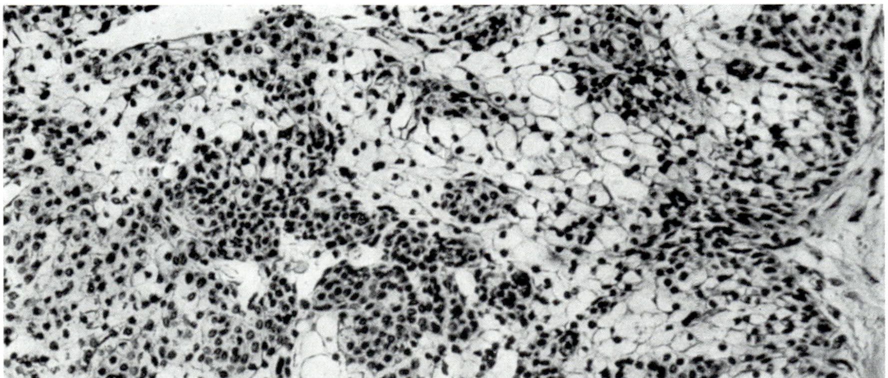

Fig. 130. ×165. F 2 111—75

131	Mixed tumor of skin (salivary gland type) Chondroid syringoma	Tumeur mixte de la peau (de type salivaire) Syringome chondroïde	Смешанная опухоль кожи (типа слюнной железы) Хондроидная сирингома
	Mischtumor der Haut vom Speicheldrüsentyp Chondroides Syringom	Tumor mixto de la piel (tipo glándula salivar) Siringoma condroide	Tumor mixtus sialoides Syringoma chondroides
132	Cylindroma (dermal) including Turban tumor	Cylindrome — comprenant, la tumeur en turban	Цилиндрома — включая Тюрбанную опухоль Шпиглера
	Cylindrom — einschließlich des besonders lokalisierten Turbantumors (Spiegler)	Cilindroma (dérmico), inclusive Tumor en turbante	Cylindroma (cutaneum) Tumor Turbani

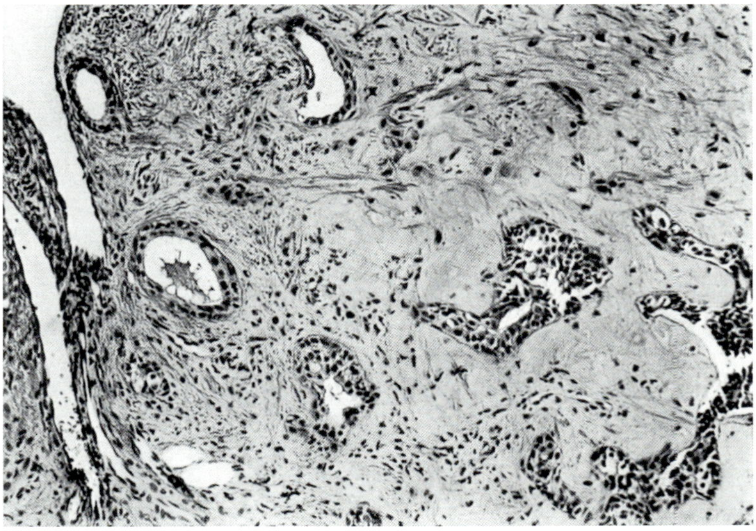

Fig. 131. ×117. F 2 109—73

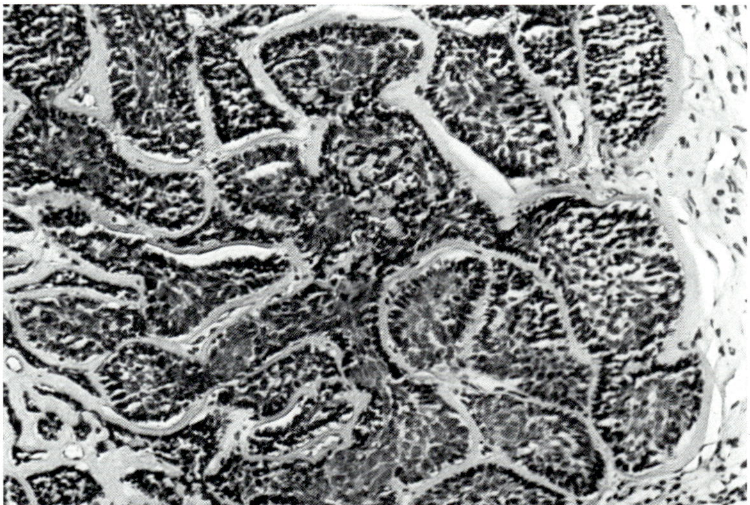

Fig. 132. ×142. F 2 93—57

133	Sebaceous adenoma	Adénome sébacé	Аденома из сальных желез
	Talgdrüsenadenom	Adenoma sebáceo	Adenoma sebaceum

134	Trichoepithelioma Benign adenoid cystic epithelioma (Brooke)	Tricho-épithélioma Epithélioma adénoïde cystique bénin (Brooke)	Трихоэпителиома Доброкачественная аденокистозная эпителиома (Брук)
	Trichoepitheliom Gutartiges adenoid-cystisches Epitheliom (Brooke)	Tricoepitelioma Epitelioma adenoide quístico benigno (Brooke)	Trichoepithelioma Epithelioma adenoides cysticum benignum (Brooke)

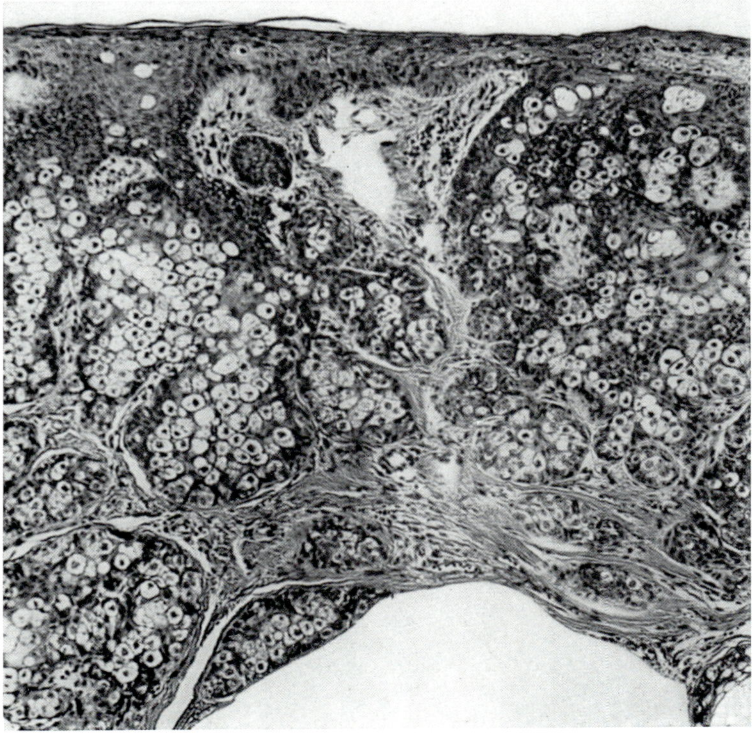

Fig. 133. × 102. F 2 129—90

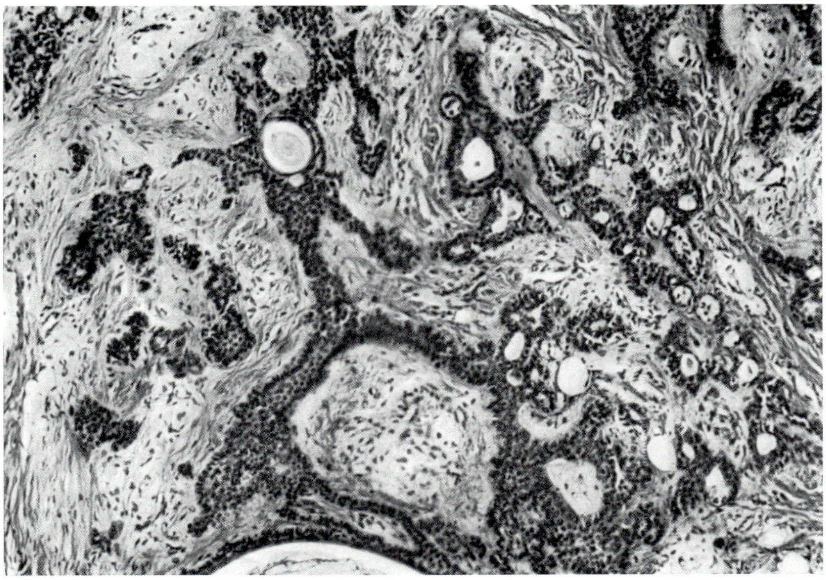

Fig. 134. × 79. F 2 85—49

135	Squamous cell papilloma	Papillome kératinisant	Плоскоклеточная папиллома
	Hyperkeratotisches Papillom	Papiloma escamoso o espinocelular	Papilloma spinocellulare

136	Fibroepithelial papilloma	Papillome fibro-épithélial	Фиброэпителиальная папиллома
	Fibroepitheliales Papillom	Papiloma fibroepitelial	Papilloma fibroepitheliale

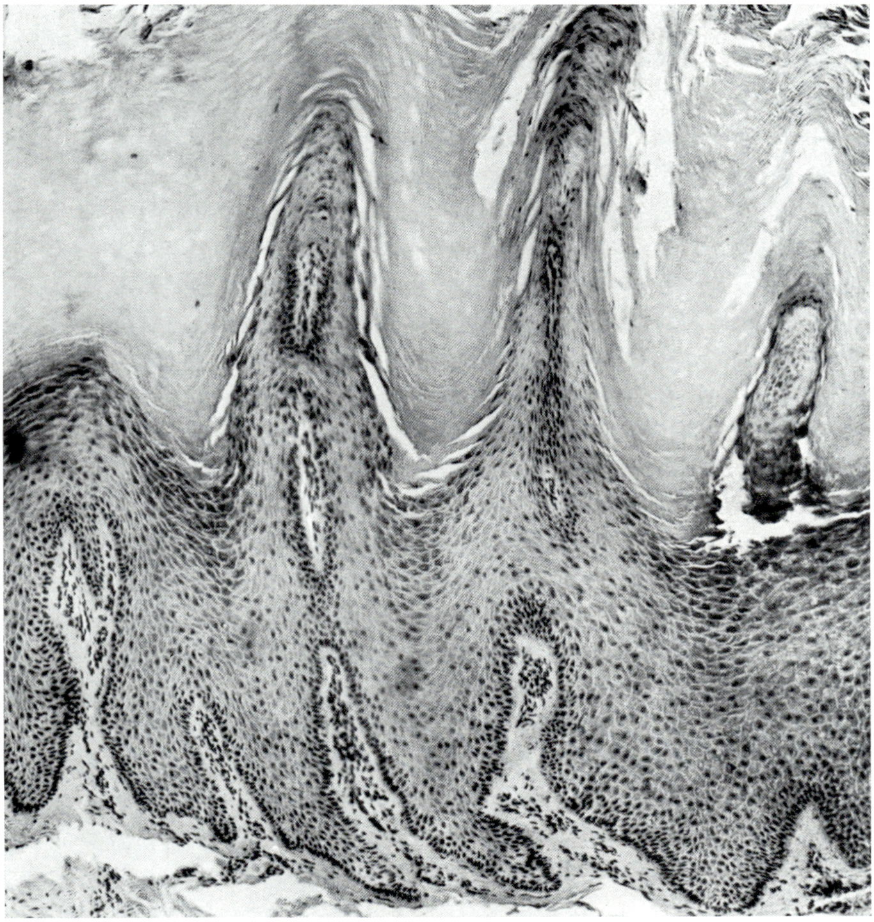

Fig. 135. ×100. F 2 31—3

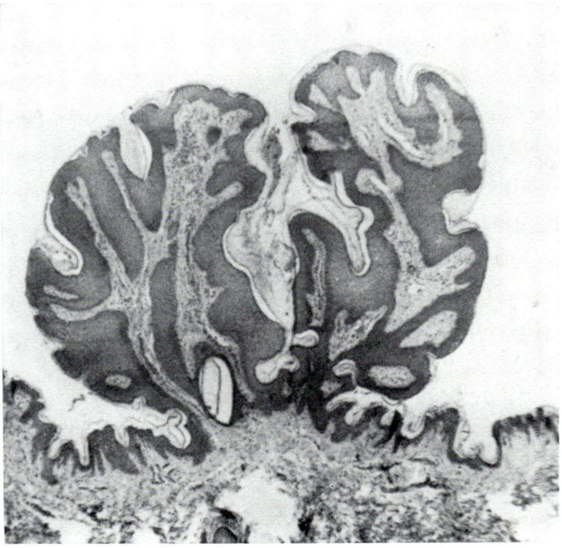

Fig. 136. ×15. F 2 61—29

137	Keratoacanthoma Molluscum sebaceum	Kérato-acanthome Molluscum sébacé	Кератоакантома Сальный моллюск
	Keratoakanthom Molluscum sebaceum	Queratoacantoma Molusco sebáceo	Keratoacanthoma Molluscum sebaceum
138	Basal cell papilloma Seborrheic keratosis	Papillome basocellulaire Kératose séborrhéique	Базальноклеточная папиллома Себорройный кератоз
	Seborrhoische Keratose	Papiloma basocelular Queratosis seborreica	Papilloma basocellulare Keratosis seborrhoica

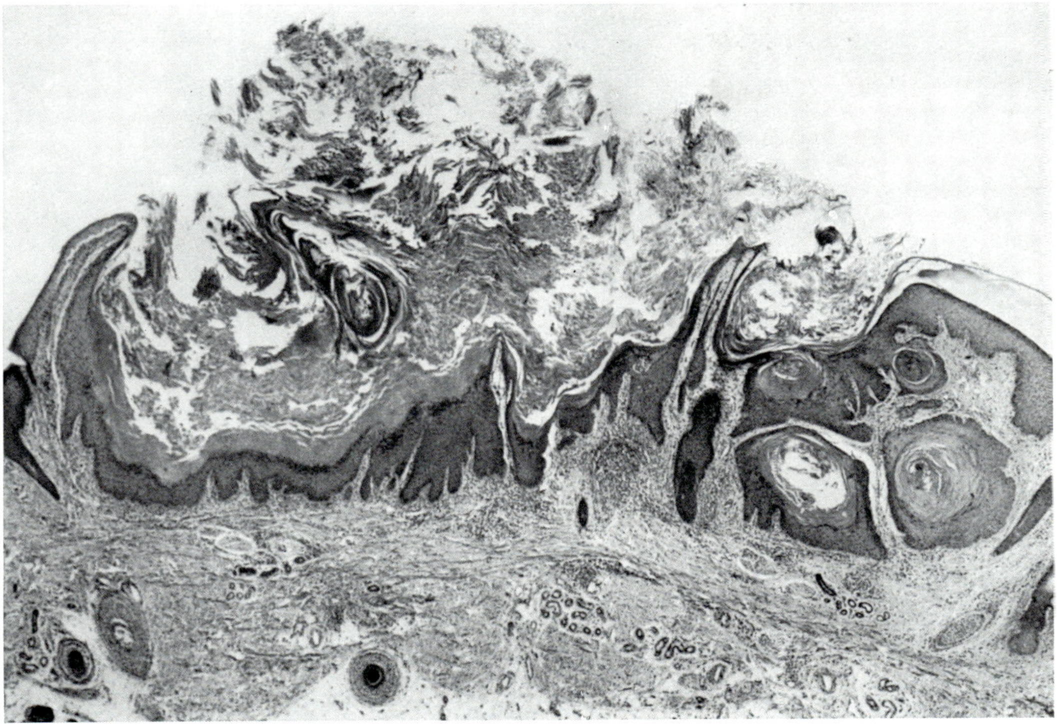

Fig. 137. F 2 73—40

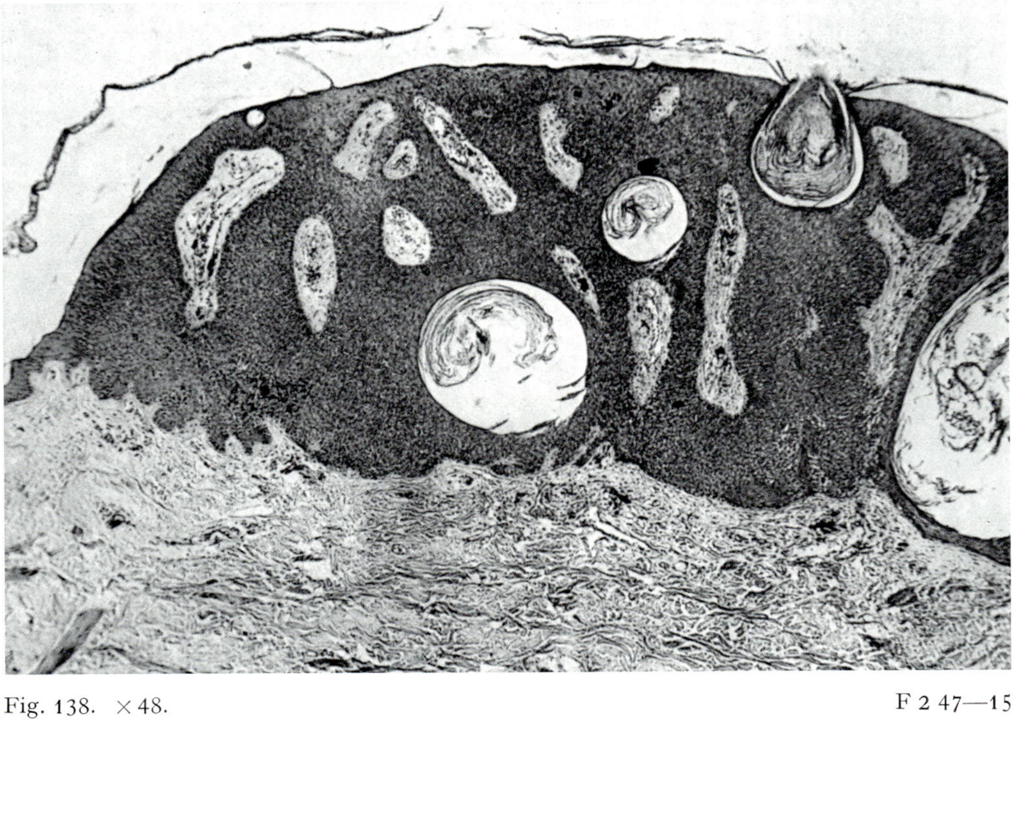

Fig. 138. ×48. F 2 47—15

139	Intraepidermal (basal cell) epithelioma (Jadassohn)	Epithélioma basocellulaire intra-dermique (Jadassohn)	Интраэпидермальная (базальноклеточная) эпителиома (Ядассон)
	Intradermales Basaliom (Jadassohn)	Epitelioma (basocelular) intraepidérmico (Jadassohn)	Epithelioma intradermale basocellulare (Jadassohn)
140	Basal cell carcinoma	Epithélioma basocellulaire	Базальноклеточный рак
	Basalzellcarcinom Basaliom	Carcinoma basocelular	Carcinoma basocellulare

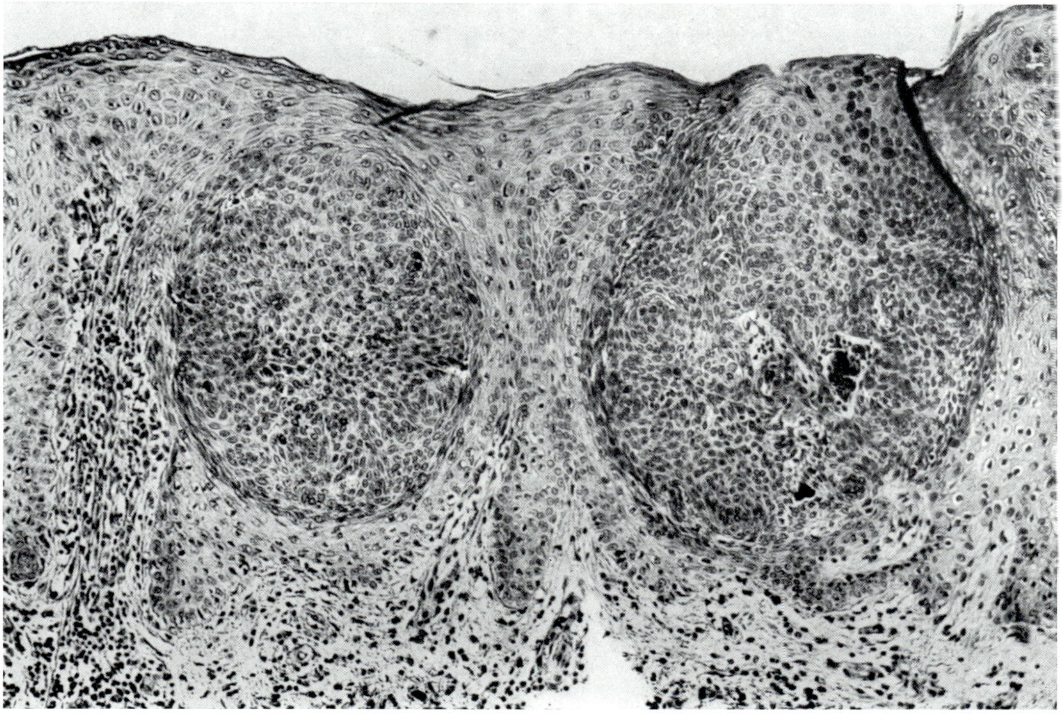

Fig. 139. ×117. F 2 53—23

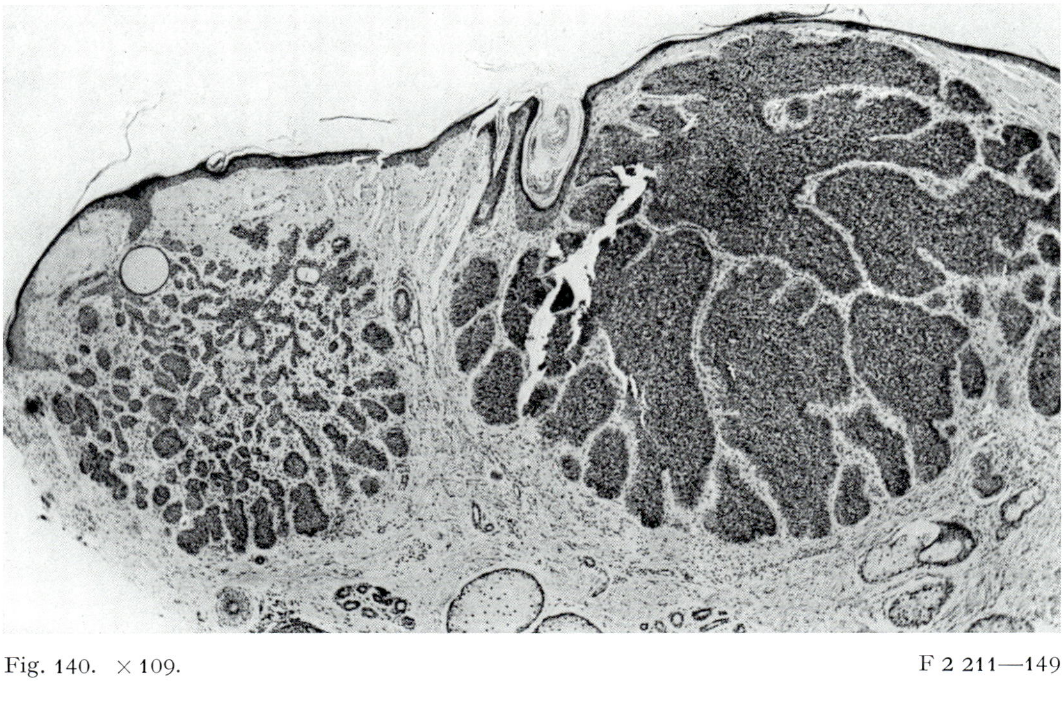

Fig. 140. ×109. F 2 211—149

141	Basoquamous cell carcinoma Spino-basocelluläres Carcinom	Epithélioma spino-basocellulaire Carcinoma espino-basocelular	Базо-спиноцеллюлярный рак Carcinoma baso- et spinocellulare mixtum
142	Sweat gland carcinoma Syringocarcinoma Hidradenocarcinoma Schweißdrüsencarcinom Syringocarcinom Hydradenocarcinom	Epithélioma sudoripare Syringoépithélioma Hidradénocarcinome Carcinoma de glándulas sudoríparas Siringocarcinoma Hidradenocarcinoma	Рак потовых желез Сирингокарцинома Гидраденокарцинома Carcinoma hidroglandulare Syringocarcinoma Hidradenocarcinoma

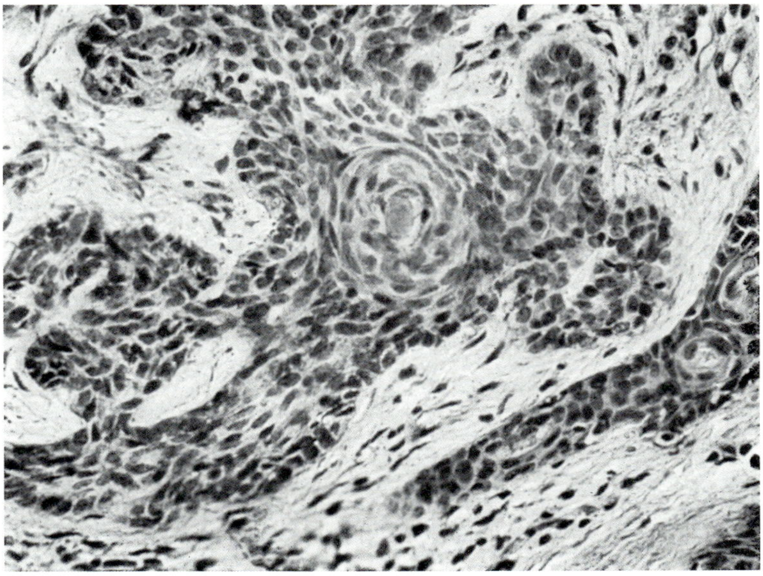

Fig. 141. F 2 239—181

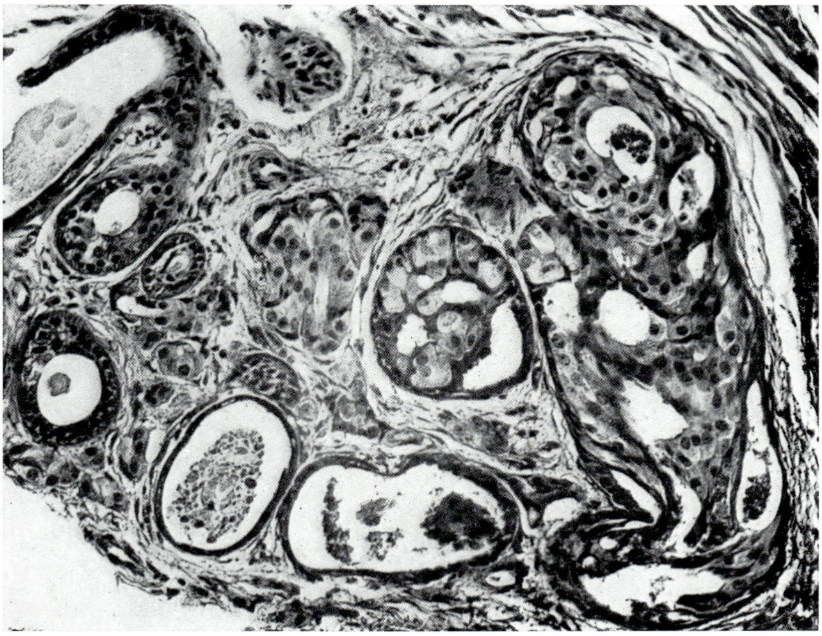

Fig. 142. F 2 119—84

143	Sebaceous gland carcinoma	Epithélioma sébacé	Рак сальных желез
	Talgdrüsencarcinom	Carcinoma de glándulas sebáceas	Carcinoma sebaceum
144	Intraepidermal carcinoma* Paget disease of breast	Epithélioma intra-épidermique* Maladie de Paget du sein	Интраэпидермальный рак (Пэджет)* Болезнь Пэджета молочной железы
	Intradermales Carcinom (Paget)* Extramammärer Morbus Paget	Carcinoma intraepidérmico* Enfermedad de Paget extramamaria	Carcinoma intradermale

---

* Similar lesions (extramammary Paget's disease) may occur outside the breast particularly in the ano-genital area but having different histochemical and clinical behaviour.

* Des lésions similaires (Maladie de Paget extra-mammaire) peuvent exister dans la sphère ano-génitale, mais elles ont un comportement histo-chimique et clinique différent.

* Такие же изменения (экстрамаммарная болезнь Пэджета) могут встретиться в коже других частей тела, в особенности в ано-генитальной области, имея однако другие гистохимические и клинические особенности.

* Ähnliche Veränderungen können auch außerhalb der Mamma (extramammäre Pagetsche Erkrankung), besonders in der Anogenitalregion vorkommen, doch zeigen sie hier ein anderes histochemisches und klinisches Verhalten.

* Lesiones similares (Enfermedad de Paget extramamaria) pueden ocurrir fuera de la mama, particularmente en el área ano-genital, pero teniendo diferente comportamiento clínico e histoquímico.

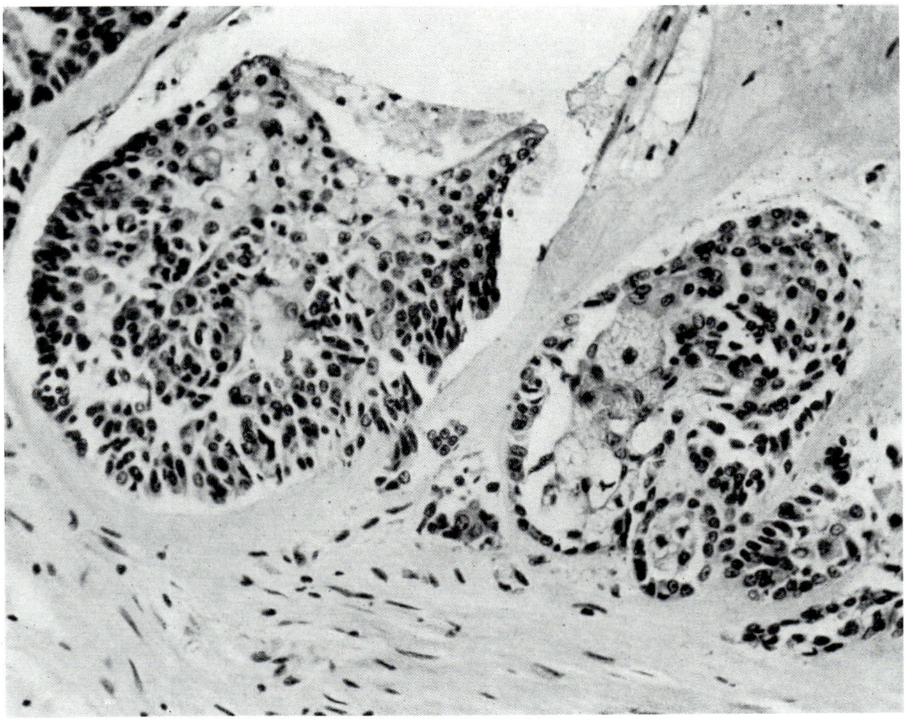

Fig. 143. ×228. F 2 131—94

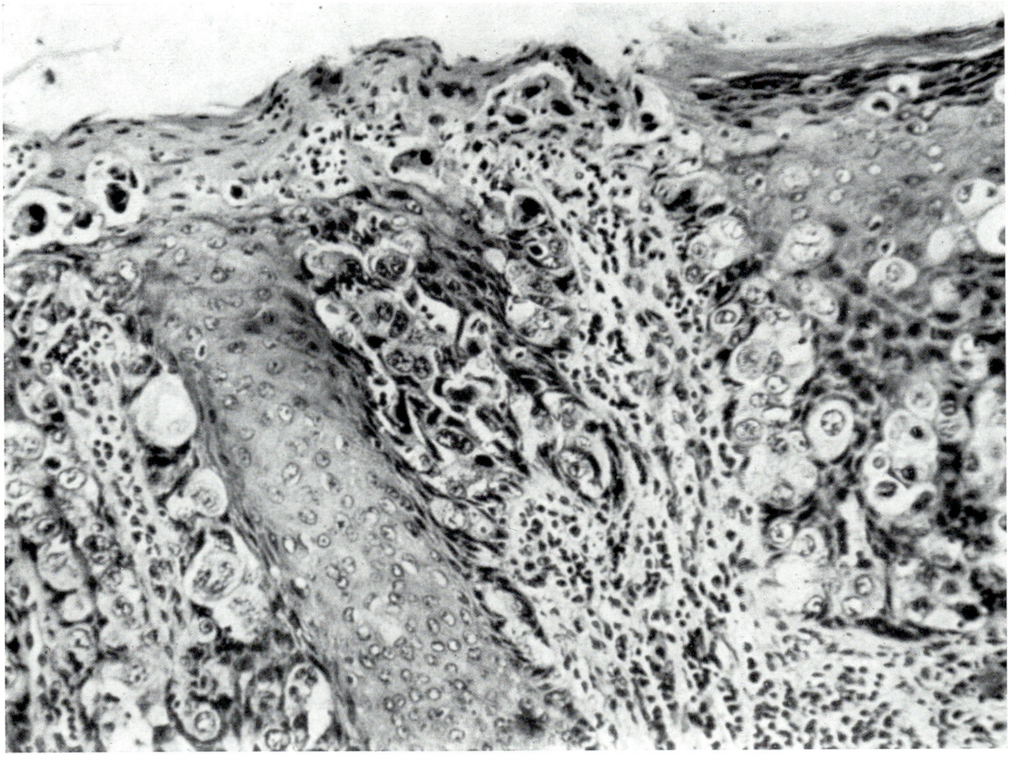

Fig. 144. F 34 17—1

15. Thyroid — Thyroïde — **Щитовидная железа**

Schilddrüse — Tiroides — Glandula thyreoidea (194)

Adenoma — *may be further classified on the basis of predominant histological pattern into* (145—149):

Adénome — *selon le type histologique prédominant ils peuvent être classés en* (145—149):

Аденома — *подразделяется на основании преобладающих гистологических особенностей на* (145—149):

Adenom — *weiterhin auf Grund der vorwiegenden histologischen Eigenschaft zu unterscheiden in* (145—149):

Adenoma — *según el cuadro histológico predominante, puede clasificarse como* (145—149):

145	Trabecular adenoma Embryonal adenoma	Adénome trabéculaire Adénome embryonnaire	Трабекулярная Аденома Эмбриональная Аденома
	Trabeculäres Adenom Embryonales Adenom	Adenoma trabecular Adenoma embrionario	Adenoma trabeculare Adenoma embryonale
146	Microfollicular adenoma Fetal adenoma	Adénome microfolliculaire Adénome foetal	Микрофолликулярная Аденома Фетальная Аденома
	Mikrofollikuläres Adenom Fetales Adenom	Adenoma microfolicular Adenoma fetal	Adenoma microfolliculare Adenoma foetale

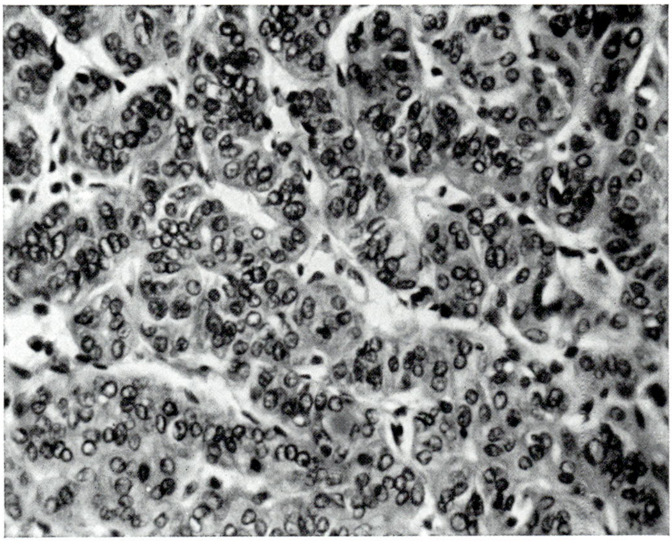

Fig. 145. ×275. F 14 33—24

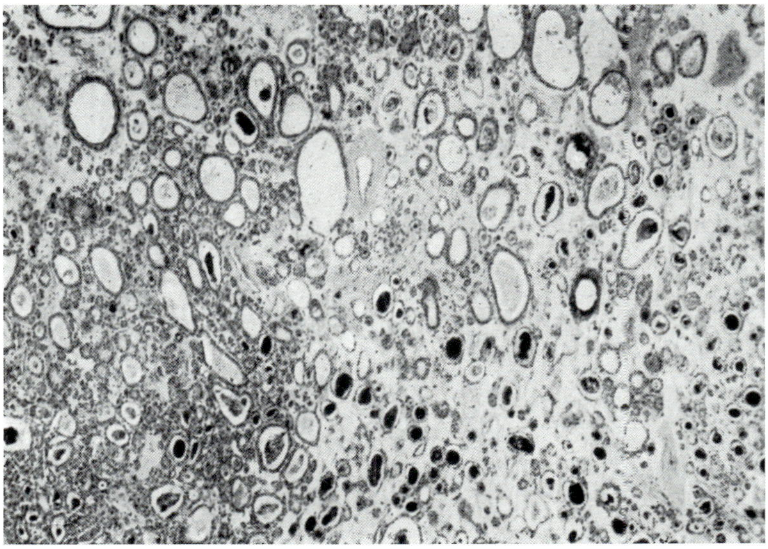

Fig. 146. ×48. F 14 31—20

147	Macrofollicular adenoma Colloid adenoma	Adénome macrofolliculaire Adénome colloïde	Макрофолликулярная Аденома Коллоидная Аденома
	Makrofollikuläres Adenom Kolloides Adenom	Adenoma macrofolicular Adenoma coloide	Adenoma macrofolliculare Adenoma colloides
148	Oncocytic adenoma Hürthle cell adenoma	Adénome oncocytaire Adénome à cellules de Hürthle	Онкоцитарная Аденома Аденома из клеток Гюртля
	Onkocytäres Adenom Hürthlezell-Adenom	Adenoma oncocítico Adenoma de células de Hürthle	Adenoma oncocyticum Adenoma Hürthle-cellulare

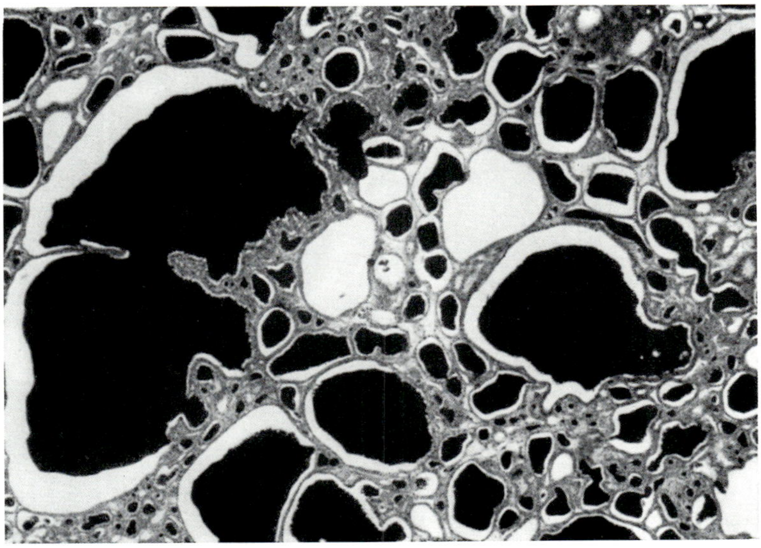

Fig. 147. ×48. F 14 31—22

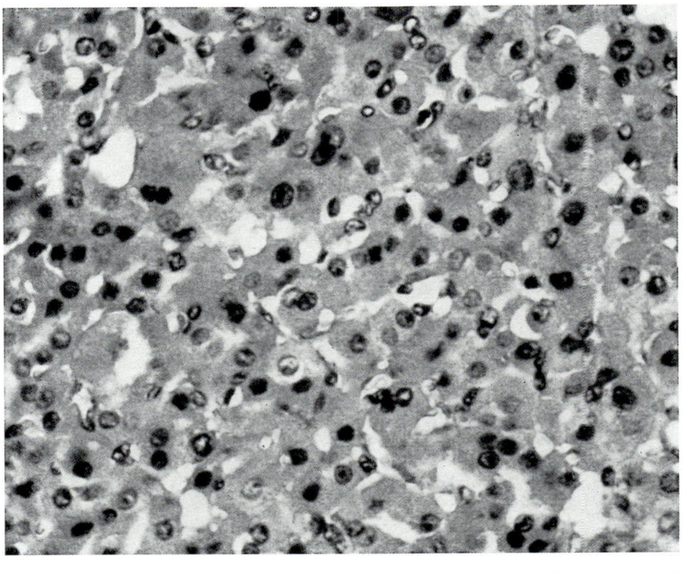

Fig. 148. ×400. F 14 33—23

149	Papillary adenoma	Adénome papillaire	Папиллярная Аденома
	Papilläres Adenom	Adenoma papilífero	Adenoma papilliferum

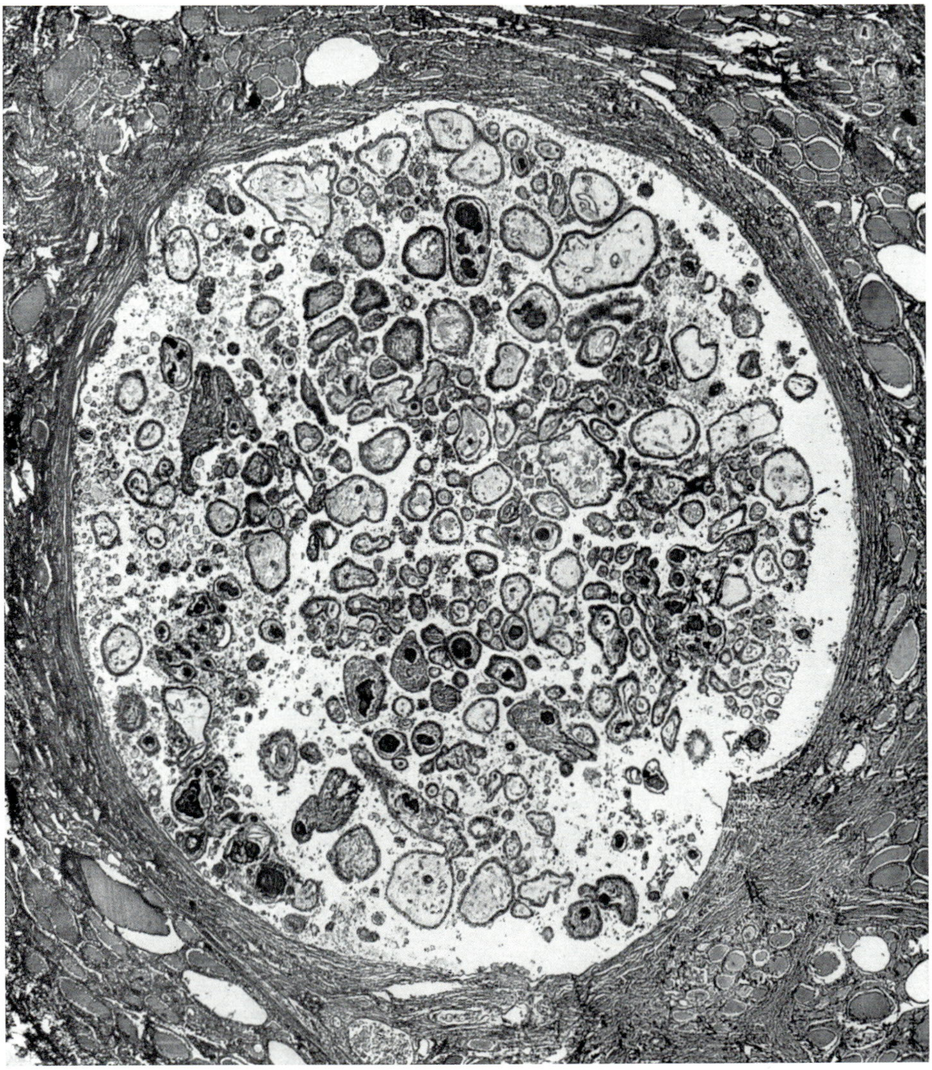

Fig. 149. ×23. F 14 37—27

150	Alveolar adenocarcinoma Follicular adenocarcinoma	Epithélioma alvéolaire Epithélioma folliculaire	Альвеолярная аденокарци- нома Фолликулярная адено- карцинома
	Alveoläres Adenocarcinom Follikuläres Adenocarci- nom	Adenocarcinoma alveolar Adenocarcinoma folicular,	Adenocarcinoma alveolare Adenocarcinoma follicolare

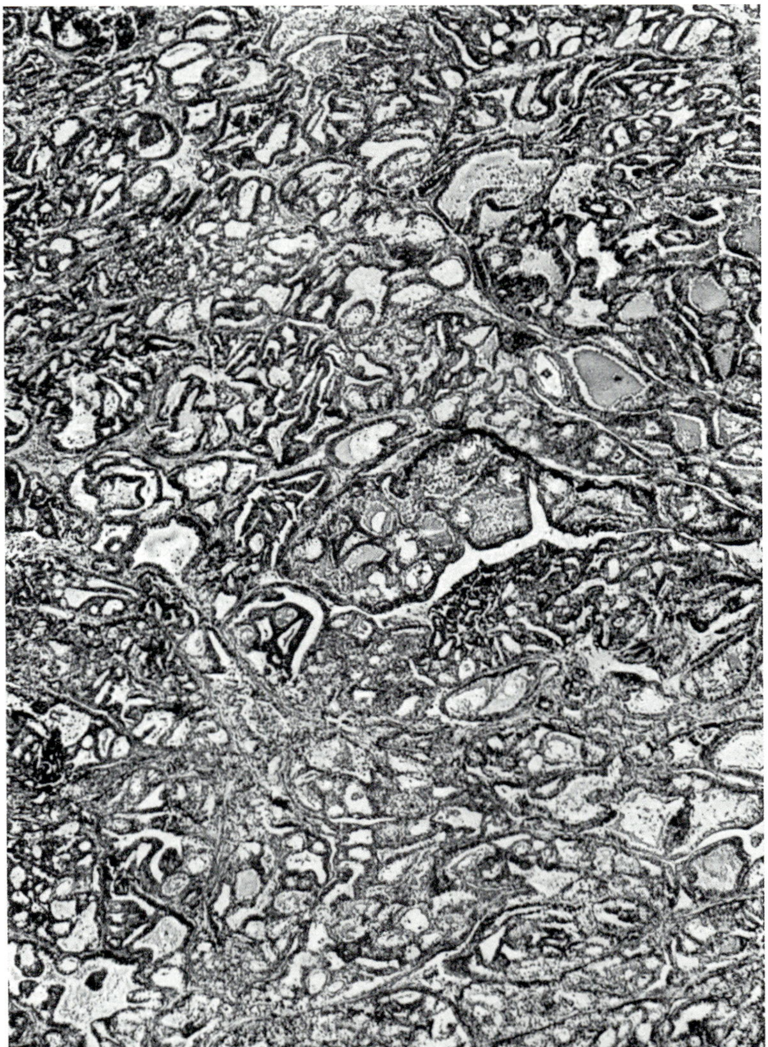

Fig. 150. × 50. F 14 61—43

151	Alveolar adenocarcinoma Follicular adenocarcinoma (Langhans)	Epithélioma alvéolaire Epithélioma folliculaire (Langhans)	Альвеолярная аденокарцинома Фолликулярная аденокарцинома, Растущая струма (Лангханса)
	Alveoläres Adenocarcinom Follikuläres Adenocarcinom Wuchernde Struma (Langhans)	Adenocarcinoma alveolar Adenocarcinoma folicular Struma proliferante (Langhans)	Adenocarcinoma alveolare Adenocarcinoma folliculare Struma proliferans (Langhans)
152	Sclerosing adenocarcinoma	Epithélioma glandulaire slérosant	Склерозирующая аденокарцинома
	Sklerosierendes Adenocarcinom	Adenocarcinoma esclerosante	Adenocarcinoma sclerosans

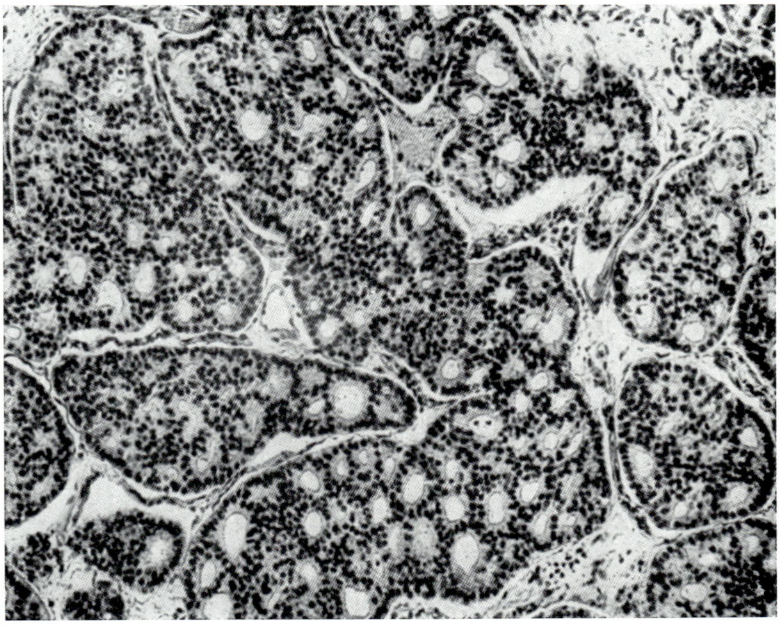

Fig. 151. M 495—338

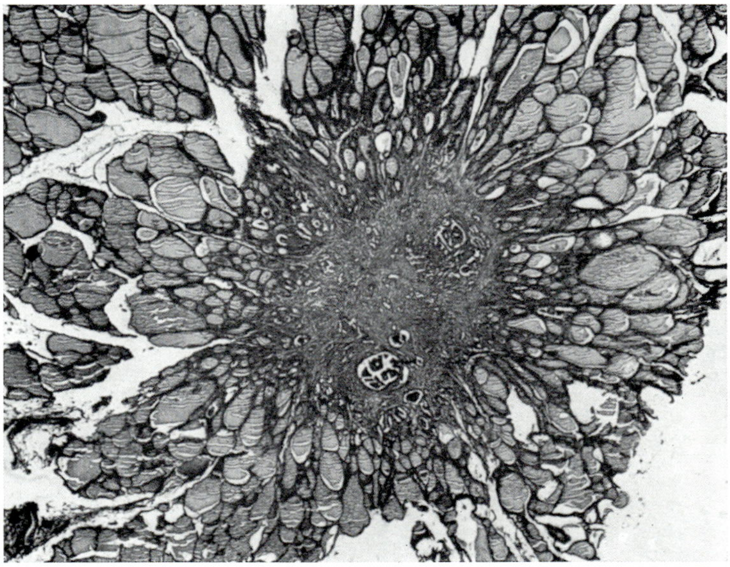

Fig. 152. ×15. F 14 67—50

153	Papillary adenocarcinoma	Epithélioma glandulaire papillaire	Папиллярная аденокарцинома
	Papilläres Adenocarcinom	Adenocarcinoma papilífero	Adenocarcinoma papilliferum

154	Giant cell carcinoma	Epithélioma à cellules géantes	Гигантоклеточная карцинома
	Riesenzellcarcinom	Carcinoma de células gigantes	Carcinoma gigantocellulare

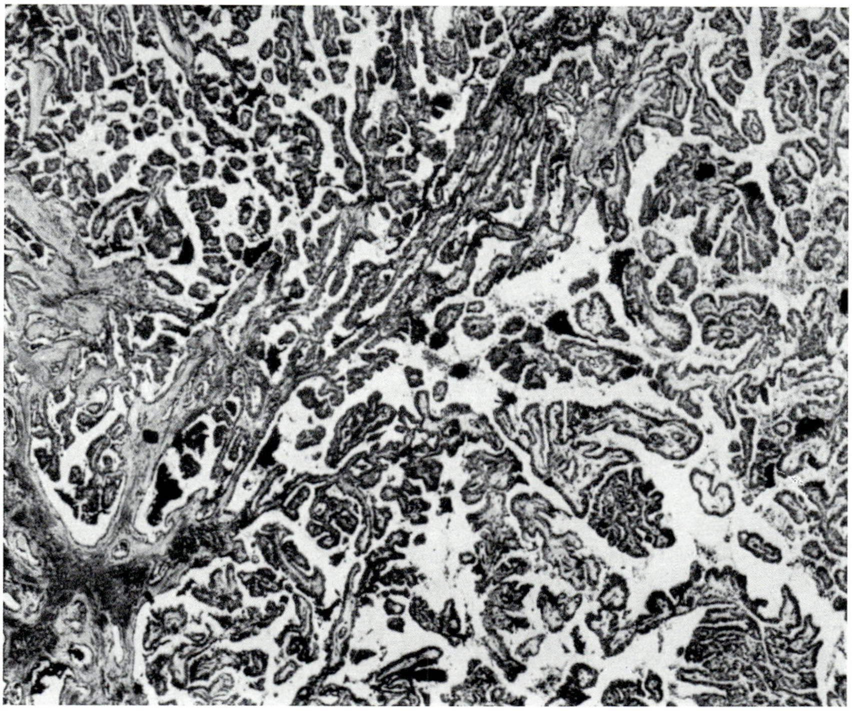

Fig. 153. ×50. F 14 73—54

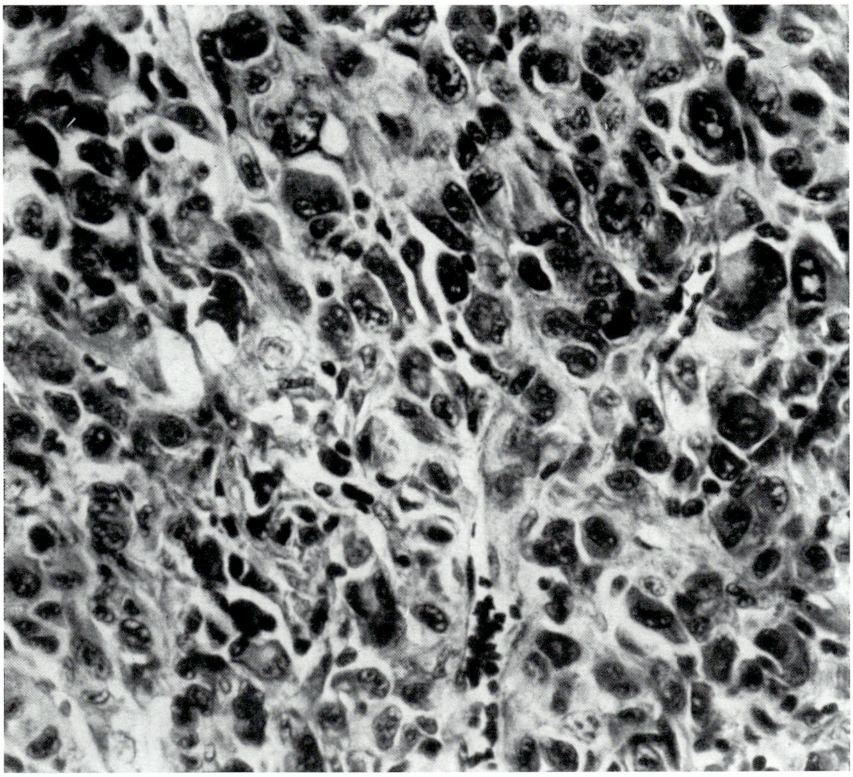

Fig. 154. ×400. F 14 85—71

155	Small cell carcinoma	Epithélioma à petites cellules	Мелкоклеточная карцинома
	Kleinzelliges Carcinom	Carcinoma de células pequeñas	Carcinoma parvocellulare
156	Oncocytic carcinoma Hürthle cell carcinoma	Epithélioma oncocytaire Epithélioma à cellules de Hürthle	Онкоцитарная карцинома Рак из клеток Гюртля
	Onkocytäres Carcinom Hürthlezell-Carcinom	Carcinoma oncocítico Carcinoma de células de Hürthle	Carcinoma oncocyticum Carcinoma Hürthle-cellulare

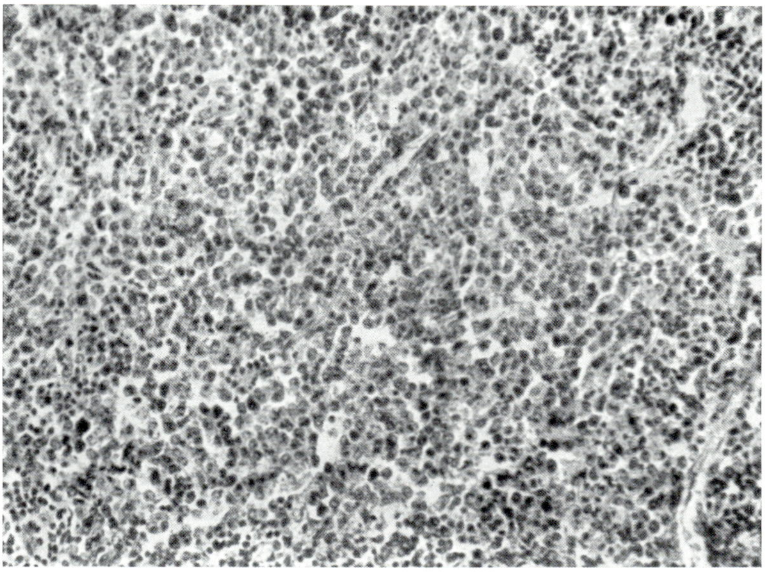

Fig. 155. × 200. F 14 83—67

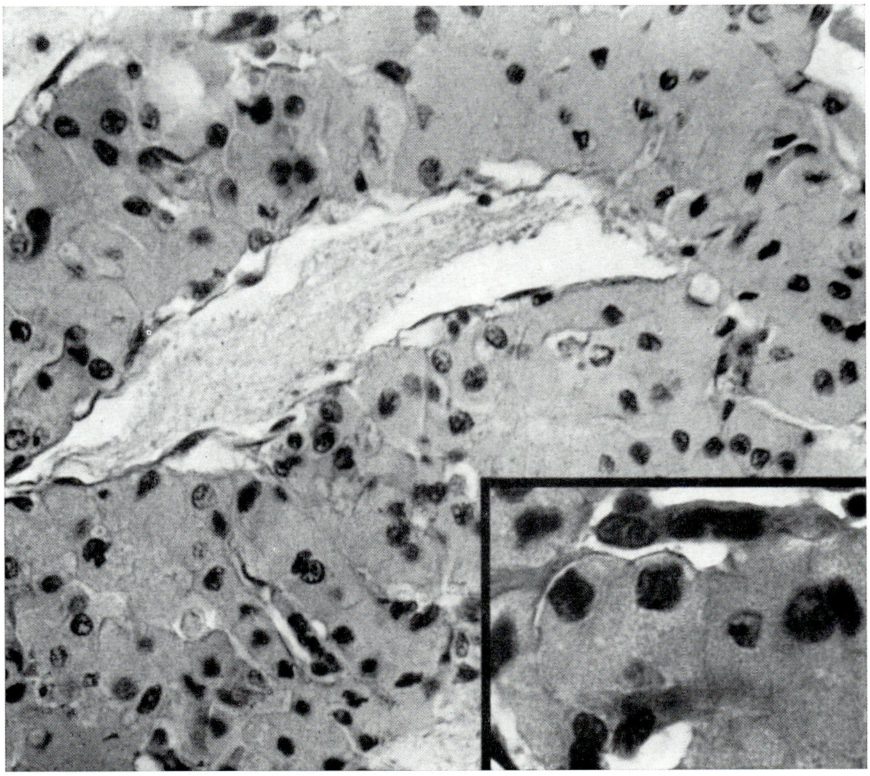

Fig. 156. × 395. F 14 91—75

16.	Parathyroid	Parathyroïde	**Паращитовидная железа**	
	Nebenschilddrüse	Paratiroides	Glandula parathyreoidea	(195.1)

157	Chief cell adenoma	Adénome à cellules principales	Аденома из главных клеток
	Hauptzelladenom	Adenoma de células principales	Adenoma principocellulare

158	Clear cell adenoma	Adénome à cellules claires	Светлоклеточная аденома
	Hellzelliges Adenom	Adenoma de células claras	Adenoma clarocellulare

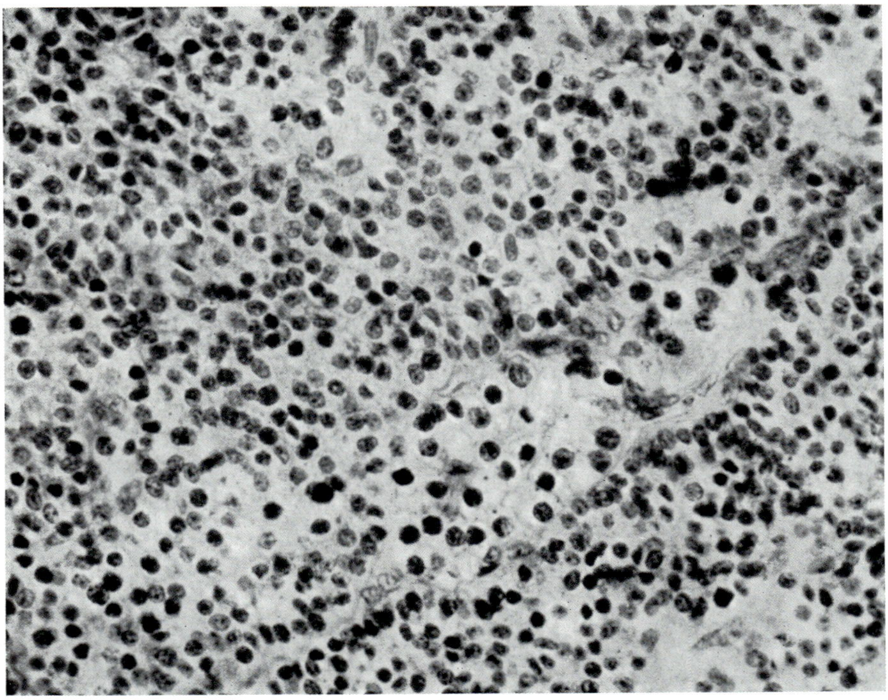

Fig. 157. ×400. F 15 35—20

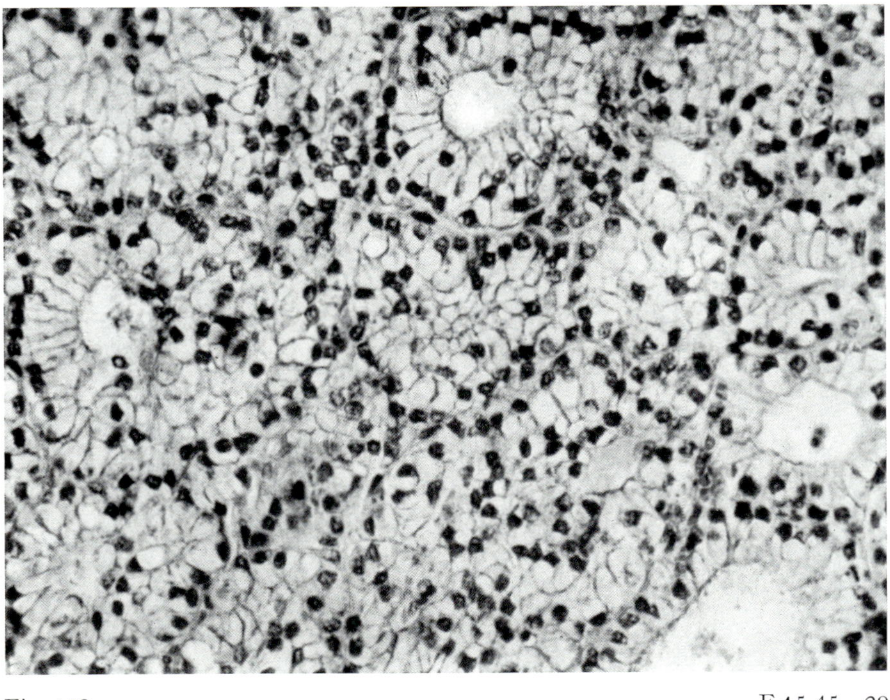

Fig. 158. F 15 45—29

159	Acinous adenoma	Adénome acineux	Ацинозная аденома
	Acinöses Adenom	Adenoma acinoso	Adenoma acinosum
160	Oxyphilic adenoma Oncocytic adenoma	Adénome à cellules acidophiles Adénome oncocytaire	Оксифильная аденома Онкоцитарная аденома
	Oxyphiles Adenom Onkocytäres Adenom	Adenoma oxífilo Adenoma oncocítico	Adenoma acidophile Adenoma oncocyticum

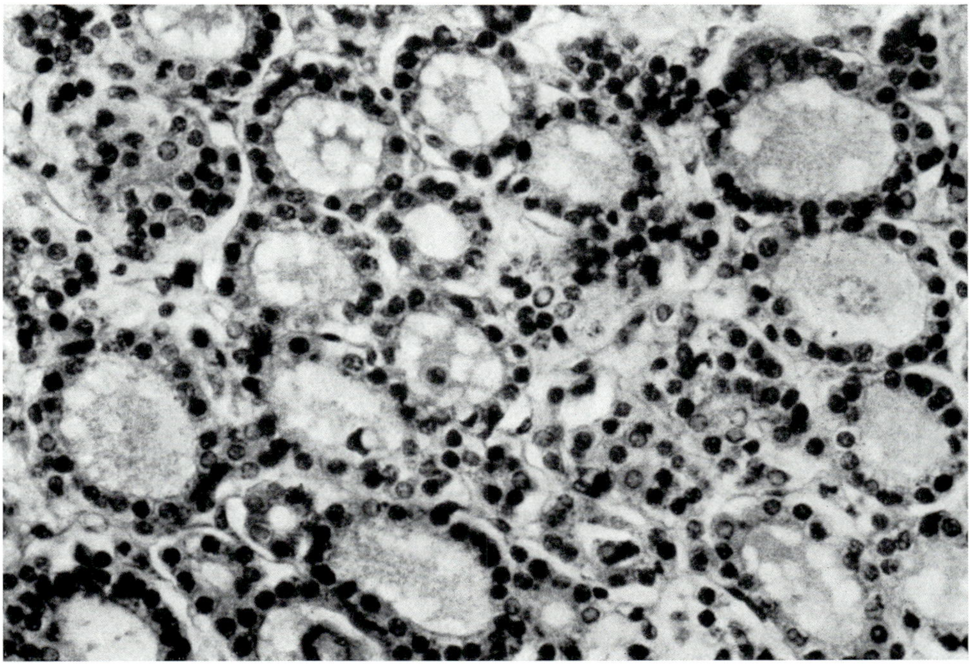

Fig. 159. ×400. F 15 43—28

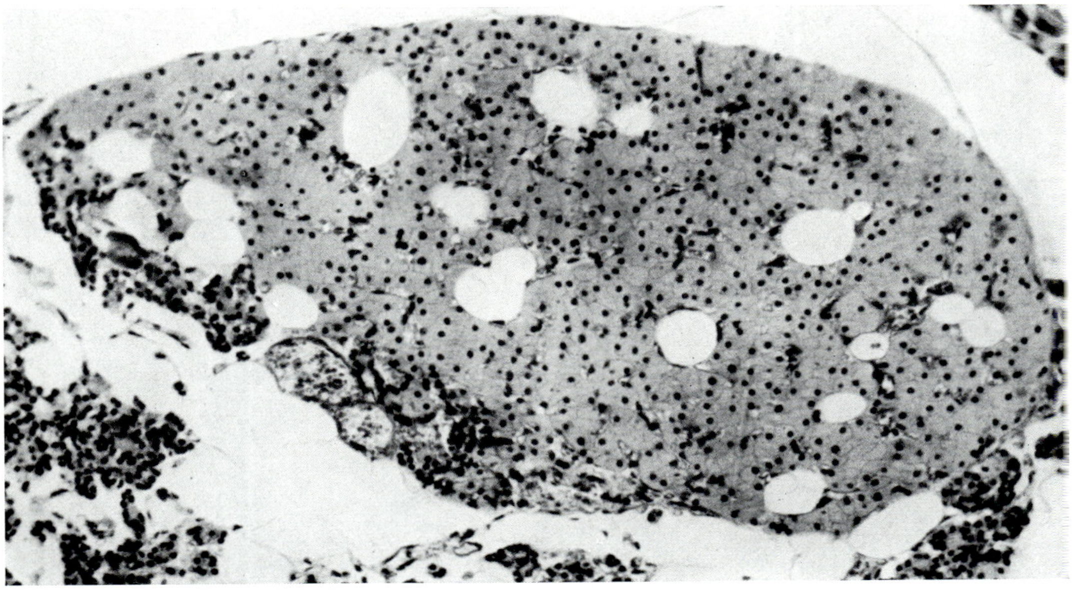

Fig. 160. ×165. F 15 11—

161	Trabecular carcinoma	Epithélioma trabéculaire	Трабекулярная карцинома
	Trabeculäres Carcinom	Carcinoma trabecular	Carcinoma trabeculare

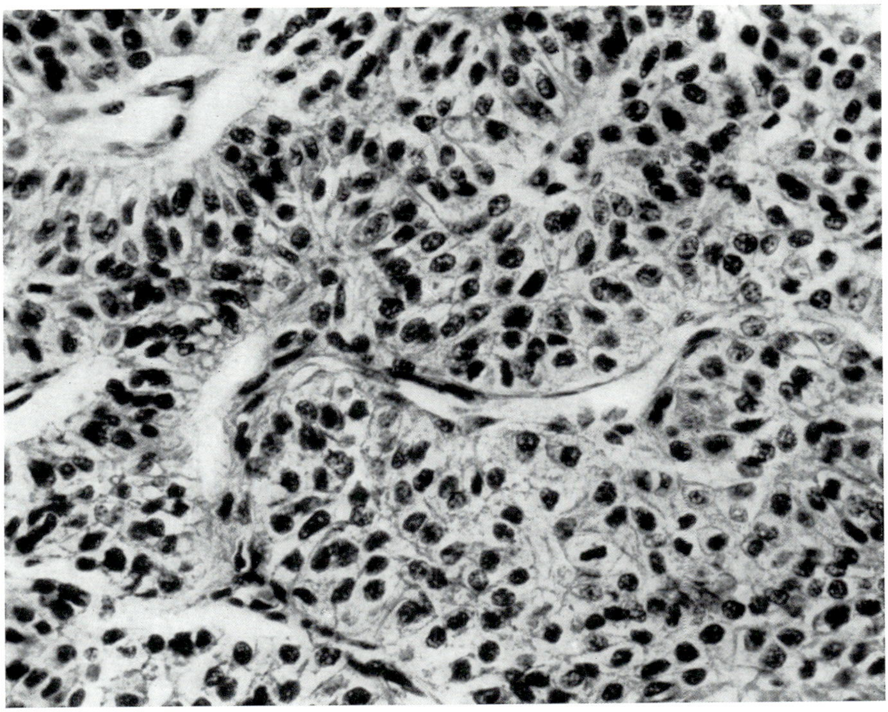

Fig. 161. ×400. F 15 53—35

17.	Pineal gland	Glande pinéale (Epiphyse)	**Шишковидная железа**	
	Zirbeldrüse	Glándula pineal	Corpus pineale	(195.4)

162	Pinealoma	Pinéalome	Пинеалома
	Pinealom	Pinealoma	Pinealoma

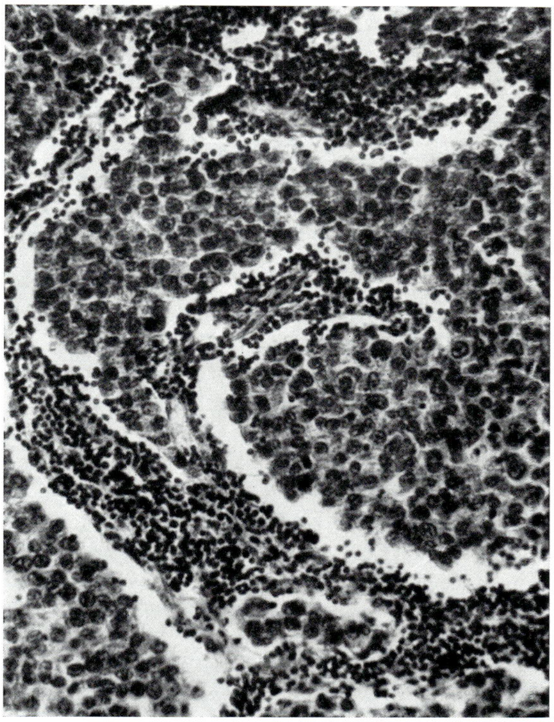

Fig. 162. × 175. F 35 127—123

18.	**Hypophysis**	**Hypophyse**	**Гипофиз**
	Hypophyse	**Hipófisis**	**Hypophysis** (195.3)

163	Diffuse chromophobe adenoma	Adénome à cellules chromophobes diffus	Диффузная хромофобная Аденома
	Diffuses chromophobes Adenom	Adenoma cromófobo difuso	Adenoma chromophobes diffusum
164	Sinusoidal chromophobe adenoma	Adénome à cellules chromophobes sinusoïdal	Синусоидальная хромофобная Аденома
	Sinusoidales chromophobes Adenom	Adenoma cromófobo sinusoidal	Adenoma chromophobes sinusoidale
165	Papillary chromophobe adenoma	Adénome à cellules chromophobes papillaire	Папиллярная хромофобная Аденома
	Papilläres chromophobes Adenom	Adenoma cromófobo papilífero	Adenoma chromophobes papilliferum

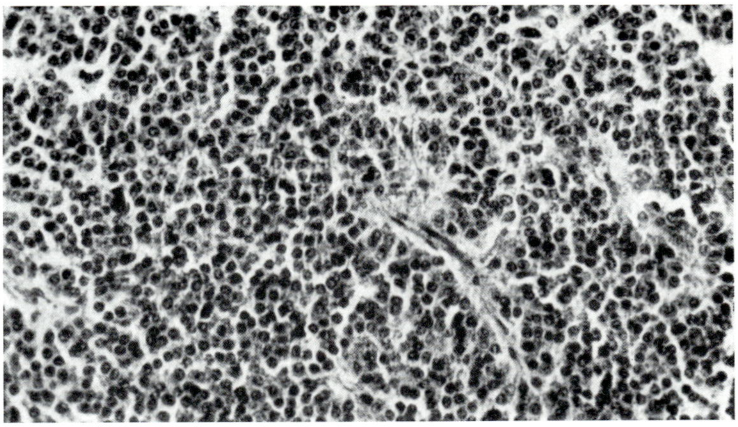

Fig. 163. ×225. F 36 31—24

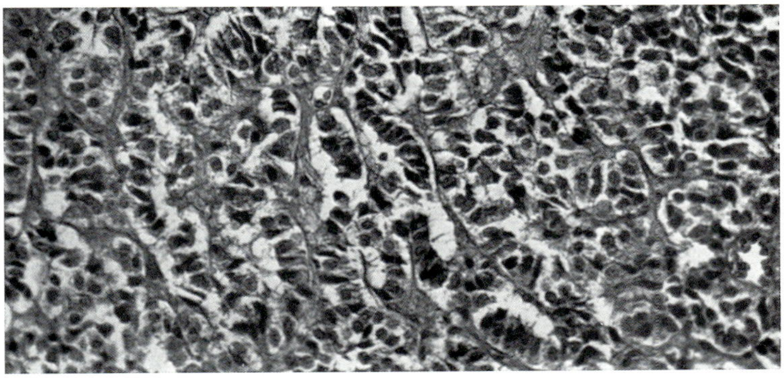

Fig. 164. ×235. F 36 33—29

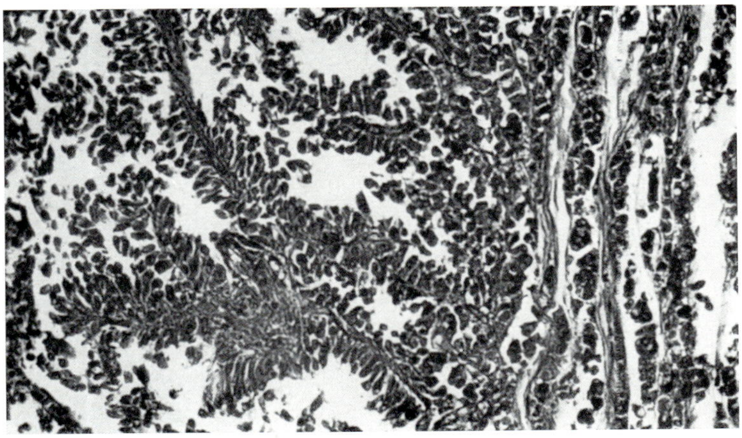

Fig. 165. ×165. F 36 35—33

166	Oxyphilic adenoma	Adénome à cellules acidophiles	Оксифильная аденома
	Oxyphiles Adenom	Adenoma oxífilo	Adenoma acidophile
167	Papillary oxyphilic adenoma	Adénome à cellules acidophiles papillaire	Папиллярная оксифильная Аденома
	Papilläres oxyphiles Adenom	Adenoma oxífilo papilífero	Adenoma acidophile papilliferum
168	Basophil adenoma	Adénome à cellules basophiles	Базофильная аденома
	Basophiles Adenom	Adenoma basófilo	Adenoma basophile

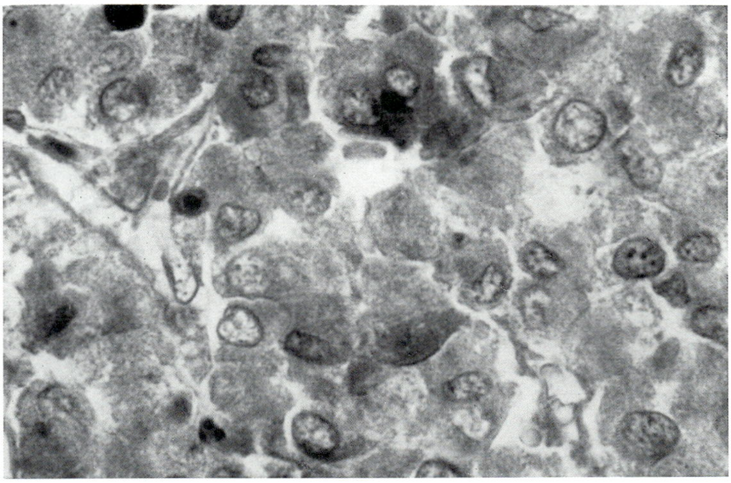

Fig. 166. × 920. F 36 45—40

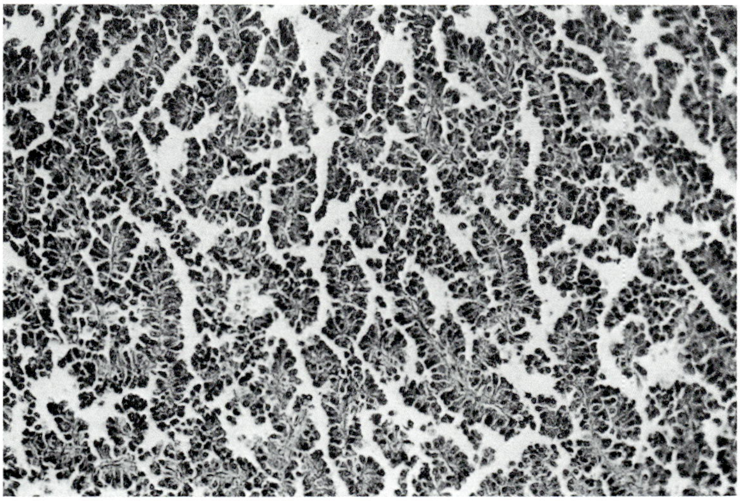

Fig. 167. × 120. F 36 53—47

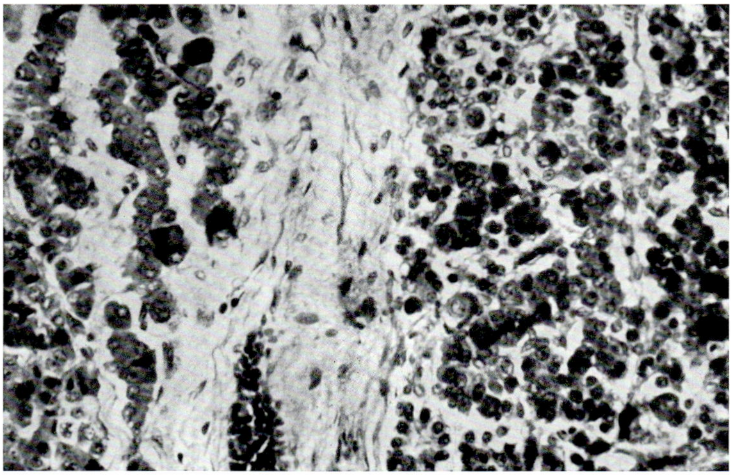

Fig. 168. Zülch 530—385

169	Craniopharyngioma Adamantinoma of cranio- pharyngeal duct	Craniopharyngiome Adamantinome du canal pharyngo-hypophysaire	Краниофарингиома
	Craniopharyngiom	Craniofaringioma	Craniopharyngioma

170	Chromophobe carcinoma	Epithélioma chromophobe	Хромофобная карцинома
	Chromophobes Carcinom	Carcinoma cromófobo	Carcinoma chromophobes

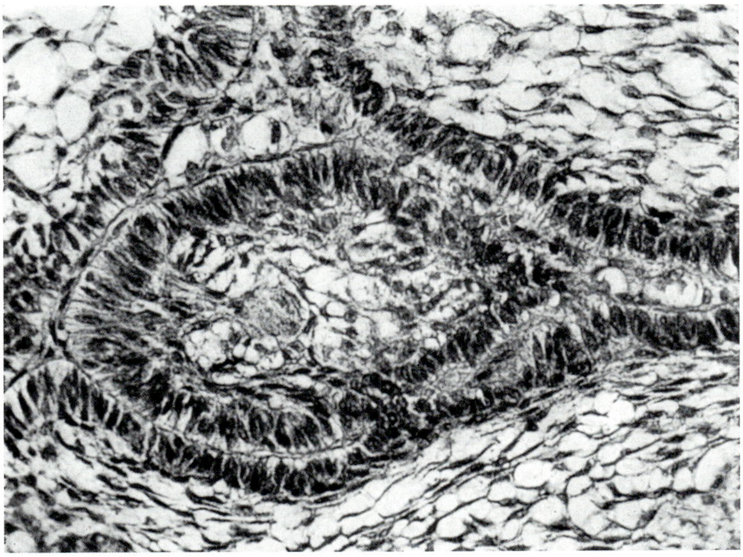

Fig. 169. ×325. F 36 71—58

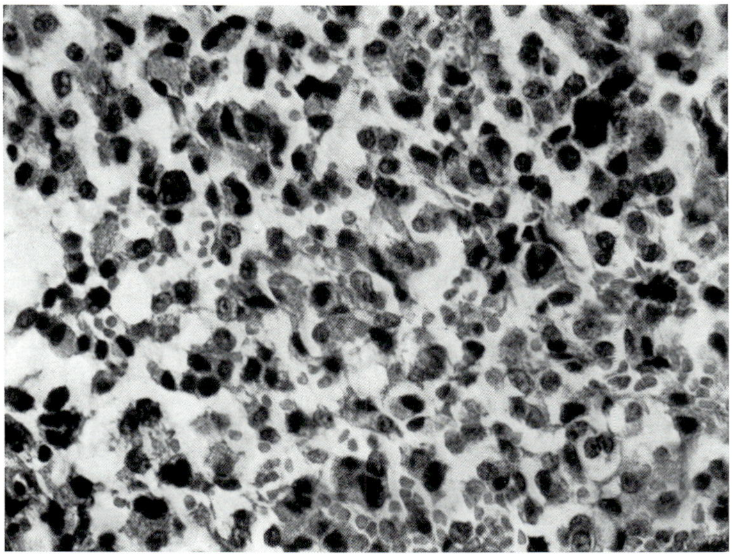

Fig. 170. ×430. F 36 41—35

19.	Suprarenal gland	Surrénale	**Надпочечник**	
	Nebenniere	Suprarrenal	Glandula suprarenalis	(195.0)

171	Cortical adenoma	Adénome cortical	Аденома коры
	Rindenadenom	Adenoma cortical	Adenoma corticale

172	Phaeochromocytoma	Phéochromocytome	Феохромоцитома
	Phaeochromocytom	Feocromocitoma	Phaeochromocytoma

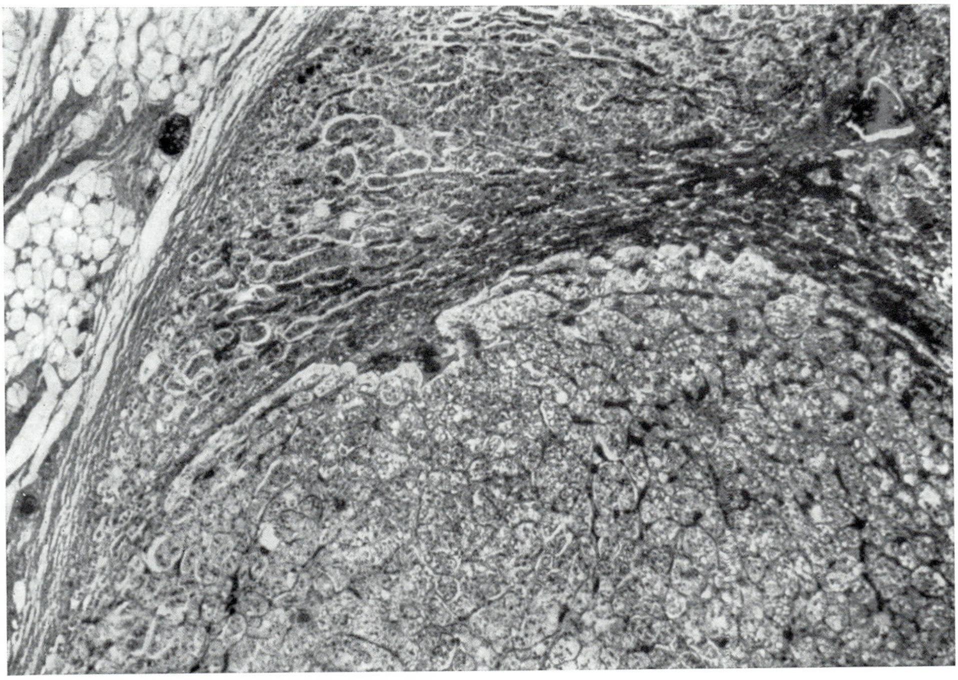

Fig. 171. × 100. F 29 10—4

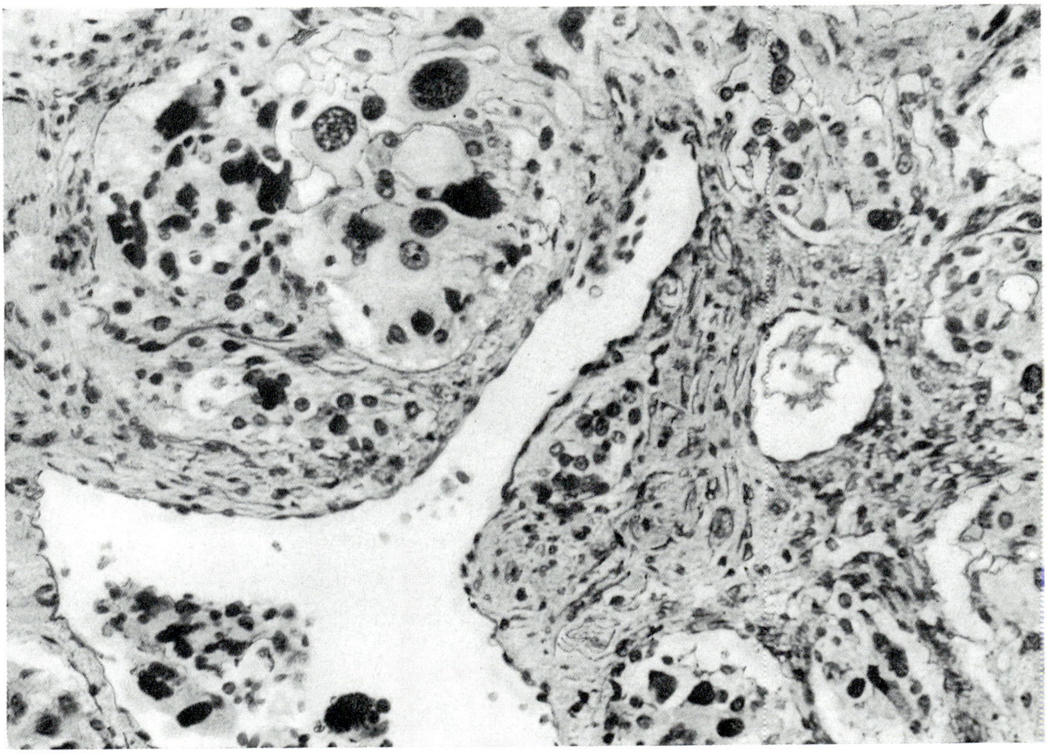

Fig. 172. F 6 44—51

173	Cortical carcinoma	Epithélioma cortical	Рак коры (гипернефрома)
	Rindencarcinom	Carcinoma cortical	Carcinoma corticale

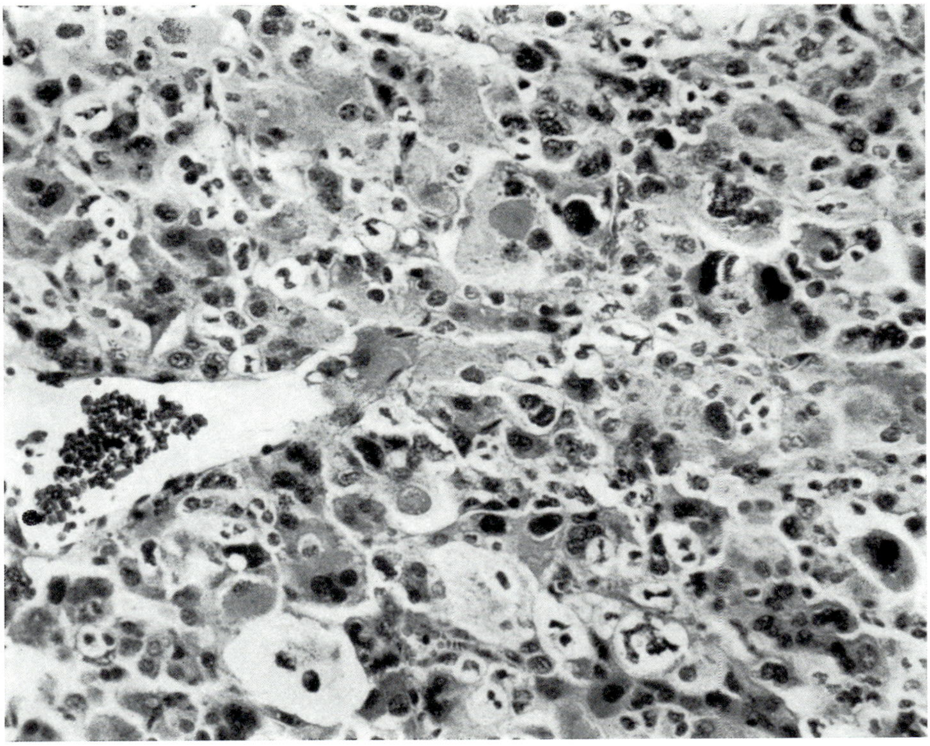

Fig. 173. × 225. F 29 25—19

III.

Tumors of melanin-forming tissue

Tumeurs du système mélanogène

Опухоли меланинобразующей ткани

Tumoren des melaninbildenden Gewebes

Tumores de tejidos formadores de melanina

Tumores thelae melaninifacientes

174	Blue nevus	Naevus bleu	Синий невус
	Blauer Naevus	Nevus azul	Naevus coeruleus

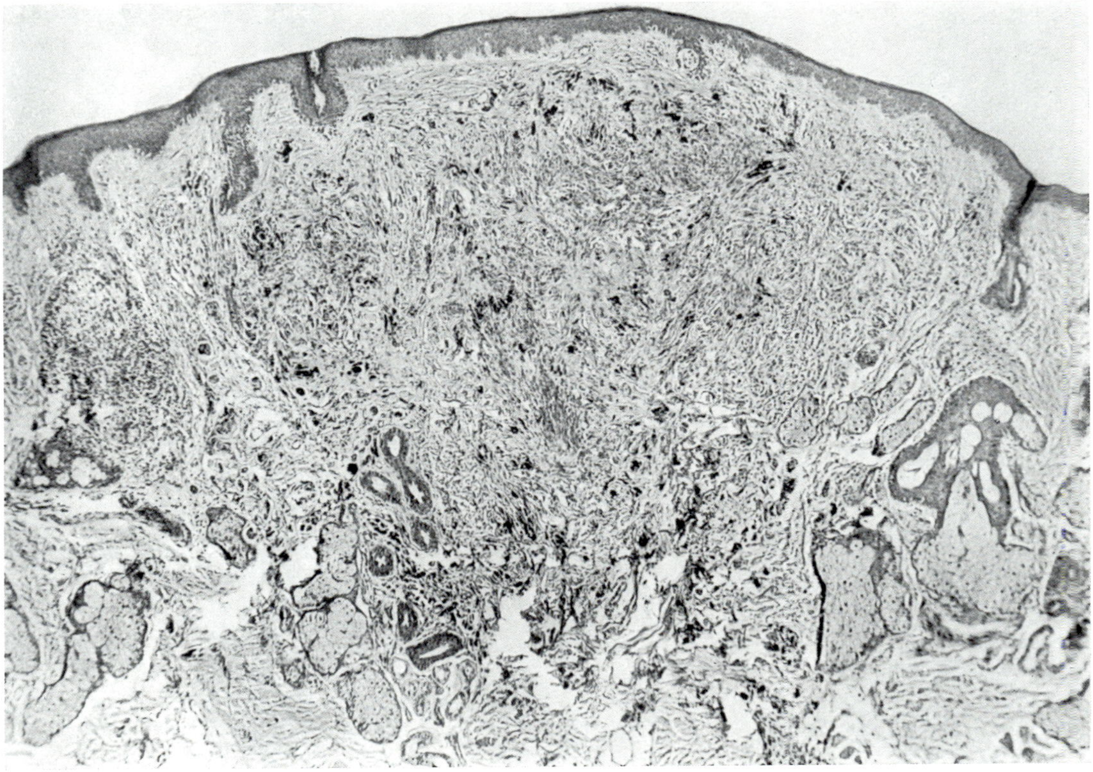

Fig. 174. ×48. F 3 109—74

175 Intradermal pigmented nevus

Naevus pigmentaire intradermique

Интрадермальный пигментный невус

Intradermaler Pigment-Naevus

Nevus pigmentado intradérmico

Naevus pigmentosus intradermalis

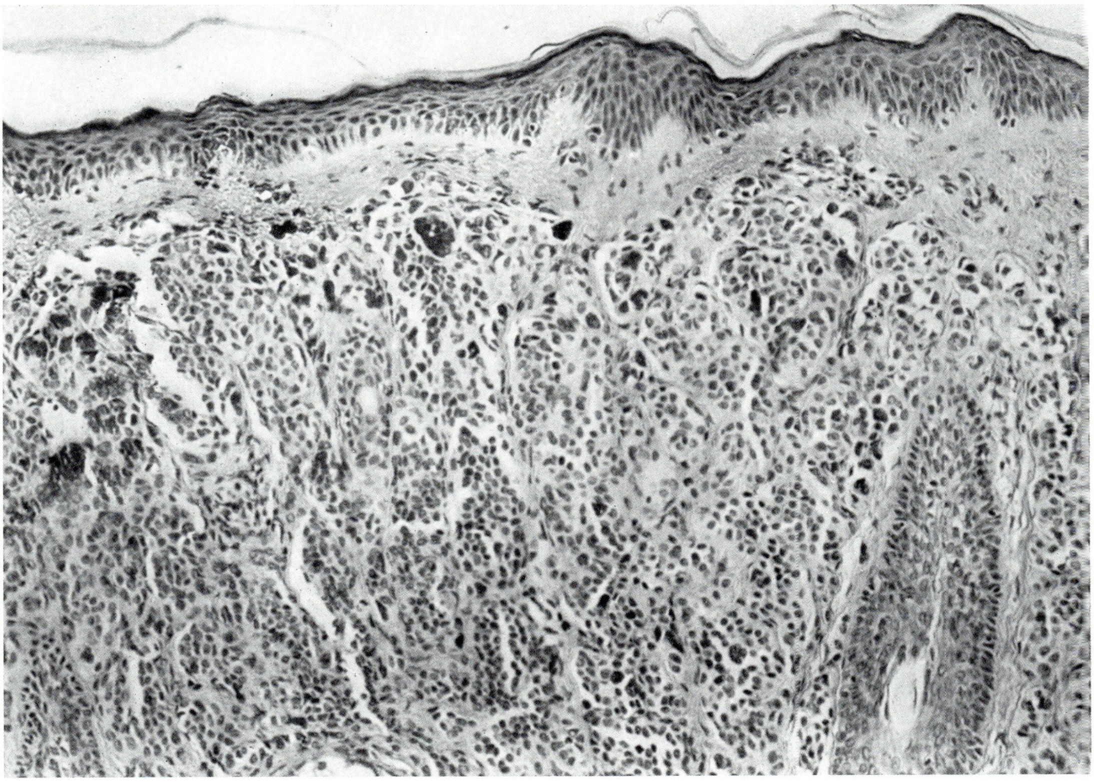

Fig. 175. × 186. F 3 65—22

176 Compound pigmented nevus

Komplexer Pigment-Naevus

Naevus pigmentaire complexe

Nevus pigmentado compuesto

Комплексный пигментный невус

Naevus pigmentosus complexus

177 Junctional pigmented nevus

Intraepidermaler Pigment-Naevus

Naevus pigmentaire jonctionnel

Nevus pigmentado intraepidérmico

Пограничный пигментный невус

Naevus pigmentosus junctivus

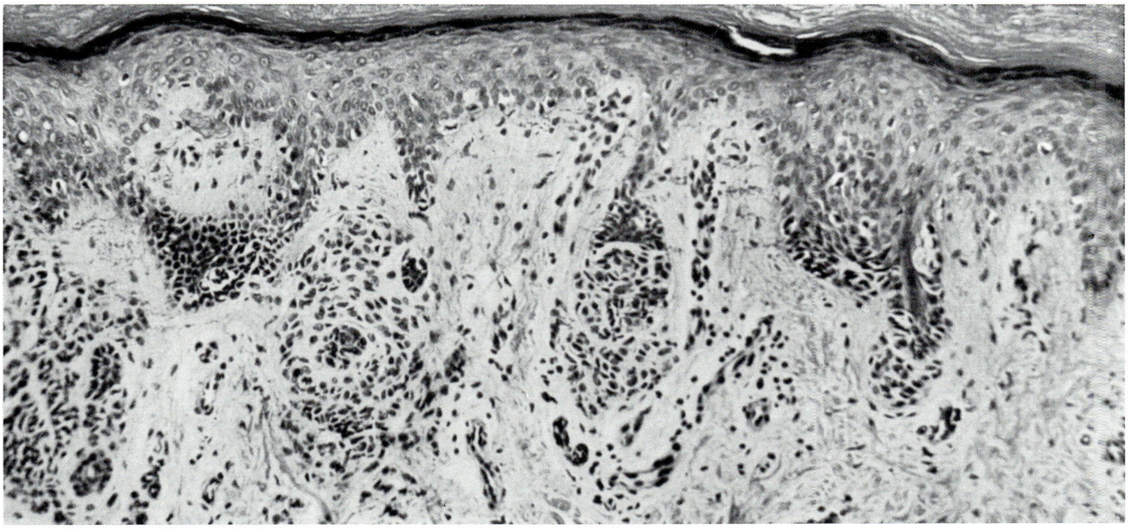

Fig. 176. × 150. F 3 73—33

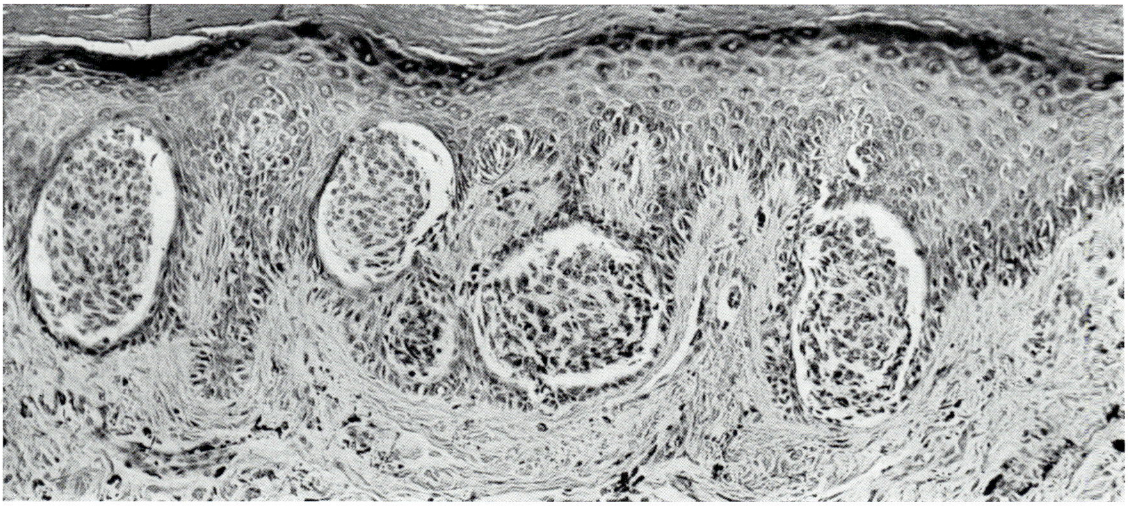

Fig. 177. × 150. F 3 73—32

178	Papillary pigmented nevus	Naevus pigmentaire verruqueux	Папиллярный пигментный невус
	Papillärer Pigment-Naevus	Nevus pigmentado papilífero	Naevus pigmentosus papilliferus

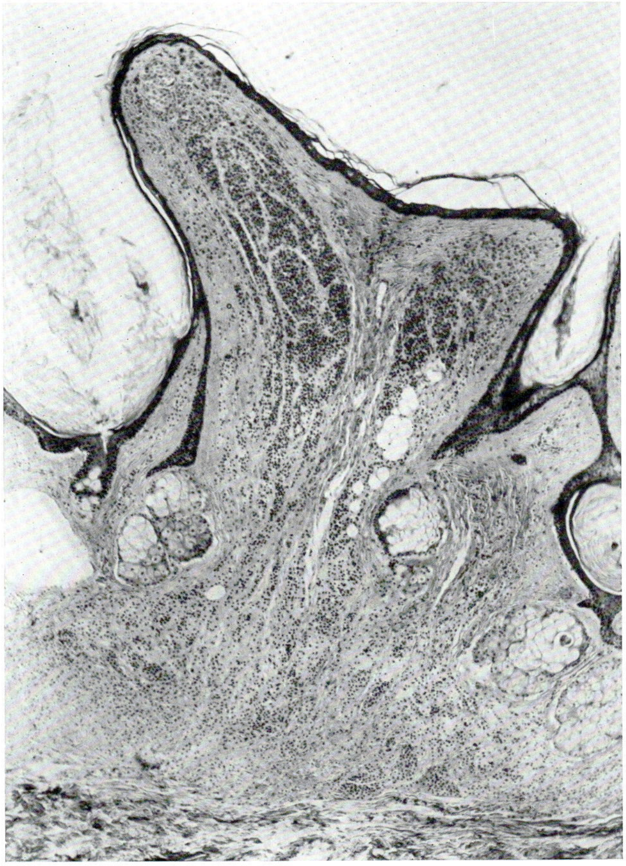

Fig. 178. ×39. v. A. 495—597

179 Cuboidal cell malignant melanoma (Melanocarcinoma)

Epitheloidzelliges bösartiges Melanom (Melanocarcinom)

Mélanome malin à cellules cubiques (Mélanocarcinome)

Melanoma maligno de células cúbicas (Melanocarcinoma)

Злокачественная эпителиоидноклеточная меланома (Меланокарцинома)

Melanoma malignum cuboidocellulare (Melanocarcinoma)

180 Fusiform cell malignant melanoma (Melanosarcoma)

Spindelzelliges bösartiges Melanom (Melanosarkom)

Mélanome malin à cellules fusiformes (Mélanosarcome)

Melanoma maligno de células fusiformes (Melanosarcoma)

Злокачественная веретеноклеточная меланома (Меланосаркома)

Melanoma malignum fusicellulare (Melanosarcoma)

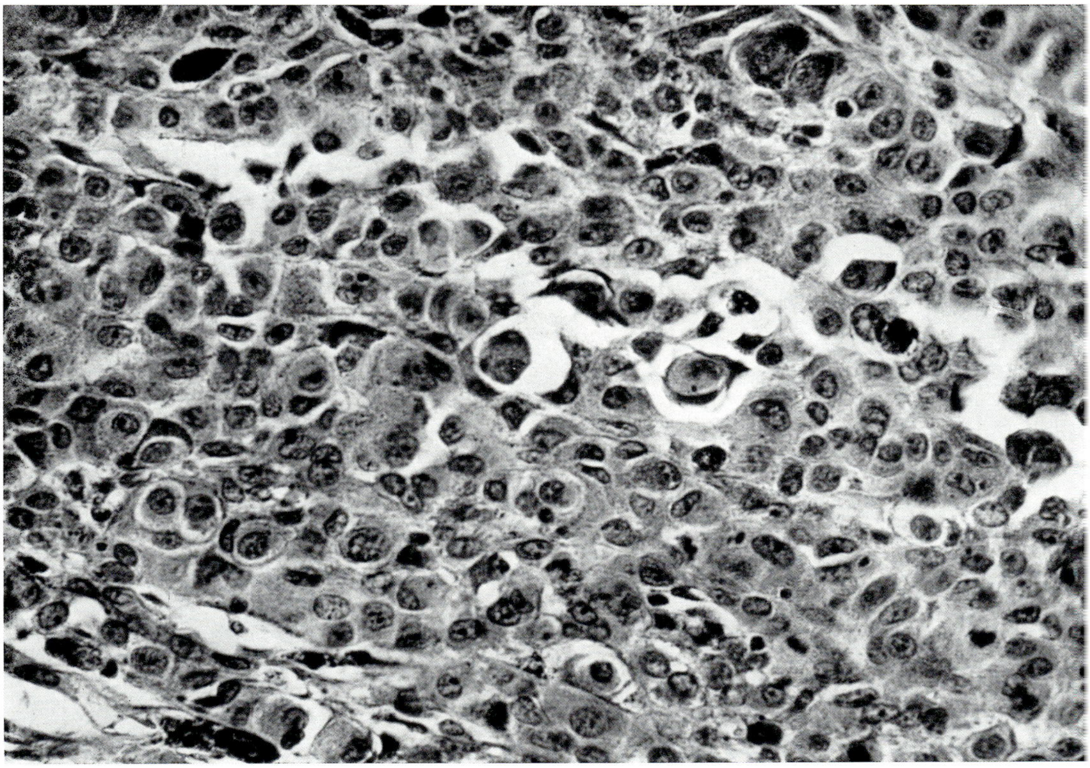

Fig. 179. × 600. F 3 91—57

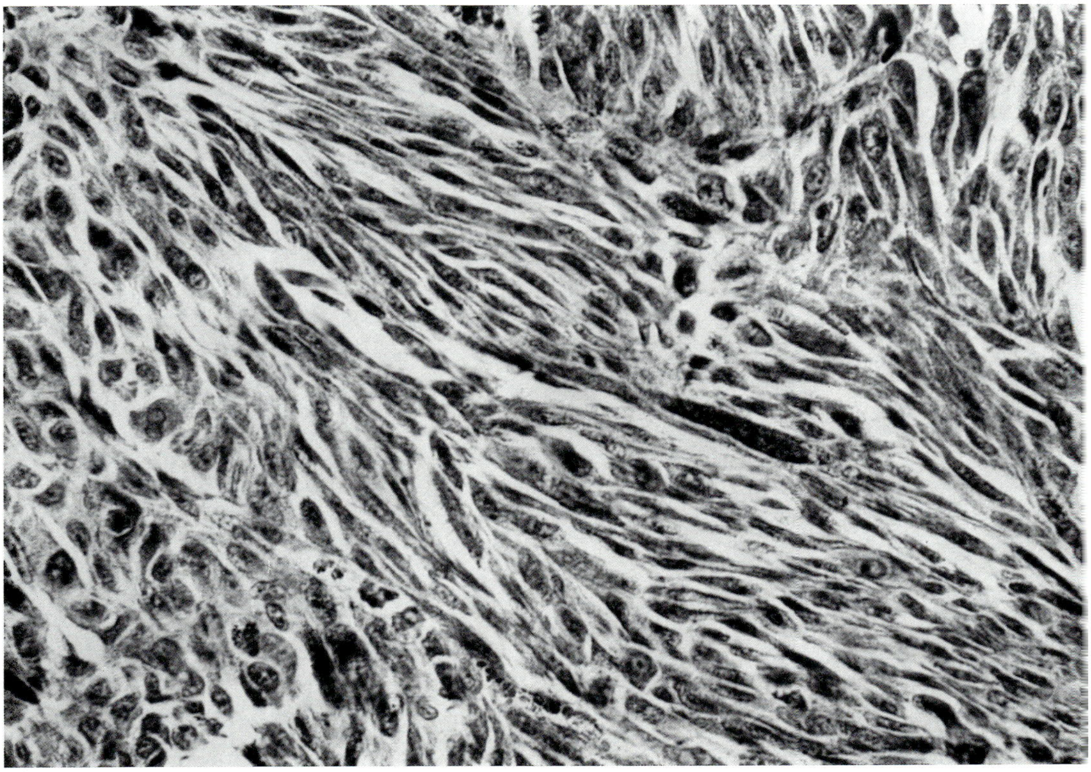

Fig. 180. × 600. F 3 93—60

IV.

Tumors of nerve tissues and associated structures

Tumeurs des tissus nerveux et des structures tissulaires associés

Опухоли нервной ткани и ее оболочек

Tumoren des Nervengewebes und seiner Hüllen

Tumores del tejido nervioso y estructuras asociadas

Tumores thelae nervosae, etc.

1.	**Nerve cells**	**Cellules nerveuses**	**Нервные клетки**
	Nervenzellen	**Células nerviosas**	**Cellulae nervosae** (193)

181	Ganglioneuroma Gangliocytoma Ganglioglioma	Ganglioneurome Gangliocytome Gangliogliome	Ганглионеврома Ганглиоцитома Ганглиоглиома
	Ganglioneurom Gangliocytom Gangliogliom	Ganglioneuroma Gangliocitoma Ganglioglioma	Ganglioneuroma Gangliocytoma Ganglioglioma
182	Ganglioneuroblastoma Malignant ganglioneuroma Malignant gangliocytoma Malignant ganglioglioma	Glanglioneuroblastome Ganglioneurome malin Gangliocytome malin Gangliogliome malin	Ганглионевробластома Злокачественная ганглионеврома Злокачественная ганглиоцитома Злокачественная ганглиоглиома
	Ganglioneuroblastom Bösartiges Ganglioneurom Malignes Gangliocytom	Ganglioneuroblastoma Ganglioneuroma maligno Gangliocitoma maligno Ganglioma maligno	Ganglioneuroblastoma Ganglioneuroma malignum Gangliocytoma malignum Ganglioglioma malignum

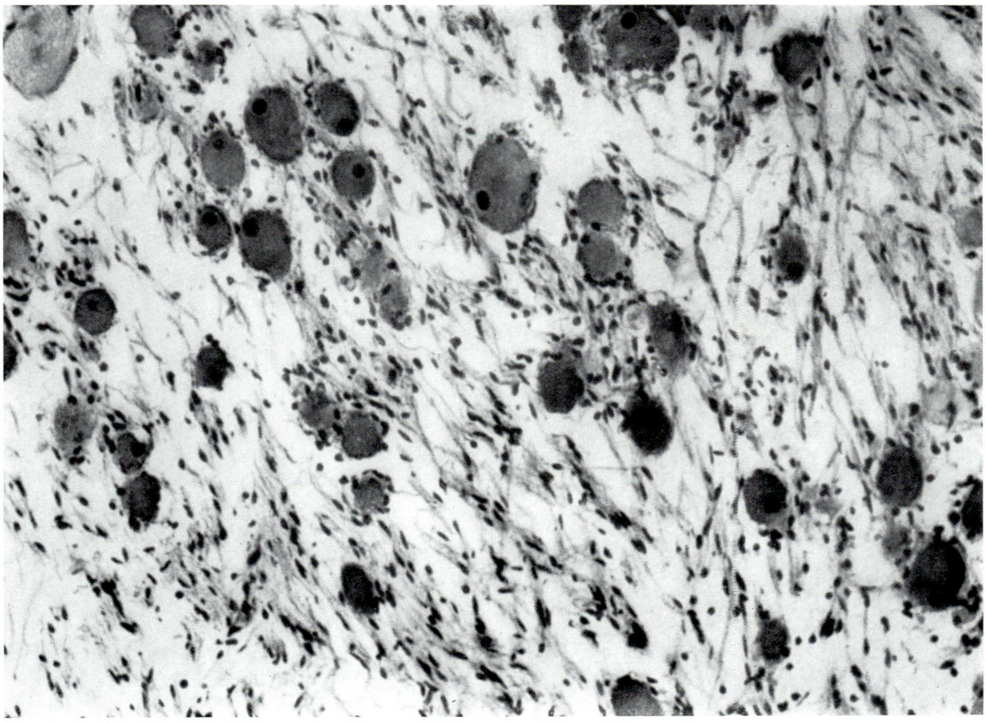

Fig. 181. × 200. F 29 39—31

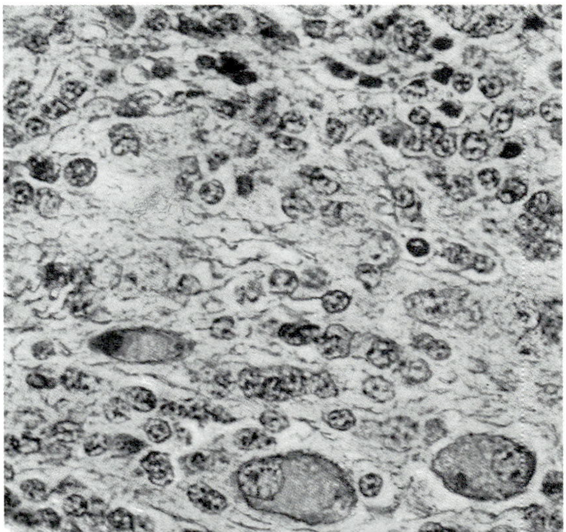

Fig. 182. F 6 40—42 B

183	Sympathicogonioma	Sympathogoniome	Симпатогониома
	Sympathicogoniom	Simpáticogonioma	Sympathogonioma
184	Sympathicoblastoma Neuroblastoma	Sympathoblastome	Симпатобластома
	Sympathicoblastom	Simpáticoblastoma Neuroblastoma	Sympathoblastoma

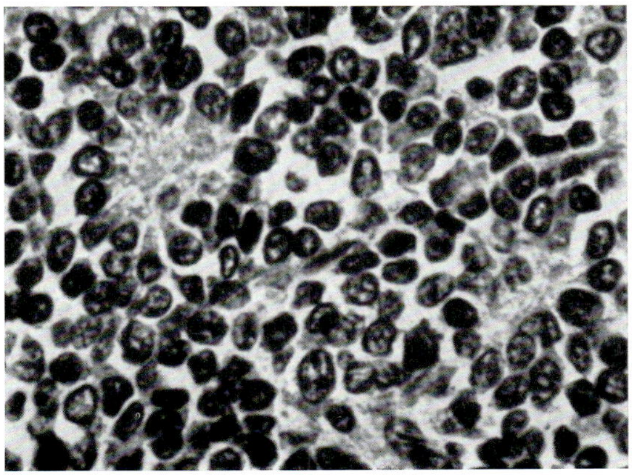

Fig. 183. × 620. Evans 202—285

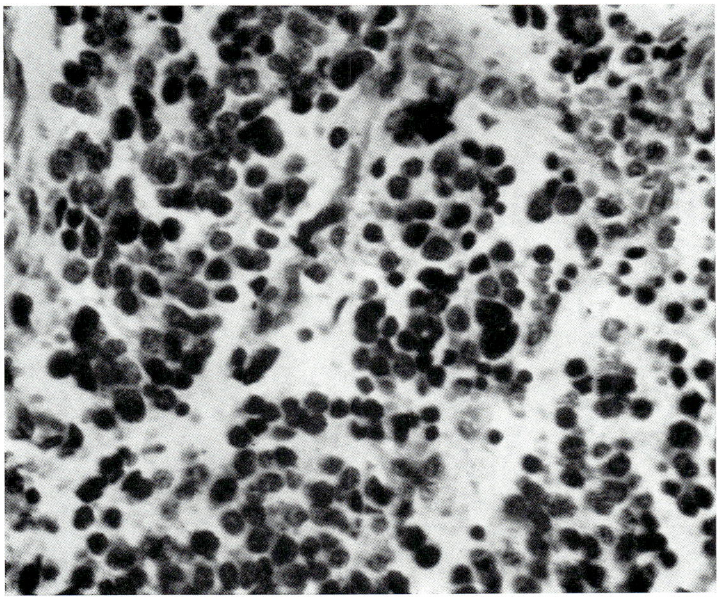

Fig. 184. × 475. F 29 40—34

2.	**Neuroepithelium**	**Neuroépithélium**	**Невроэпителий**
	Neuroepithel	**Neuroepitelio**	**Neuroepithelium** (193)

185	Epithelial ependymoma	Ependymome épithélial	Эпителиальная Эпендимома
	Epitheliales Ependymom	Ependimoma epitelial	Ependymoma epitheliale
186	Papillary ependymoma	Ependymome papillaire	Папиллярная Эпендимома
	Papilläres Ependymom	Ependimoma papilífero	Ependymoma papilliferum
187	Cellular ependymoma	Ependymome cellulaire	Клеточная Эпендимома
	Celluläres Ependymom	Ependimoma celular	Ependymoma cellulare

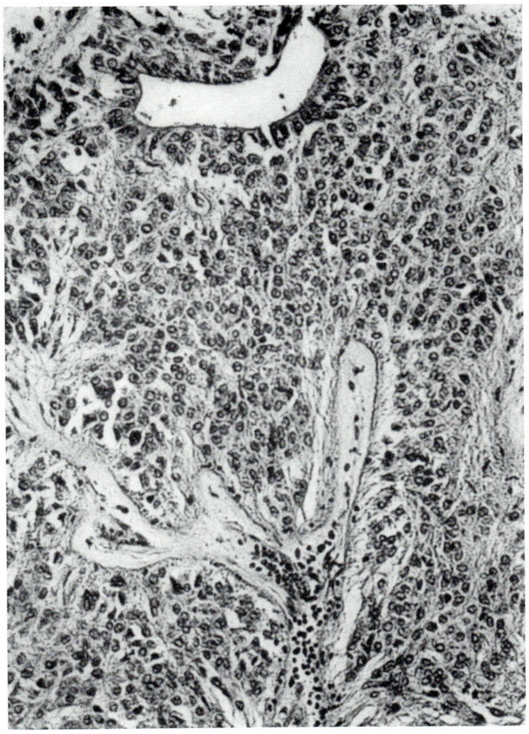

Fig. 185. ×140. F 35 53—41

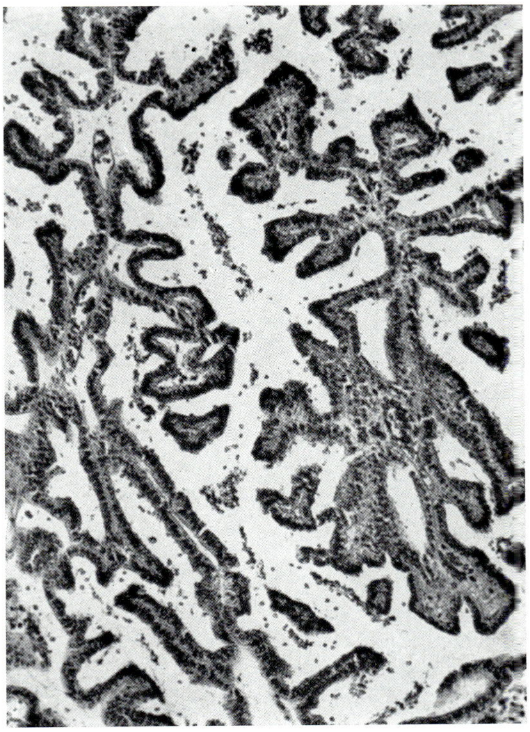

Fig. 186. ×100. F 35 55—45

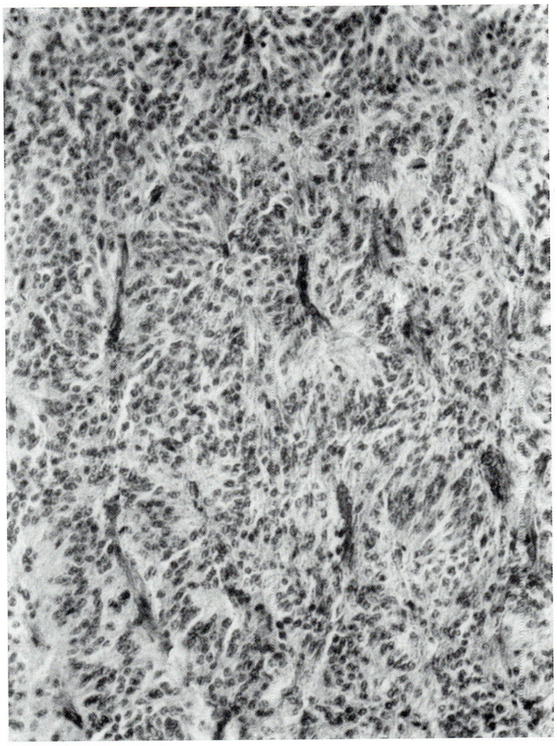

Fig. 187. ×150. F 35 55—47

188	Malignant ependymoma Ependymoblastoma	Ependymome malin Ependymoblastome	Злокачественная эпендимома Эпендимобластома
	Bösartiges Ependymom Ependymoblastom	Ependimoma maligno Ependimoblastoma	Ependymoma malignum Ependymoblastoma
189	Papilloma of choroid plexus Plexuspapilloma	Papillome du plexus choroïde	Папиллома хороидального сплетения Плексуспапиллома
	Papillom des Plexus chorioideus Plexuspapillom	Papiloma de los plexos coroideos Plexuspapiloma	Papilloma plexus chorioidei
190	Olfactory neuroepithelioma	Neuroépithéliome olfactif Esthésio-neuro-épithéliome	Невроэпителиома обонятельная
	Olfactorius-Neuroepitheliom	Neuroepitelioma olfatorio	Neuroepithelioma olfactorium

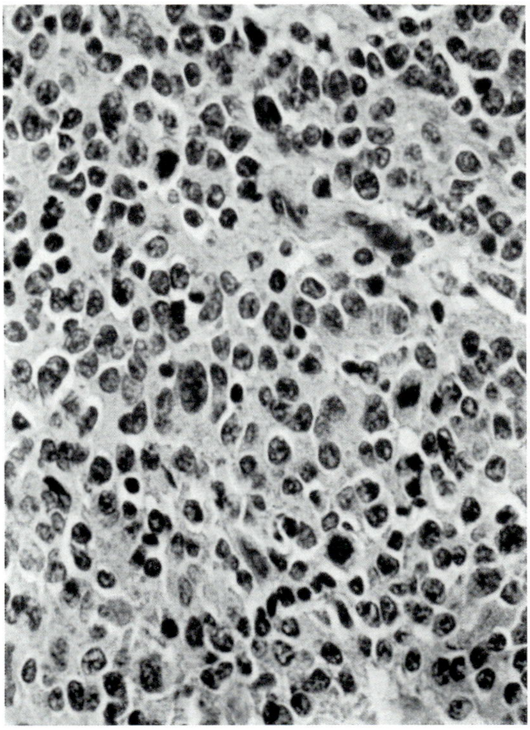

Fig. 188. ×400. F 35 57—52

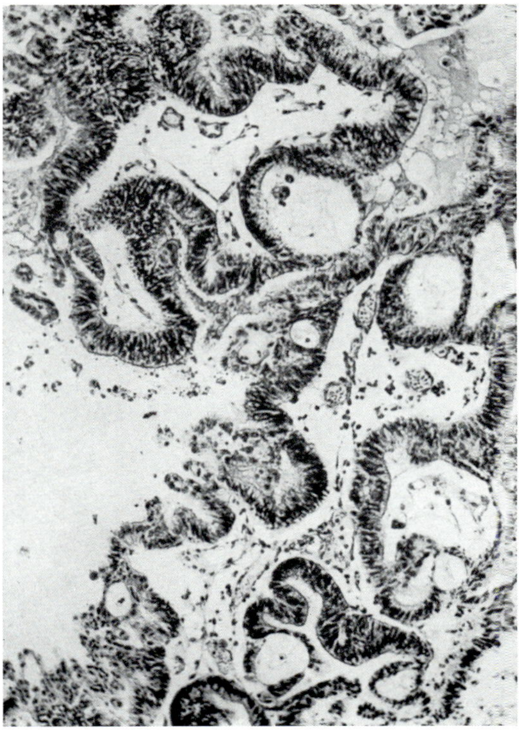

Fig. 189. ×100. F 35 55—48

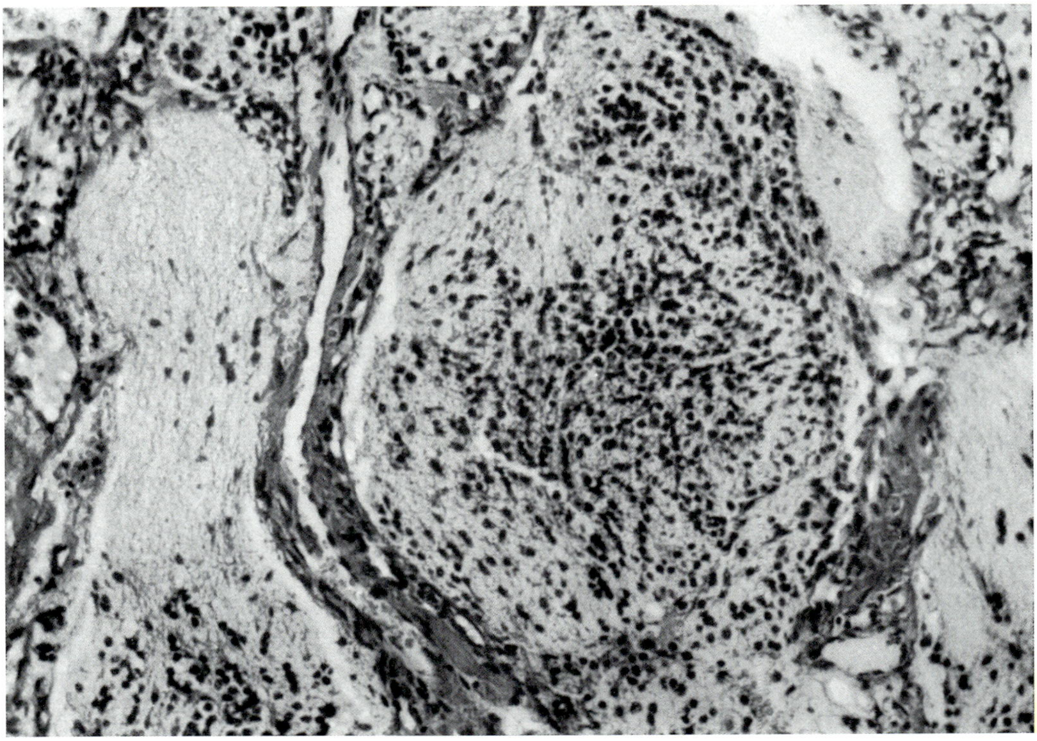

Fig. 190. F 6 52—55

3. Eye Œil Глаз
Auge Ojo Oculus (192)

191	Medulloepithelioma of ciliary epithelium Diktyoma	Médulloépithéliome du corps ciliaire Dictyome	Медуллоэпителиома цилиарного эпителия Диктиома
	Medulloepitheliom des Ciliar-Epithels Diktyom	Meduloepitelioma de epitelio ciliar Dictioma	Medulloepithelioma cilio-epitheliale Diktyoma
192	Neuroepithelioma with true rosettes Retinoblastoma with true rosettes	Neuro-epithéliome avec rosettes véritables Rétinoblastome avec rosettes véritables	Невроэпителиома Ретинобластома с истинными розетками
	Retinoblastom mit Rosettenbildung	Neuroepitelioma con rosetas verdaderas Retinoblastoma con rosetas verdaderas	Neuroepithelioma cum corollis veris Retinoblastoma cum corollis veris
193	Neuroepithelioma without true rosettes Retinoblastoma without true rosettes	Neuro-epithéliome sans rosettes véritables Rétinoblastome sans rosettes véritables	Невроэпителиома Ретино бластома без истинных розеток
	Retinoblastom ohne Rosettenbildung	Neuroepitelioma sin rosetas verdaderas Retinoblastoma sin rosetas verdaderas	Neuroepithelioma sine corollis veris Retinoblastoma sine corollis veris

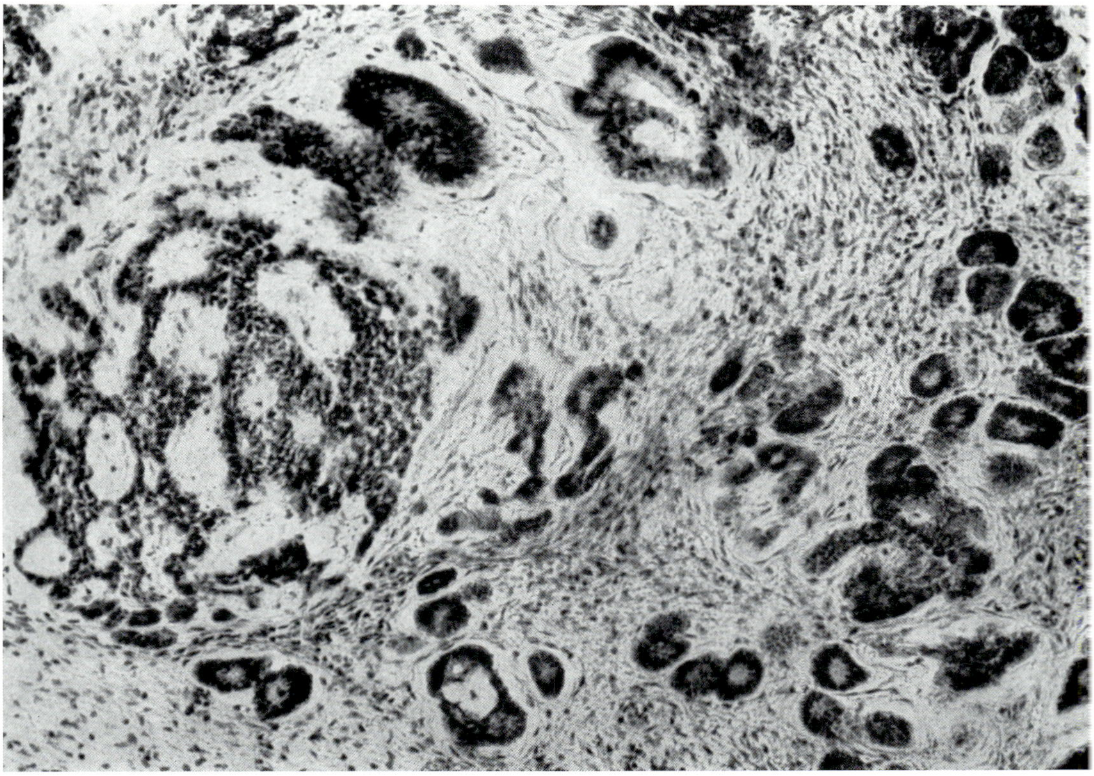

Fig. 191. F 38 29—16

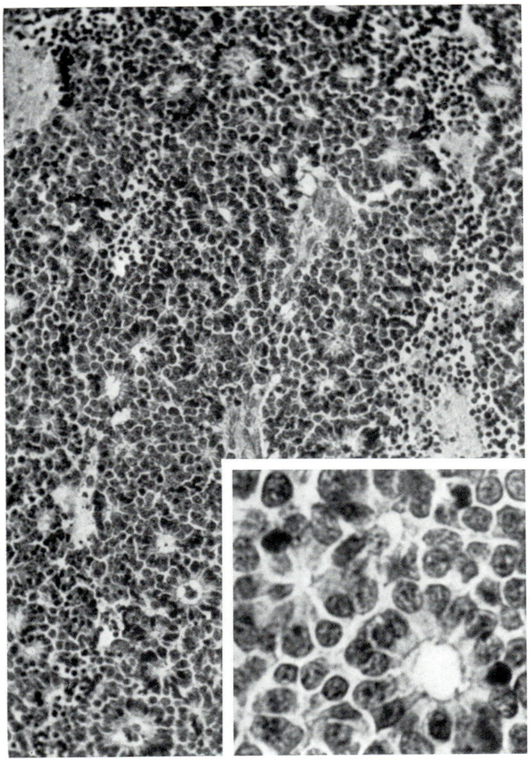

Fig. 192. × 55. F 38 49—28

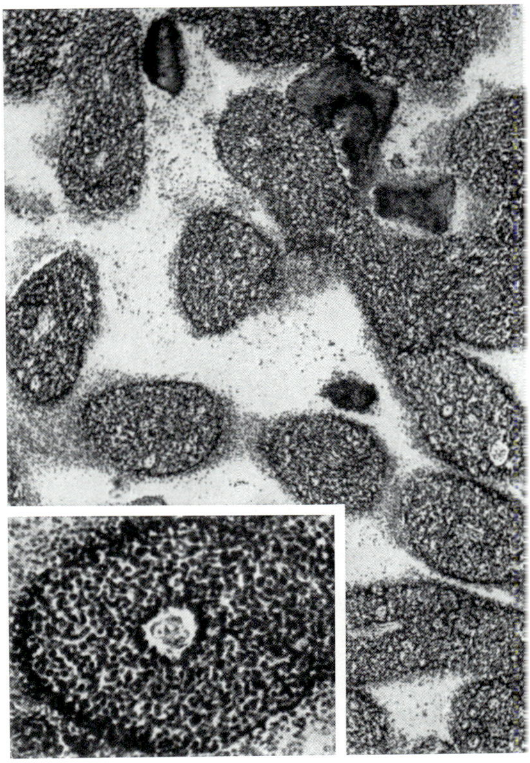

Fig. 193. × 160. F 38 49—29

4.	**Glia**	**Glie**	**Глия**
	Glia	**Glia**	**Glia** (193)

194	Fibrillary astrocytoma	Astrocytome fibrillaire	Фибриллярная Астроцитома
	Fibrilläres Astrocytom	Astrocitoma fibrilar	Astrocytoma fibrillare
195	Protoplasmatic astrocytoma Gemistocytic astrocytoma	Astrocytes «engraissés» Astrocytome protoplasmique Astroblastome	Протоплазматическая Астроцитома Гигантоклеточная Астроцитома
	Protoplasmatisches Astrocytom Astroblastom	Astrocitoma protoplasmático Astrocitoma gemistocítico	Astrocytoma protoplasmaticum Astroblastoma
196	Astrocytoma of the nose Nasal glioma	Astrocytome du nez Gliome nasal	Астроцитома Глиома носа
	Astrocytom der Nase Nasales Gliom	Astrocitoma de la nariz Glioma nasal	Astrocytoma nasi Glioma nasale

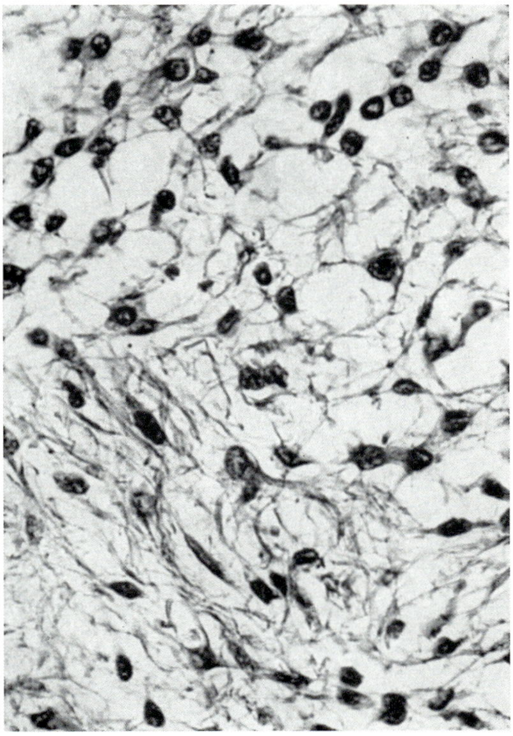

Fig. 194. ×400. F 35 29—14

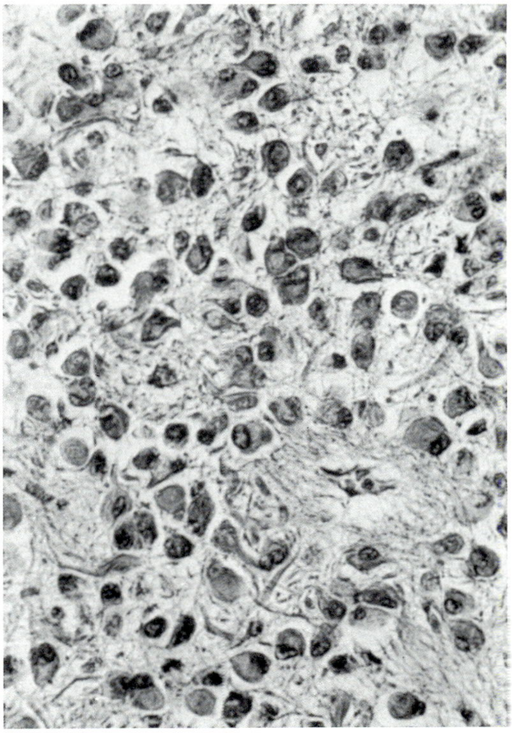

Fig. 195. F 35 31—18

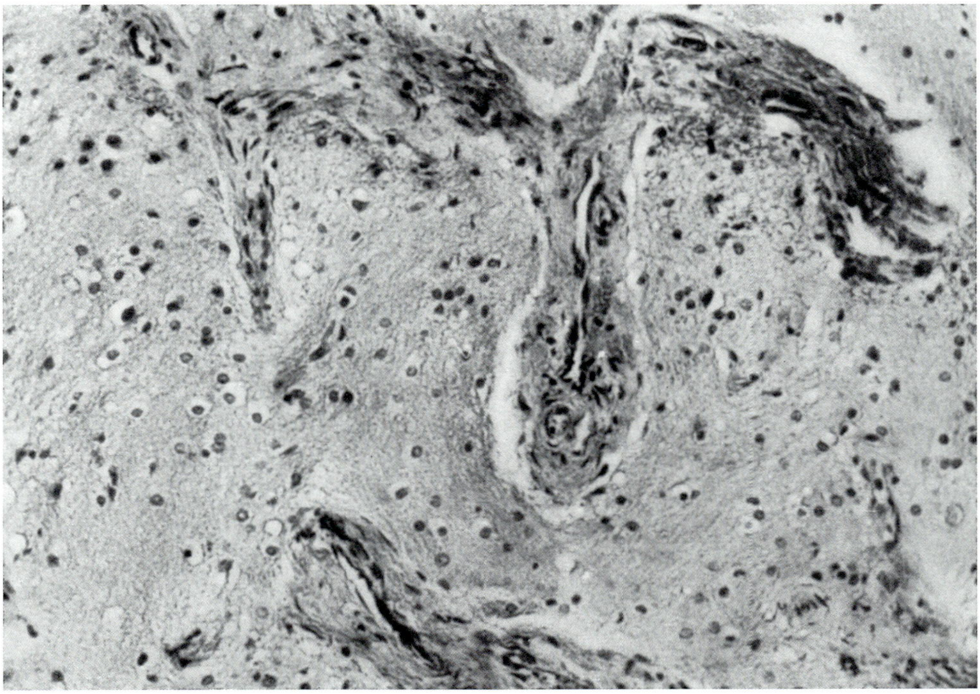

Fig. 196. F 6 51—54

197	Oligodendroglioma	Oligodendrogliome	Олигодендроглиома
	Oligodendrogliom	Oligodendroglioma	Oligodendroglioma
198	Multiform glioblastoma	Glioblastome multiforme	Мультиформная глиобластома
	Multiformes Glioblastom	Glioblastoma multiforme	Glioblastoma multiforme
199	Polar spongioblastoma	Spongioblastome	Полярная спонгиобластома
	Spongioblastom	Espongioblastoma polar	Spongioblastoma
200	Medulloblastoma	Médulloblastome	Медуллобластома
	Medulloblastom	Meduloblastoma	Medulloblastoma

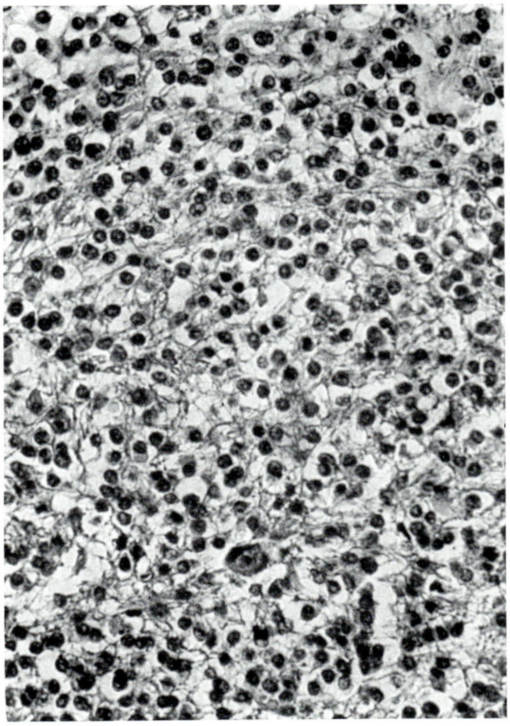

Fig. 197. ×350. F 35 65—56

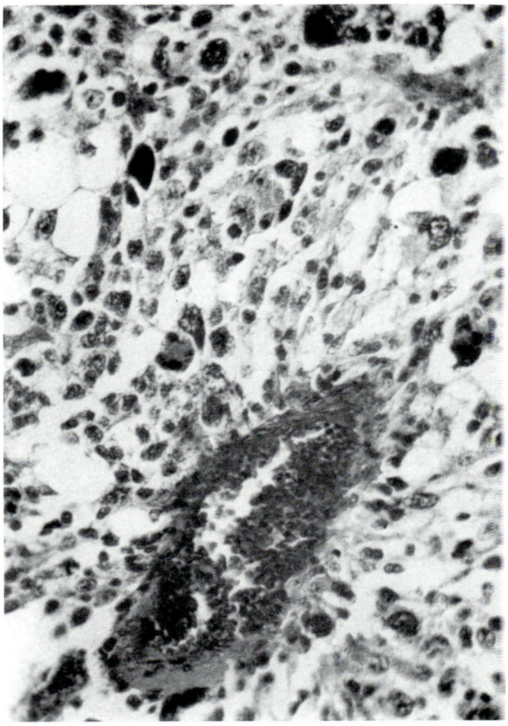

Fig. 198. ×200. F 35 41—23

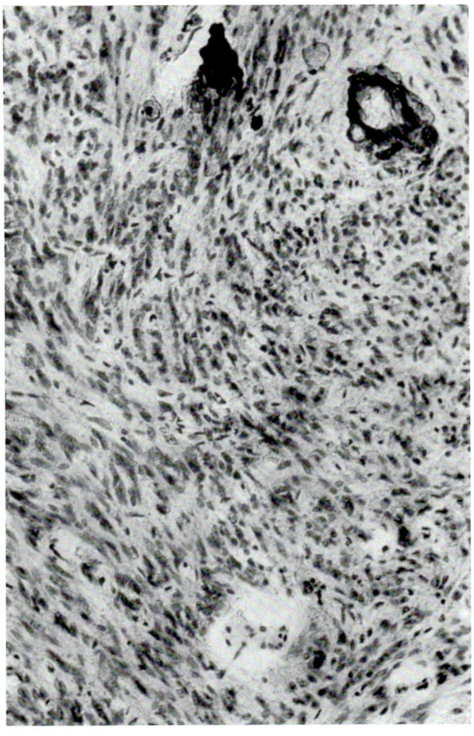

Fig. 199. ×90. Zülch 158—74a

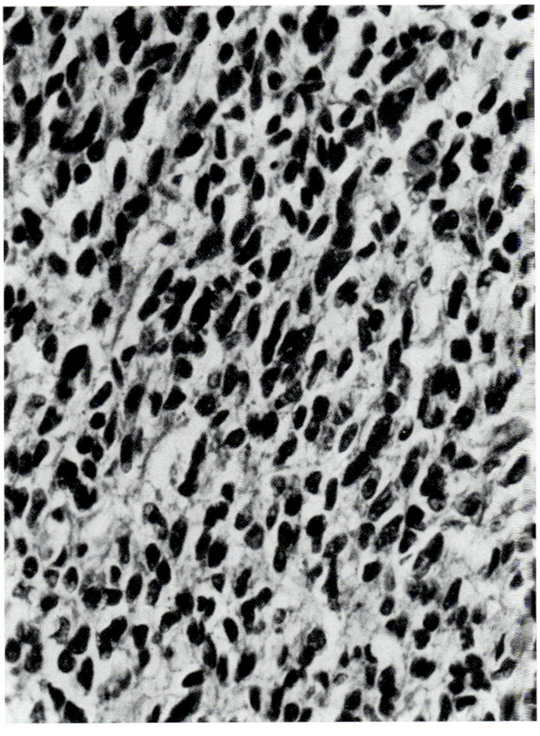

Fig. 200. ×400. F 35 75—65

5.	Peripheral and cranial nerves	Nerfs périphériques et gaines nerveuses	**Периферические и черепномозговые нервы**	
	Periphere Nerven und Nervenscheiden	Nervios craneales y periféricos	Nervi peripherici et tunicarum nervorum	(193)

201	Neurinoma Neurilemoma Schwannoma	Neurinome Neurilémome Schwannome	Невринома Неврилемома Шваннома
	Neurinom Neurilemom Schwannom	Neurinoma Neurilemoma Schwannoma	Neurinoma Neurilemoma Schwannoma
202	Neurofibroma*	Neurofibrome*	Неврофиброма*
	Neurofibrom*	Neurofibroma*	Neurofibroma

* For sarcomas arising from neurofibromas see V/1.
* Pour les sarcomes issus de neurofibromes, voir V/1.
* о саркомах на почве неврофиброматоза см. V/1.
* Sarcome ausgehend von Neurofibromen s. V/1.
* Ver V/1 para los sarcomas que tienen origen en neurofibromas.

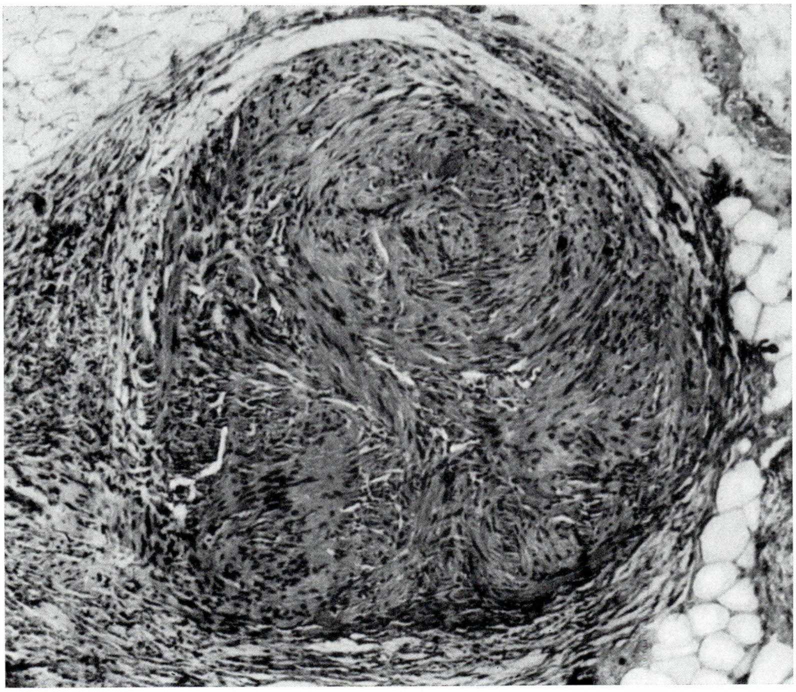

Fig. 201. F 6 20—12

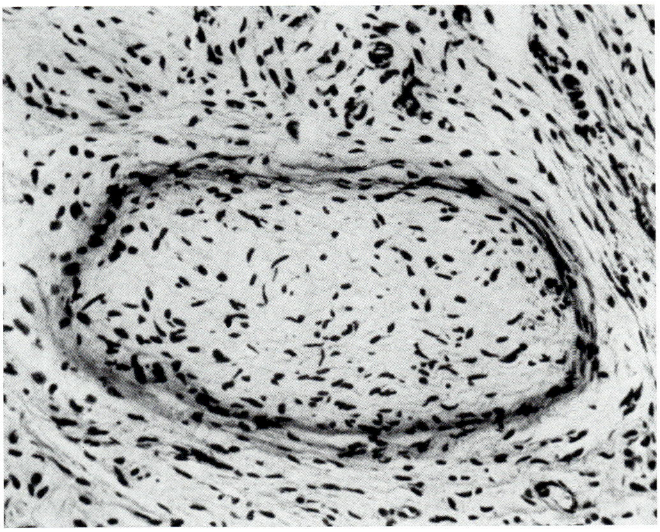

Fig. 202. F 6 26—25

203	Malignant neurinoma Malignant neurilemoma Malignant Schwannoma	Neurinome malin Neurilémome malin Schwannome malin	Злокачественная невринома Злокачественная неврилемома Злокачественная шваннома
	Bösartiges Neurinom Bösartiges Neurilemmom Bösartiges Schwannom	Neurinoma maligno Neurilemoma maligno Schwannoma maligno	Neurinoma malignum Neurilemoma malignum Schwannoma malignum

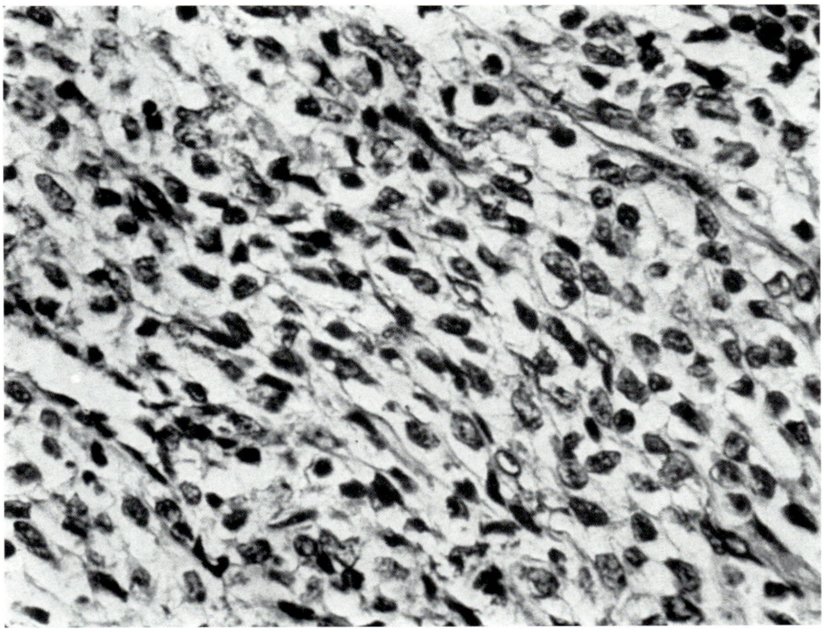

Fig. 203. × 600. F 24 49—35

6.	**Meninges**	**Méninges**	**Мозговые оболочки**
	Meningen	Meninges	Meninges (193)

204	Epithelioid meningioma Meningotheliomatous menigioma Endotheliomatous meningioma	Méningiome épithéloïde Méningiome méningothéliomateux Méningiome endothéliomateux	Эпителиоидная Менингиома Менингоэпителиоматозная Менингиома Эндотелиоматозная Менингиома
	Epitheloides Meningiom	Meningioma epitelíoide Meningioma meningoteliomatoso Meningioma endotelioma-toso	Meningioma epitheloides Meningioma meningotheliomatosum
205	Fibroblastic meningioma Fibromatous meningioma	Méningioma à cellules fusiformes Méningiome fibromateux	Фибробластическая Менингиома Фиброматозная Менингиома
	Fibroblastisches Meningiom	Meningioma fibroblástico Meningioma fibromatoso	Meningioma fibroblasticum
206	Psammomatous meningioma	Méningiome psammomateux	Псаммоматозная Менингиома
	Psammöses Meningiom	Meningioma psamomatoso	Meningeoma psammomatosum

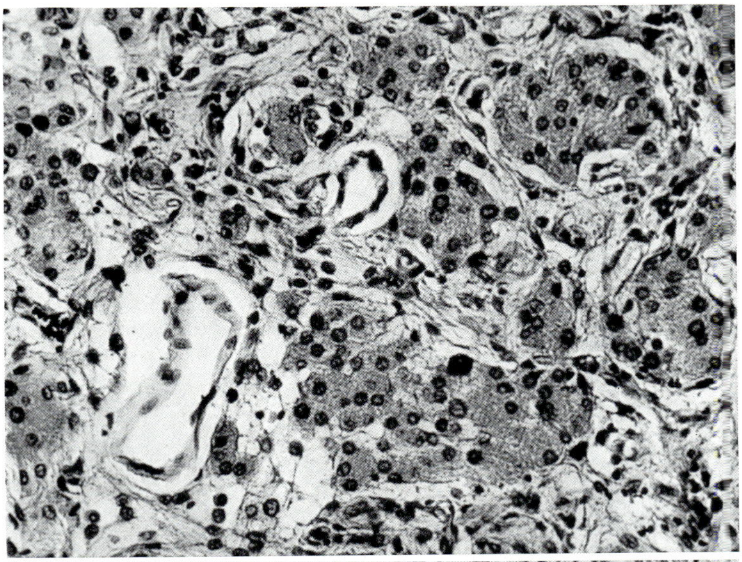

Fig. 204. × 200.
F 35 107—98

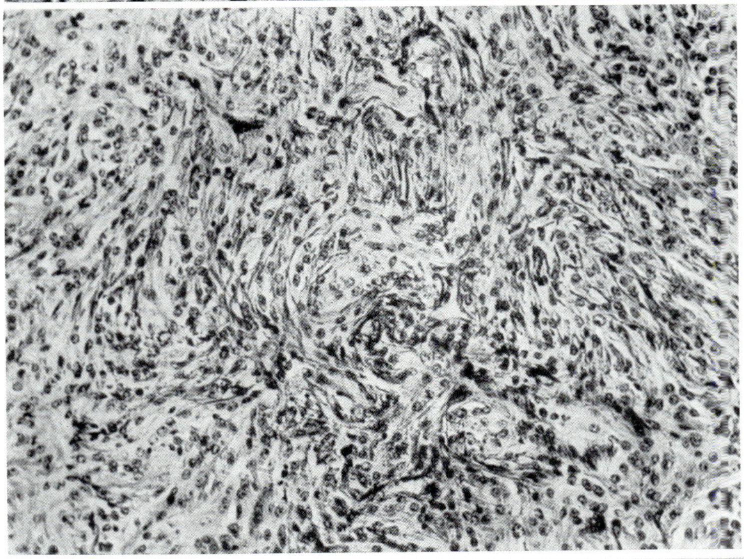

Fig. 205. × 135.
F 35 111—106

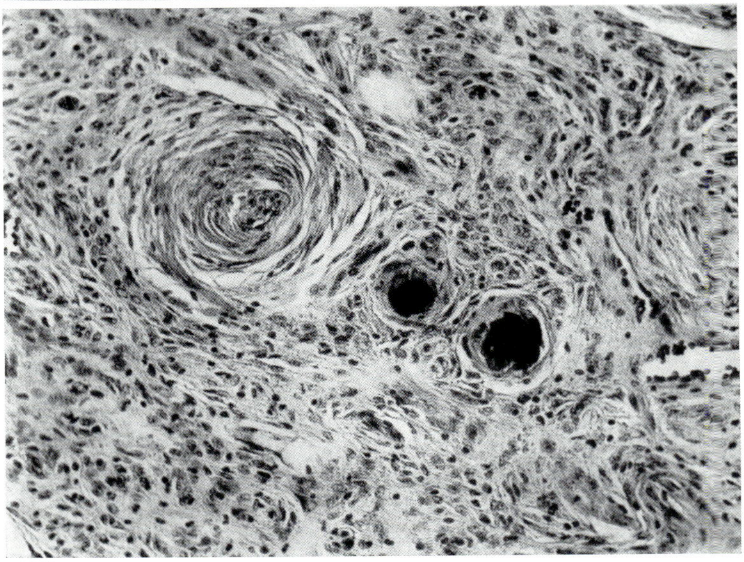

Fig. 206. × 165.
F 35 111—104

7. **Vascular structures of central nervous system** | **Structures vasculaires du système nerveux central** | **Сосудистые новообразования в ЦНС**

Gefäßtumoren des Zentralnervensystems | **Estructuras vasculares del sistema nervioso central** | **Structurae vasculares systematis nervosi centralis** (193)

207 Hemangioma of cerebellum
v. Hippel-Lindau's disease

Hémangiome du cervelet
Maladie de Hippel-Lindau

Гемангиома мозжечка
болезнь Гиппель-Линдау

Hämangiom des Kleinhirns
v. Hippel-Lindausche Krankheit

Hemangioma del cerebelo
Enfermedad de von Hippel-Lindau

Haemangioma cerebelli
Morbus v. Hippel-Lindau

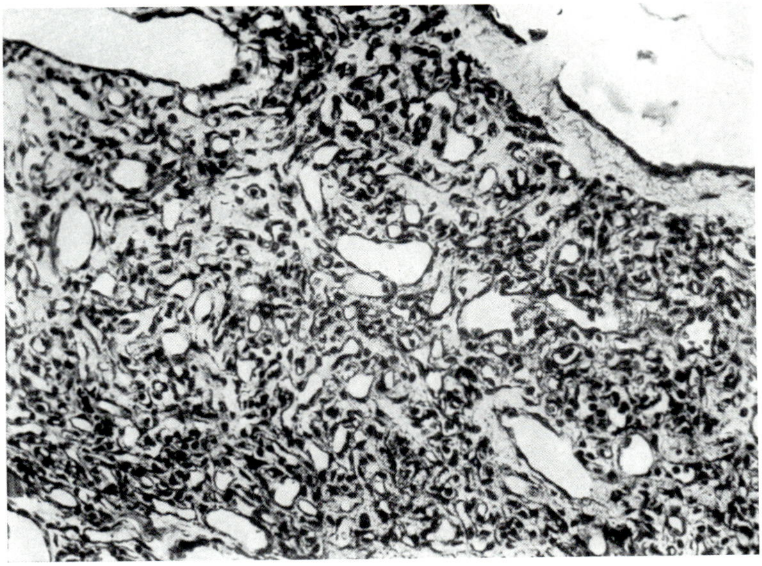

Fig. 207. ×165. F 35 95—85

8.	**Paraganglia**	**Paraganglions**	**Параганглии**	
	Paraganglien	Paraganglios	Paraganglia	(193)

208	Non-chromaffin paraganglioma Carotid body tumor Glomus caroticum tumor Chemodectoma	Paragangliome non chromaffine Paragangliome carotidien et similaires	Нехромаффиновая параганглиома Опухоль каротидного тела Опухоль каротидного гломуса Хемодектома
	Nichtchromaffines Paragangliom Glomus caroticum-Tumor	Paraganglioma no cromafínico Tumor del corpúsculo carotídeo Tumor del glomus caroticum Quemodectoma	Paraganglioma nonchromaffine Tumor glomeris carotici

Some very rare and therefore controversial tumors and terms have not been included such as "astroblastoma", "malignant meningioma", "malignant plexus papilloma", "monstrocellular sarcoma" etc.

Quelques trés rares tumeurs et termes controversés n'ont pas été cités tels que «astroblastomes», «méningiome malin», «papillome malin du plexus choroïde», «sarcome à cellules monstrueuses» etc.

Некоторые очень редкие и вызывающие споры опухоли и термины, как «астробластома», «злокачественная менингиома», «злокачетвенная папиллома сплетения», «гигантоклеточная саркома» и т. п. в список не включены.

Einige sehr seltene und daher strittige Tumoren und Bezeichnungen, wie z. B. „Astroblastom", „malignes Meningeom", „malignes Plexuspapillom", „monstrozelluläres Sarkom" etc. wurden nicht aufgeführt.

Algunos tumores y términos muy raros y por lo tanto motivos de polémica, no han sido incluídos, tales como "astroblastoma", "meningioma maligno", "papiloma maligno de los plexos coroideos", „sarcoma de células monstruosas", etc.

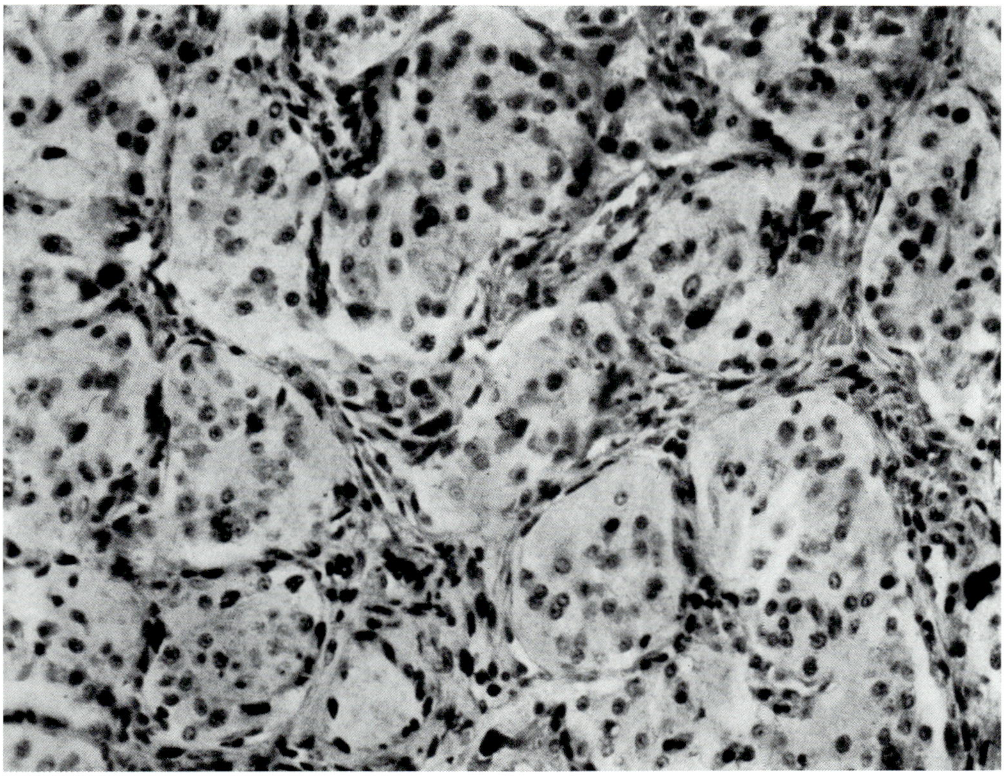

Fig. 208. × 300. F 16 19—7

V.

Mesenchymal tumors

Tumeurs mésenchymateuses

Мезенхимальные опухоли

Mesenchymale Tumoren

Tumores mesenquimales

Tumores mesenchymales

1.	**Fibrous tissue**	**Tissu fibreux**	**Мезенхима**	
	Bindegewebe	**Tejido fibroso**	**Thela fibrosa**	(197)

209	Fibroma	Fibrome	Фиброма
	Fibrom	Fibroma	Fibroma

210	Desmoid Invading fibroma	Tumeur desmoïde Fibrome envahissant	Десмоид Инвазивная фиброма
	Desmoid Invasives Fibrom	Desmoide Fibroma invasor	Tumor desmoides Fibroma invadens

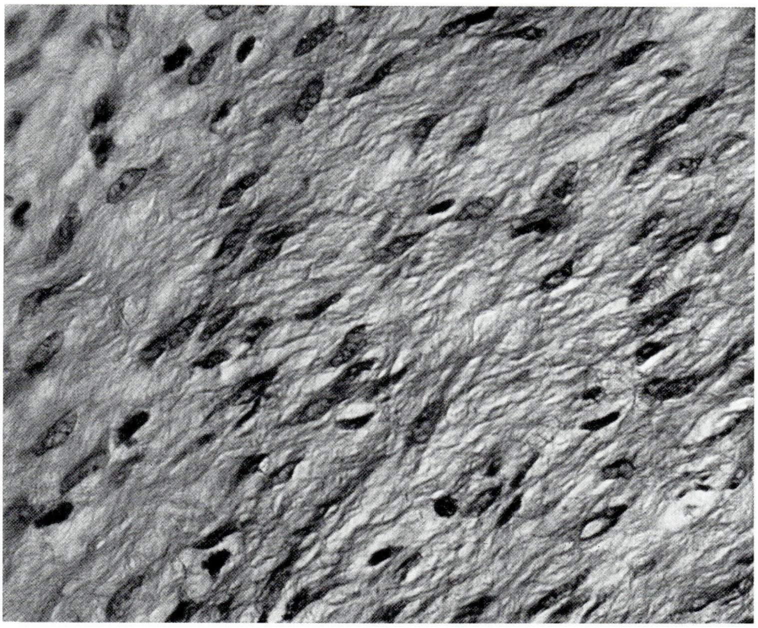

Fig. 209. ×400. F 4 207—205

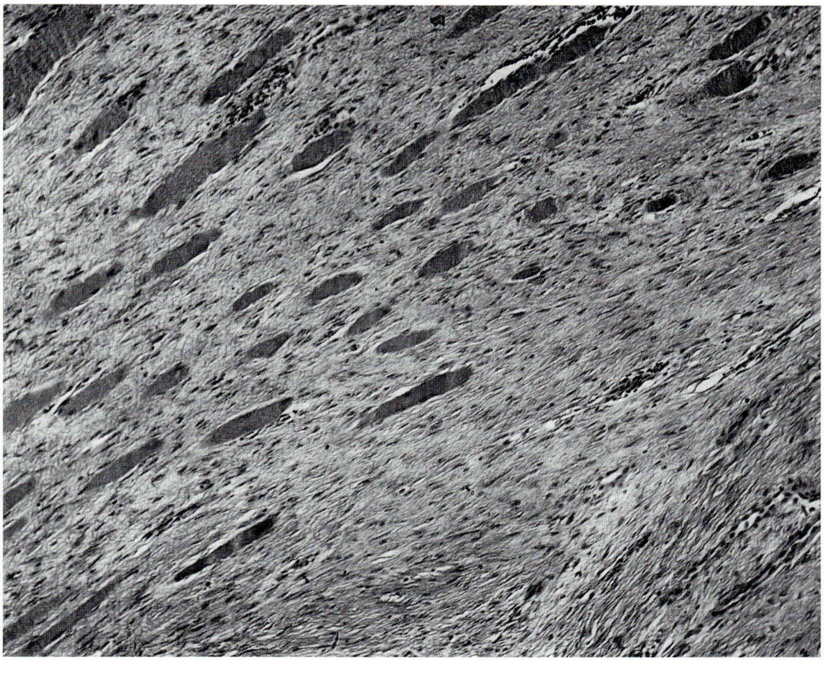

Fig. 210. A—R 1195—743

211	Xanthoma	Xanthome	Ксантома
	Xanthom	Xantoma	Xanthoma

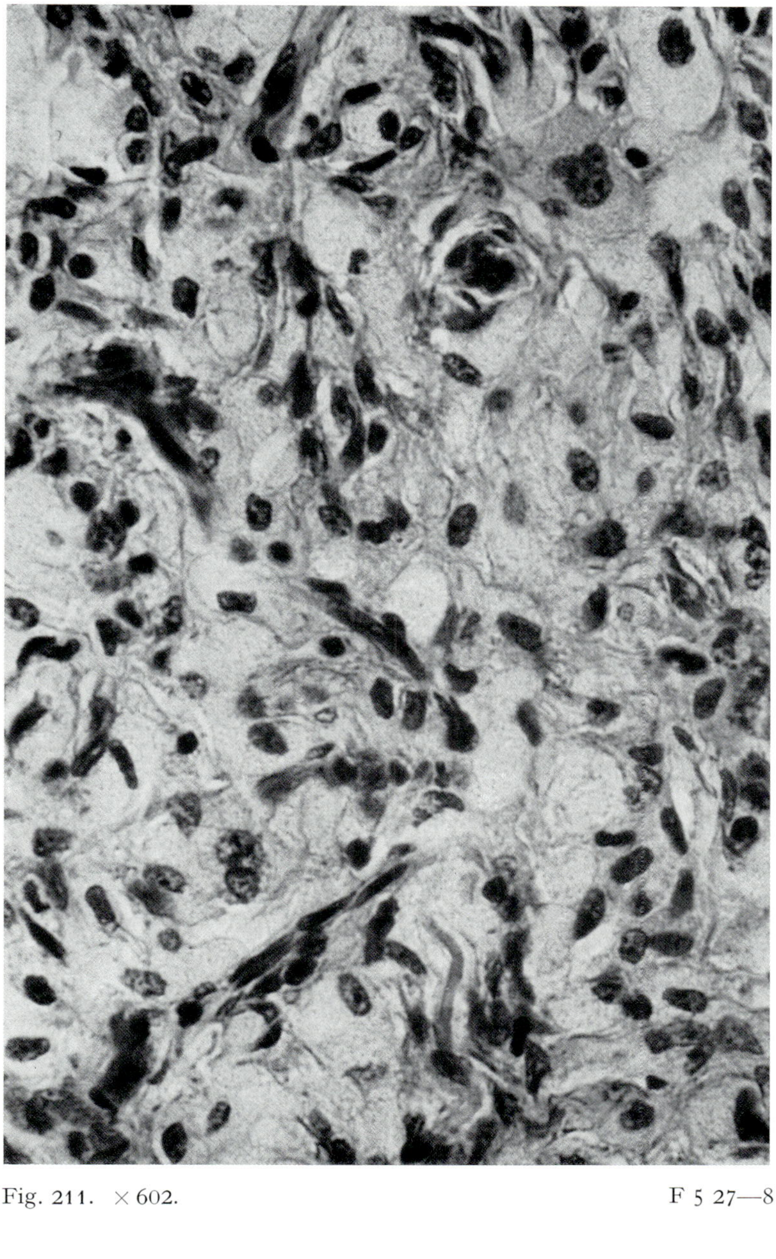

Fig. 211. × 602. F 5 27—8

212	Xanthofibroma Fibroxanthoma Histiocytoma	Xanthofibrome Fibroxanthome Histiocytome	Ксантофиброма Фиброксантома Гистиоцитома
	Xanthofibrom Fibroxanthom Histiocytom	Xantofibroma Fibroxantoma Histiocitoma Hemangioma esclerosante	Xanthofibroma Fibroxanthoma Histiocytoma

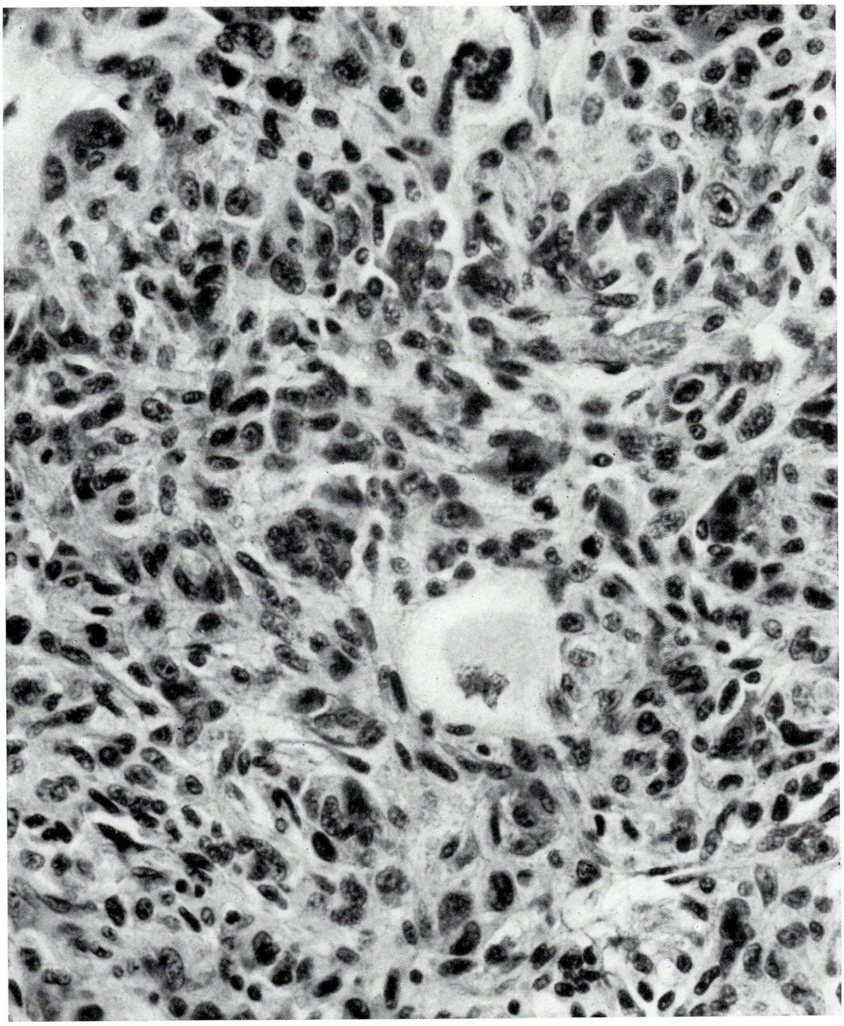

Fig. 212. ×335. F 2 285—218

213	Subepidermal nodular fibrosis	Fibrose nodulaire sous-épidermique	Субэпидермальный узловатый фиброз
	Subepidermale noduläre Fibrose	Fibrosis Nodular Subepidérmica	Fibrosis subepidermoidalis nodularis
214	Dermatotibrosarcoma protuberans	Dermatofibrosarcome expansif (Fibrosarcome de Darier-Ferrand)	Дерматофибросаркома (протуберанс)
	Dermatofibrosarcoma protuberans	Dermatofibrosarcoma protuberante	Dermatofibrosarcoma protuberans

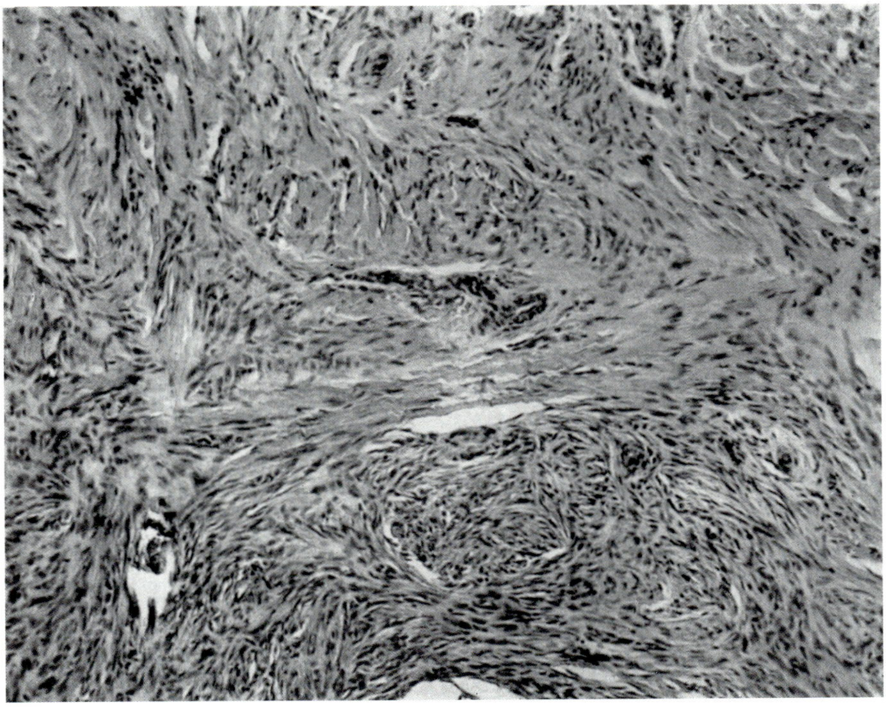

Fig. 213. × 100. F 2 291—227

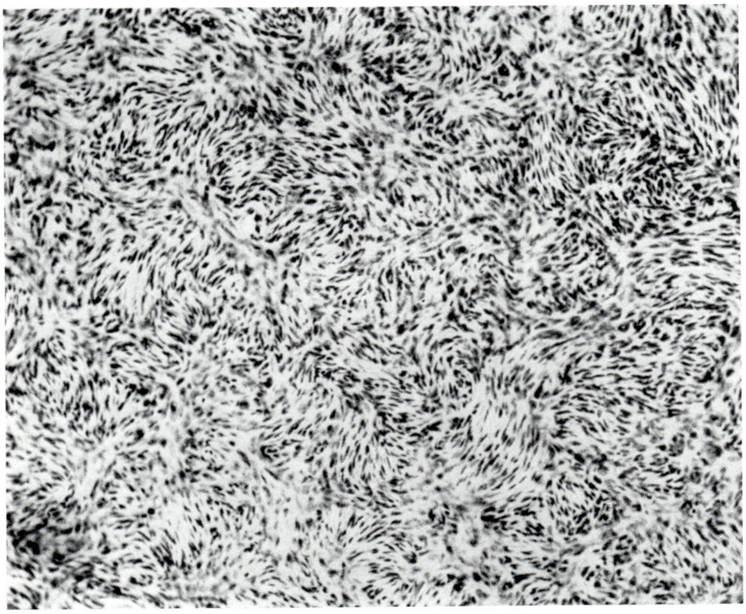

Fig. 214. × 290. F 2 297—233

215	Fibrosarcoma	Fibrosarcome	Фибросаркома
	Fibrosarkom	Fibrosarcoma	Fibrosarcoma
216	Alveolar soft part sarcoma	Sarcome alvéolaire des parties molles	Альвеолярная саркома мягких тканей
	Alveoläres Weichteilsarkom	Sarcoma alveolar de tejidos blandos	Sarcoma alveolare molle

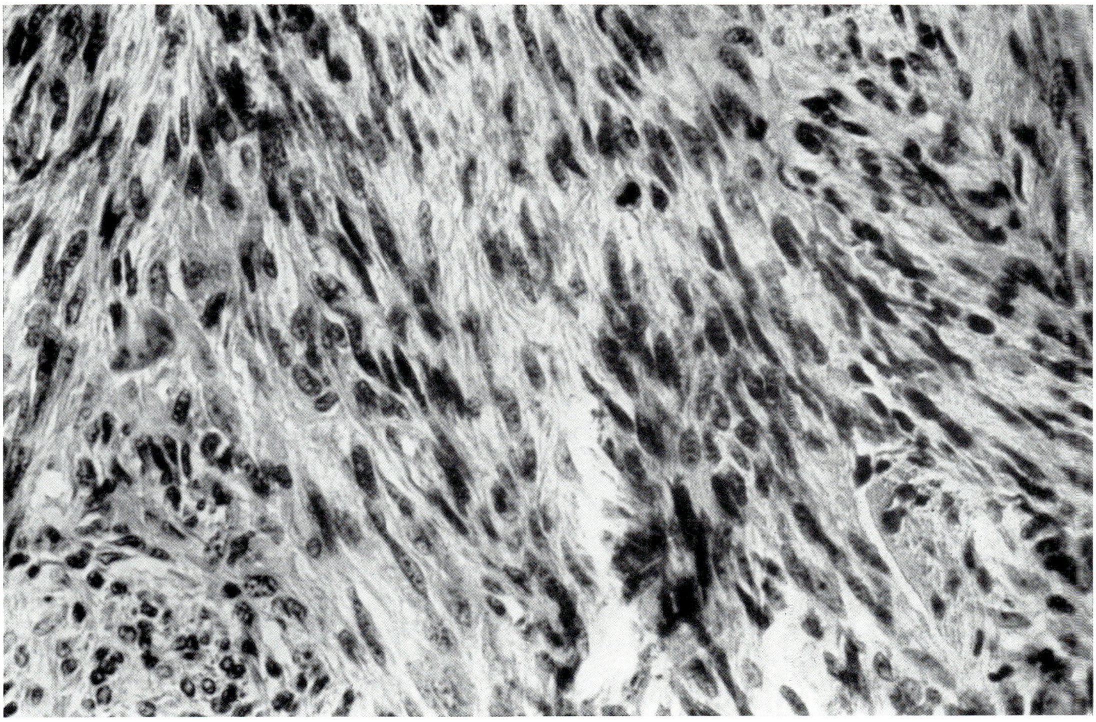

Fig. 215. ×511. F 5 75—45

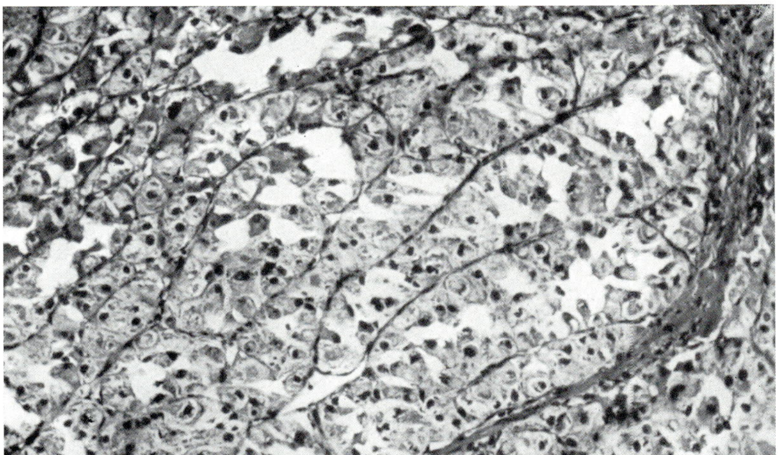

Fig. 216. ×250. F 24 63—45

2.	**Mucoid tissue**	**Tissu mucoïde**	**Слизеобразующая ткань**	
	Schleimbildendes Gewebe	**Tejido mucoide**	**Thela mucoides**	(197)

217	Myxoma	Myxome	Миксома
	Myxom	Mixoma	Myxoma

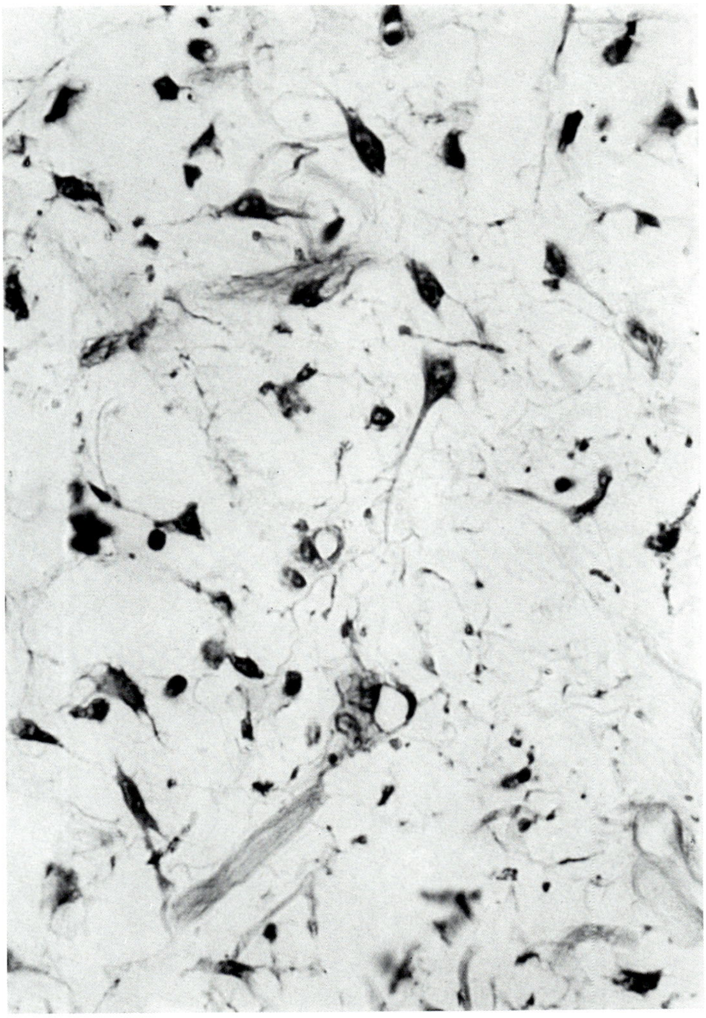

Fig. 217. F 5 77—48

3.	Fat tissue	Tissu adipeux	**Жировая ткань**	
	Fettgewebe	Tejido adiposo	Thela adiposa	(197)

218	Lipoma	Lipome	Липома
	Lipom	Lipoma	Lipoma

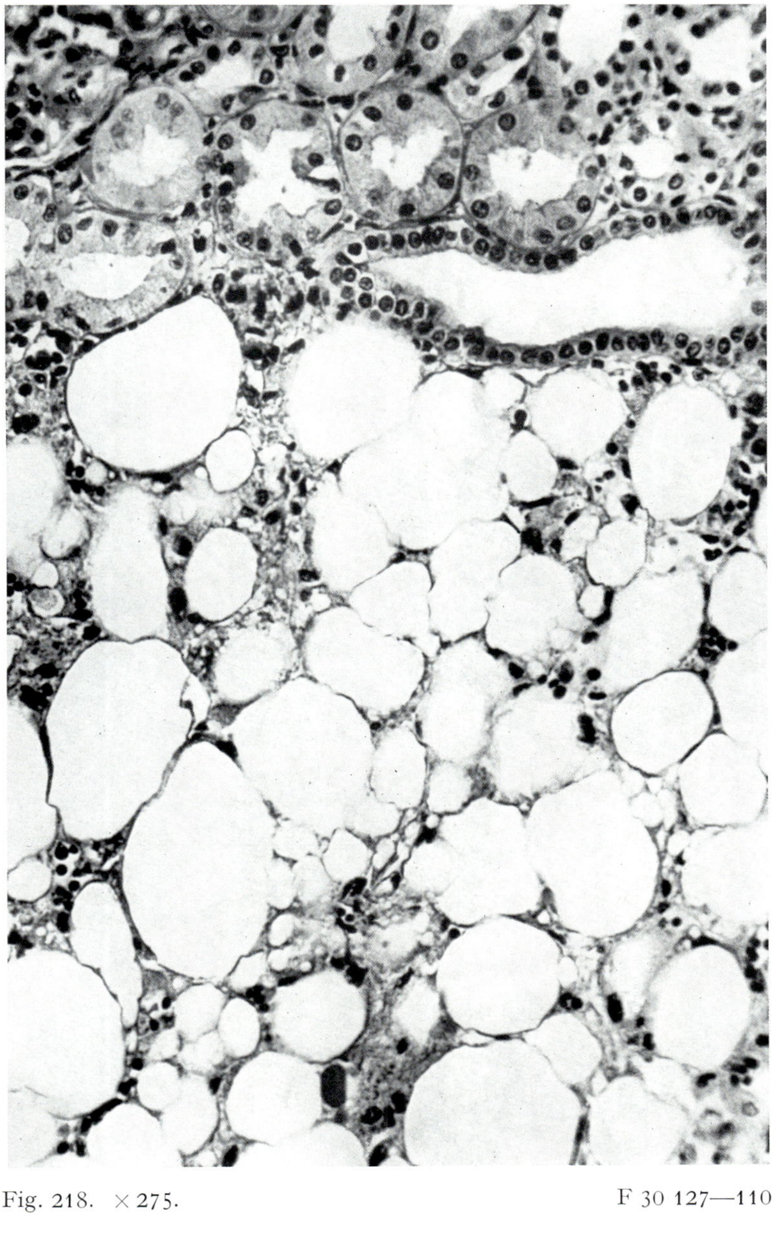

Fig. 218. ×275. F 30 127—110

219	Fetal fat cell lipoma	Lipome à cellules adipeuses foetales Hibernome	Фетальная липома Гибернома
	Fetales Fettzell-Lipom Hibernom	Lipoma de células adiposas fetales Hibernoma	Lipoma foetalocellulare Hibernoma
220	Liposarcoma	Liposarcome	Липосаркома
	Liposarkom	Liposarcoma	Liposarcoma

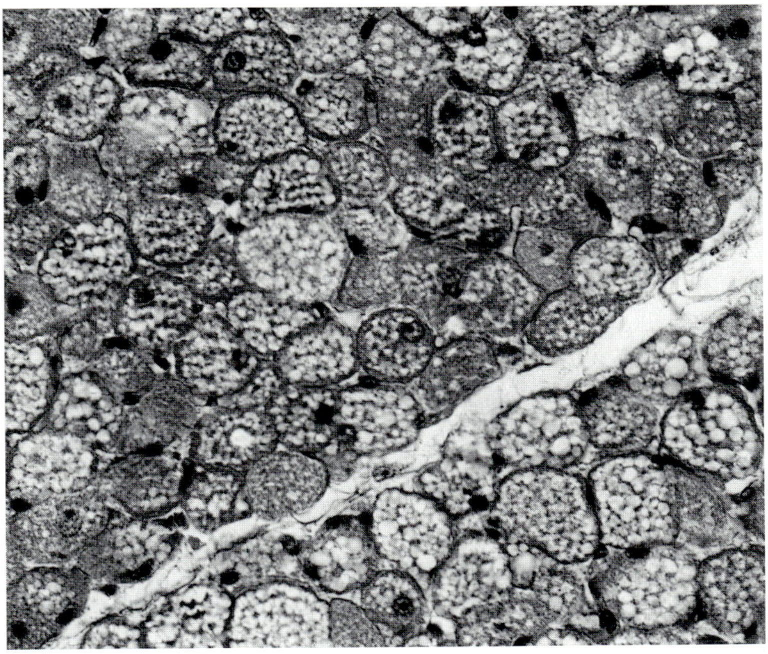

Fig. 219. ×480. A 852—915

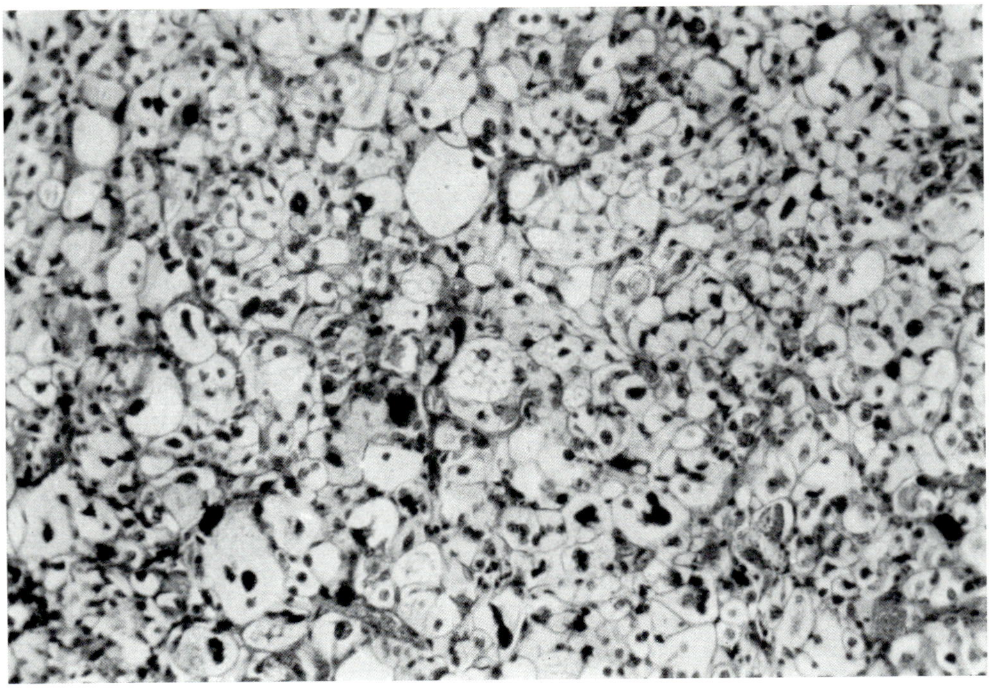

Fig. 220. F 34 77—44

4.	Muscle tissue	Tissu musculaire	**Мышечная ткань**
	Muskelgewebe	Tejido muscular	Thela muscularis (197)

221	Leiomyoma	Léiomyome	Лейомиома
	Leiomyom	Leiomioma	Leiomyoma

222	Rhabdomyoma	Rhabdomyome	Рабдомиома
	Rhabdomyom	Rabdomioma	Rhabdomyoma

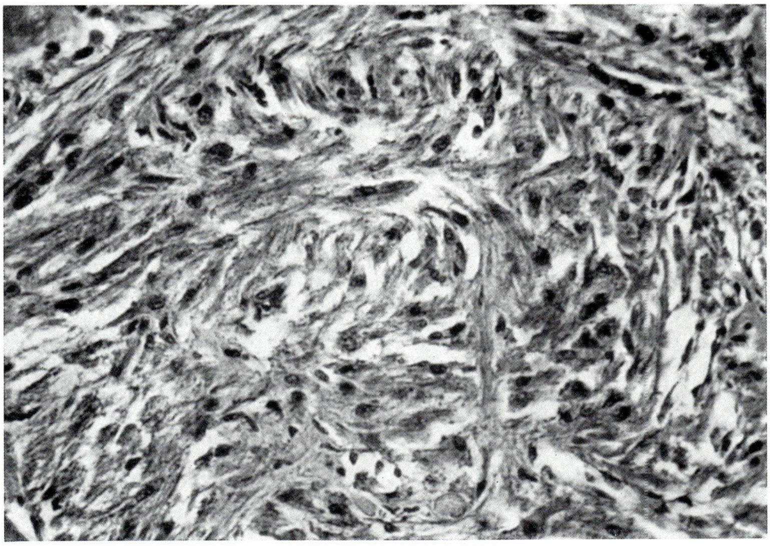

Fig. 221. × 200. F 30 129—113

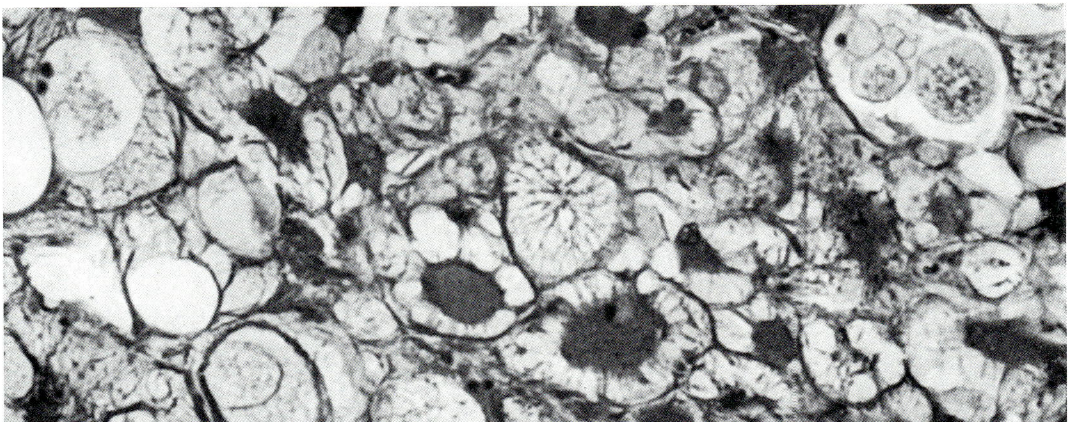

Fig. 222. F 7 21—7

223	Granular cell myoblastoma	Myoblastome à cellules granuleuses	Зернистоклеточная миобластома (миобластомиома)
	Gekörnt-zelliges Myoblastom (Myoblastenmyom)	Mioblastoma de células granulosas	Myoblastoma granulocellulare
224	Leiomyosarcoma	Léiomyosarcome	Лейомиосаркома
	Leiomyosarkom	Leiomiosarcoma	Leiomyosarcoma

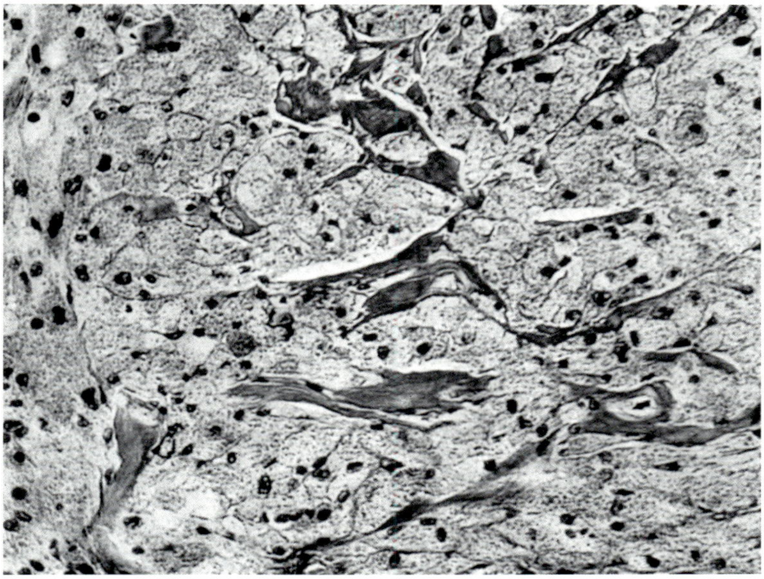

Fig. 223. ×226. F 5 43—20

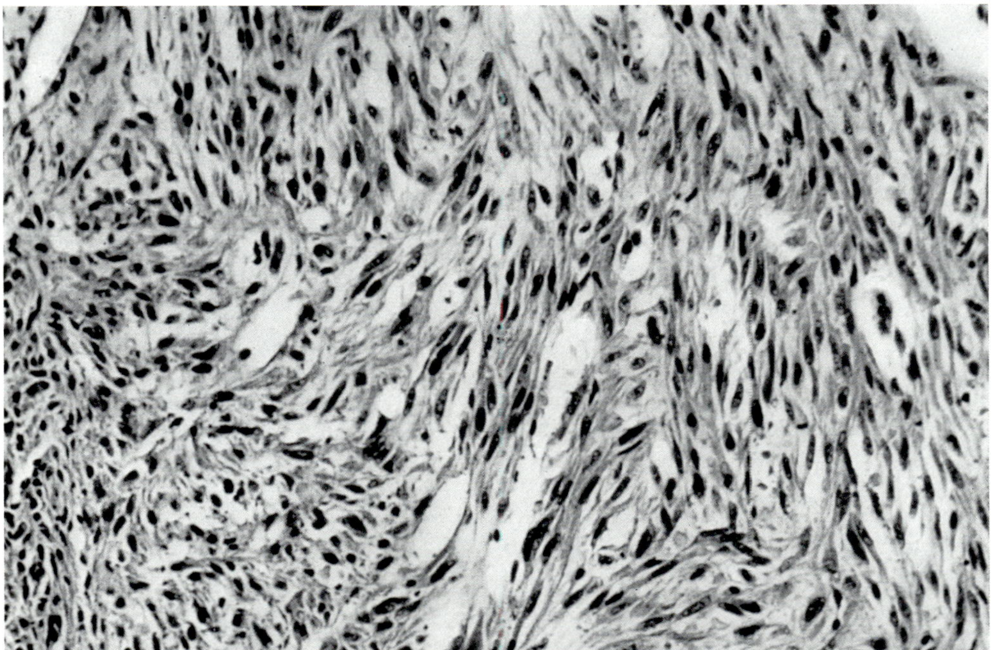

Fig. 224. ×210. F 5 91—55

225 Rhabdomyosarcoma
alveolar
botryoid

Rhabdomyosarcome
alveolaire
botryoïde

Рабдомиосаркома

Rhabdomyosarkom

Rabdomiosarcoma
alveolar
botrioide

Rhabdomyosarcoma
alveolare
bothryoides

226 Malignant granular cell
myoblastoma

Myoblastome malin à
cellules granuleuses

Злокачественная зернисто-
клеточная миобластома
(Злокачественная мио-
бластомиома)

Bösartiges gekörnt-zelliges
Myoblastom (Malignes
Myoblastenmyom)

Mioblastoma maligno de
células granulosas

Myoblastoma granulo-
cellulare malignum

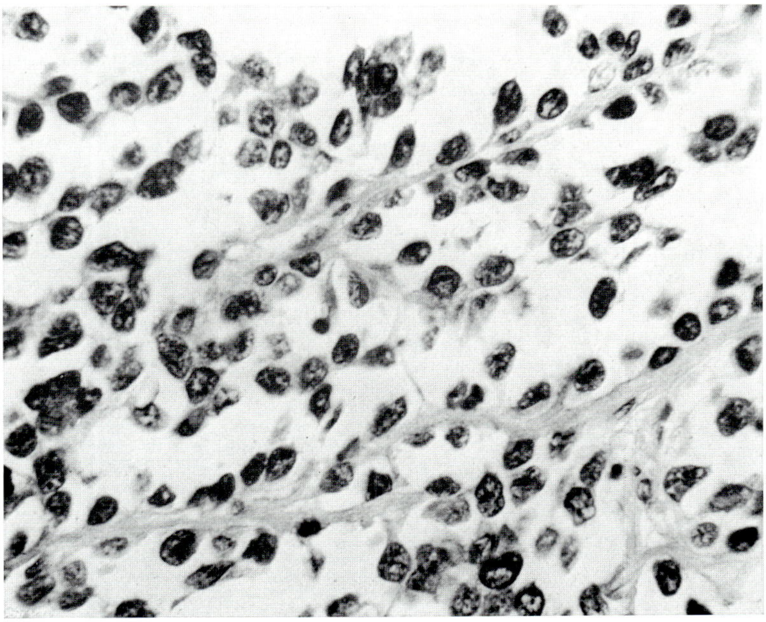

Fig. 225. × 770. A 859—926

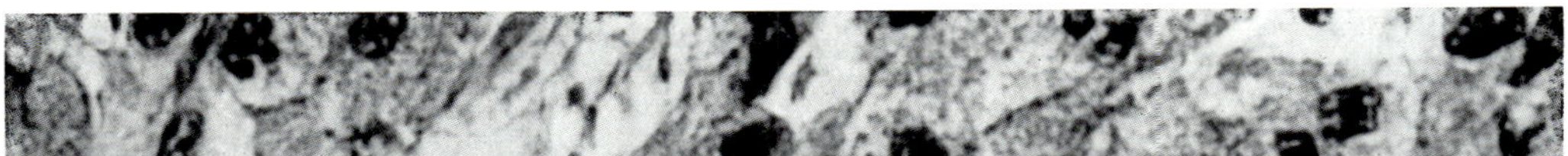

Fig. 226. × 600. F 5 97—60

5.	**Vascular tissue**	**Tissu vasculaire**	**Сосуды**
	Gefäße	**Tejido vascular**	**Thela vascularis** (197)

227 Capillary hemangioma
Benign hemangioendothelioma

Hémangiome capillaire
Hémangio-endothéliome bénin

Капиллярная гемангиома
Доброкачественная гемангиоэндотелиома

Capilläres Hämangiom
Gutartiges Hämangioendotheliom

Hemangioma capilar
Hemangioendotelioma benigno

Haemangioma capillare
Haemangioendothelioma benignum

228 Cavernous (venous) hemangioma
Cavernoma

Hémangiome caverneux (veineux)
Cavernome

Кавернозная гемангиома
Кавернома

Kavernöses Hämangiom
Kavernom

Hemangioma cavernoso
Cavernoma

Haemangioma cavernosum (venosum)
Cavernoma

229 Arterial hemangioma
Arteriovenous angioma
Hemangioma racemosum

Hémangiome artériel
Angiome artério-veineux
Hémangiome racémeux

Артериальная гемангиома
Артериовенозная ангиома
Рацемозная гемангиома

Arterielles Hämangiom
Arterio-venöses Angiom
Haemangioma racemosum

Hemangioma arterial
Angioma arteriovenoso
Hemangioma racemoso

Haemangioma arteriale
Angioma arteriovenosum
Haemangioma racemosum

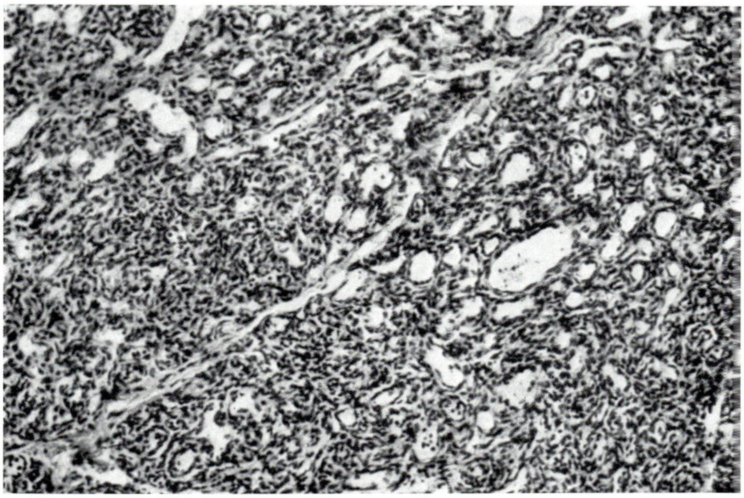

Fig. 227. × 120.
F 7 55—41

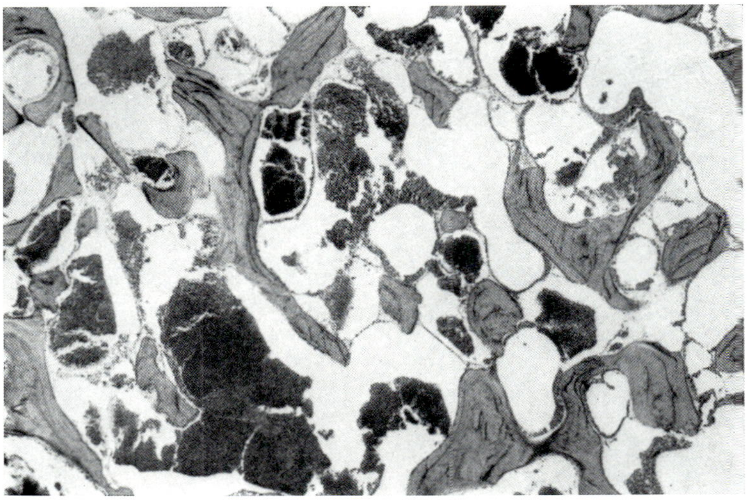

Fig. 228. × 120.
F 7 55—39

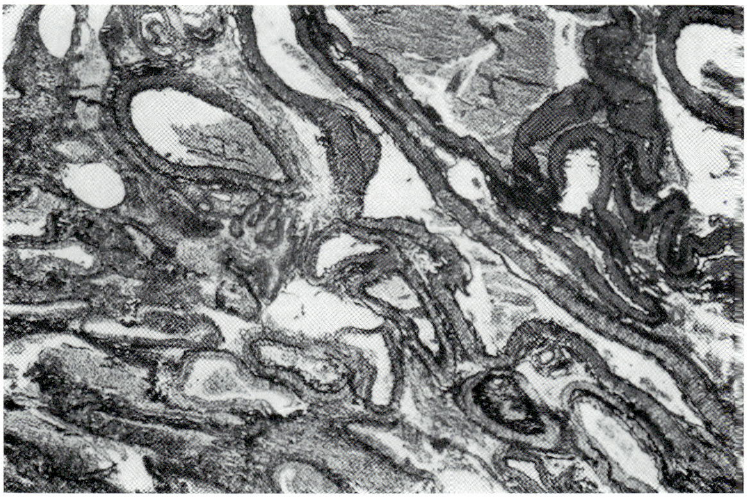

Fig. 229.
F 7 59—45

230 Lymphangioma
Cystic hygroma

Lymphangiome
Hygroma cystique

Лимфангиома
Кистозная гигрома

Lymphangiom
Cystisches Hygrom

Linfangioma
Higroma quístico

Lymphangioma
Hygroma cysticum

231 Glomus tumor
Glomangioma

Tumeur glomique
Glomangiome

Гломическая опухоль
Гломангиома

Glomus-Tumor
Glomangiom

Tumor glómico
Glomangioma

Glomus tumor
Glomangioma

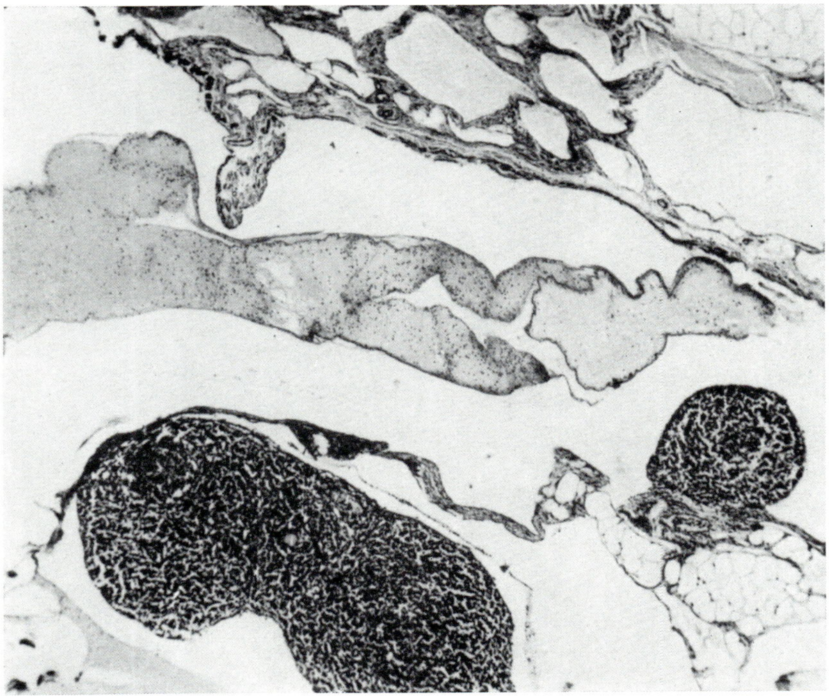

Fig. 230. ×48. F 24 27—15

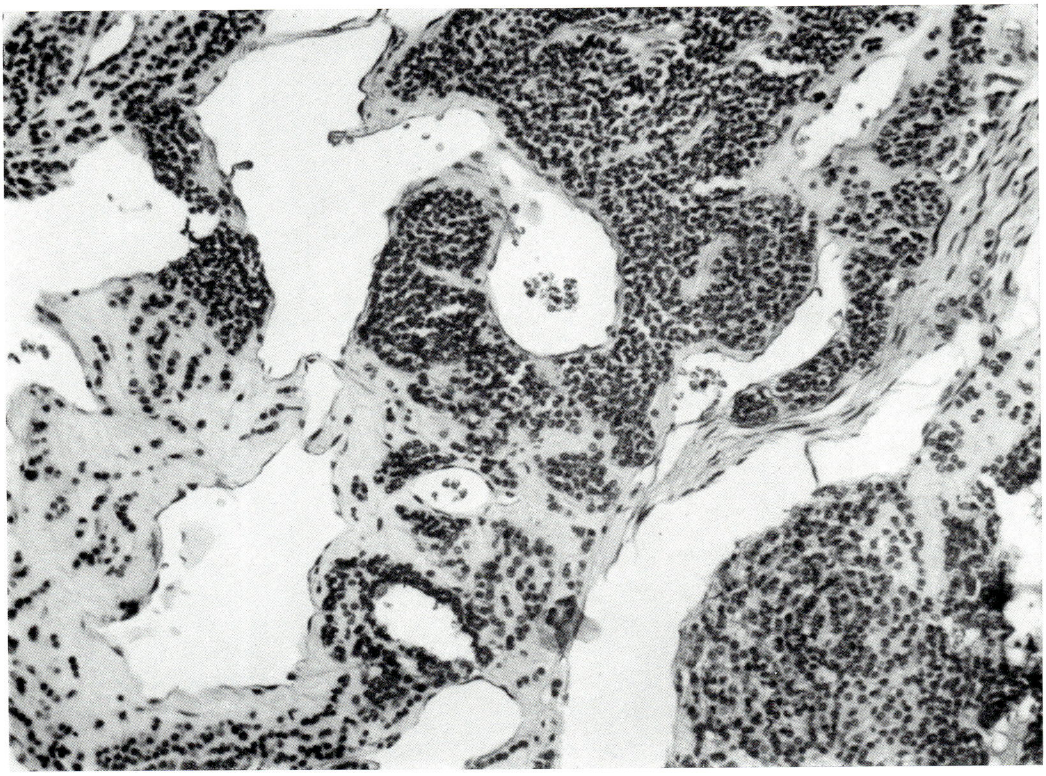

Fig. 231. ×180. F 21 41—25

232	Hemangiopericytoma	Hémangio-péricytome	Гемангиоперицитома
	Hämangiopericytom	Hemangiopericitoma	Haemangiopericytoma
233	Hemorrhagic sarcoma (Kaposi)	Sarcome hémorragique (Kaposi)	Геморрагическая саркома (Капози)
	Hämorrhagisches Sarkom (Kaposi)	Sarcoma hemorrágico (Kaposi)	Sarcoma haemorrhagicum (Kaposi)

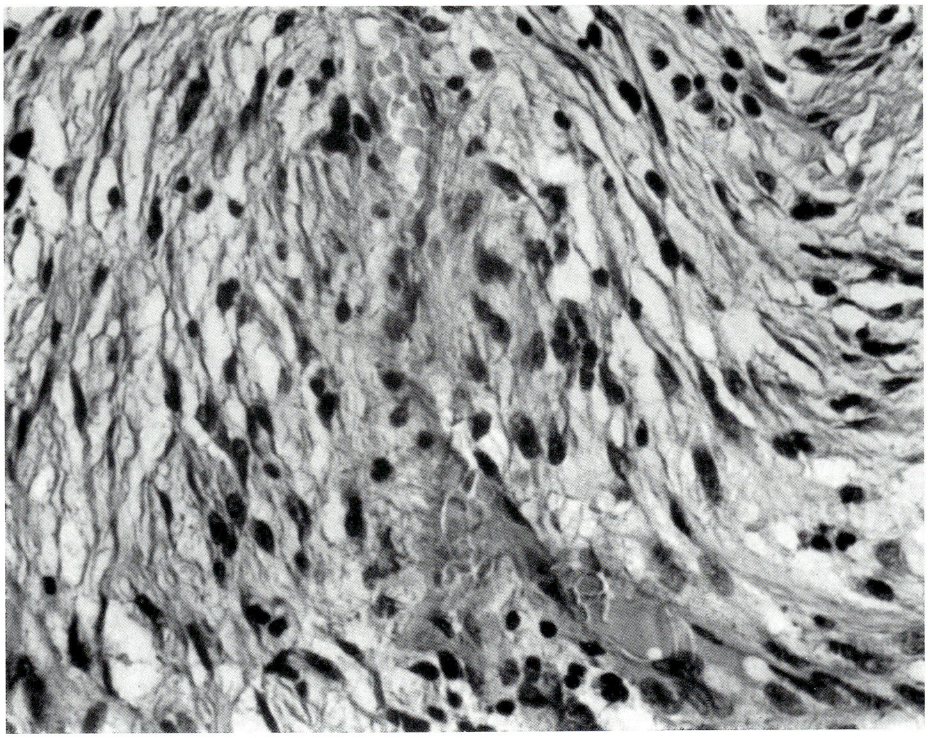

Fig. 232. ×469. F 21 39—23

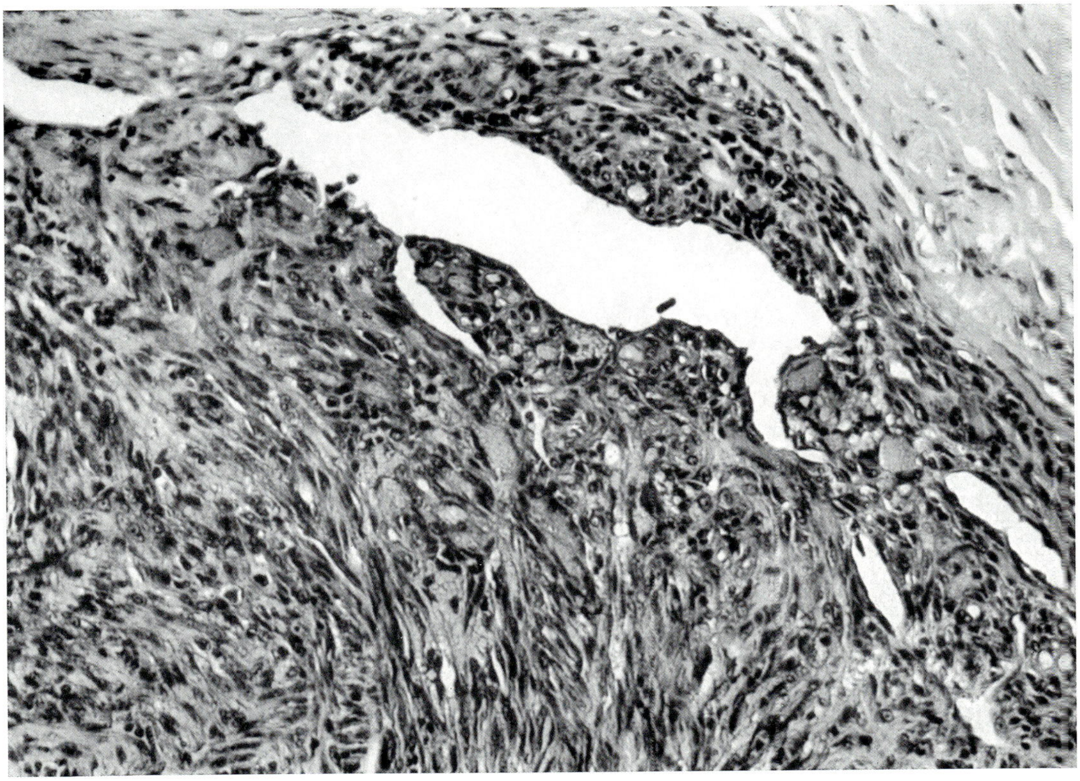

Fig. 233. ×310. F 5 105—65

234	Malignant hemangioendothelioma Hemangiosarcoma	Hémangio-endothéliome malin Hémangiosarcome	Злокачественная гемангиоэндотелиома Гемангиосаркома
	Bösartiges Hämangioendotheliom Hämangiosarkom	Hemangioendotelioma maligno Hemangiosarcoma	Haemangioendothelioma malignum Haemangiosarcoma
235	Malignant hemangiopericytoma	Hémangio-péricytome malin	Злокачественная гемангиоперицитома
	Bösartiges Hämangiopericytom	Hemangiopericitoma maligno	Haemangiopericytoma malignum

Some benign and malignant mesenchymal tumors may contain different components such as muscular, fibrous, mucoid, vascular, and fat tissue. Such tumors should be called according their components e.g. myofibroma, myxoliposarcoma etc.

Certaines tumeurs mésenchymateuses bénignes et malignes peuvent contenir différents composants tissulaires tels que tissus musculaire, fibreux, mucoïde, vasculaire ou adipeux. Ces tumeurs devront être intitulées selon leurs constituants p. ex. myofibrome, myxoliposarcome etc.

Некоторые доброкачественные и злокачественные мезенхимные опухоли могут содержать разные компоненты, как напр. мышечную, соединительную, слизеобразующую, сосудистую, жировую ткани. Такие опухоли должны называться соответственно их тканевому составу, как напр. миофиброма, миксолипосаркома и т. п.

Manche mesenchymalen Tumoren können verschiedene Anteile enthalten, wie z. B. Muskel-, Schleim-, Gefäß- und Fett-Gewebe. Solche Tumoren sollten entsprechend ihren Anteilen etwa als „Myofibrom", „Myxoliposarkom" etc. bezeichnet werden.

Algunos tumores mesenquimales benignos y malignos pueden contener diferentes componentes, tales como tejido muscular, fibroso, mucoide, vascular y adiposo. Tales tumores deben ser denominados de acuerdo con sus componentes: ej. miofibroma, mixoliposarcoma, etc.

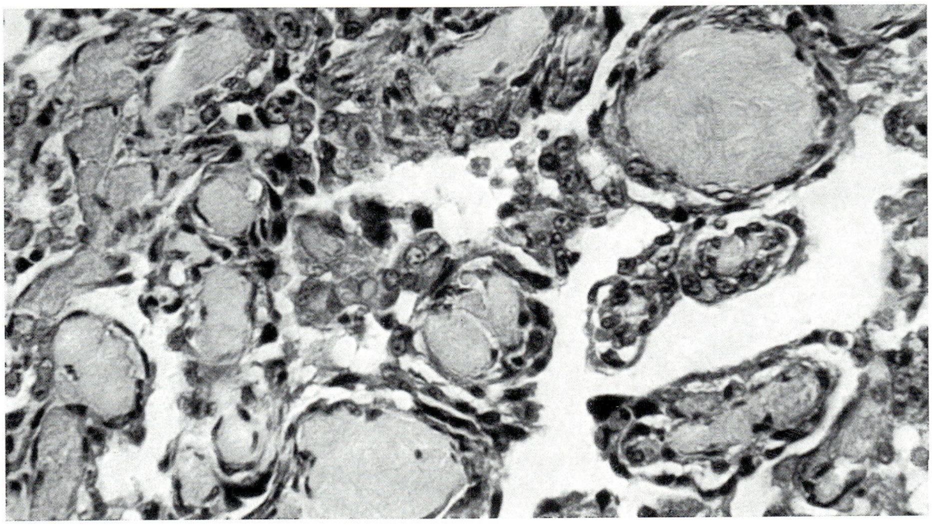

Fig. 234. × 350. F 4 245—253

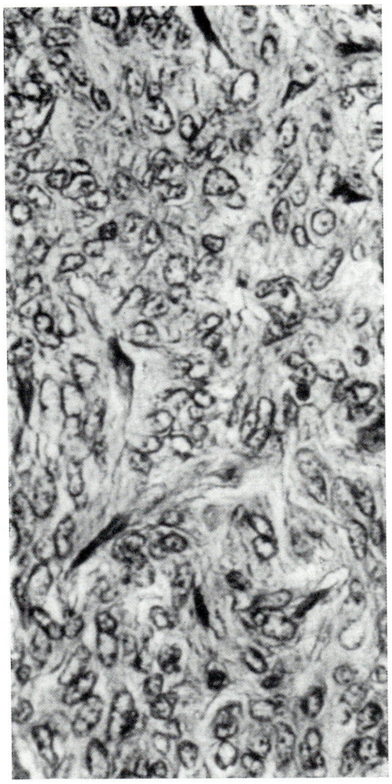

Fig. 235a. × 515. F 5 103—63A

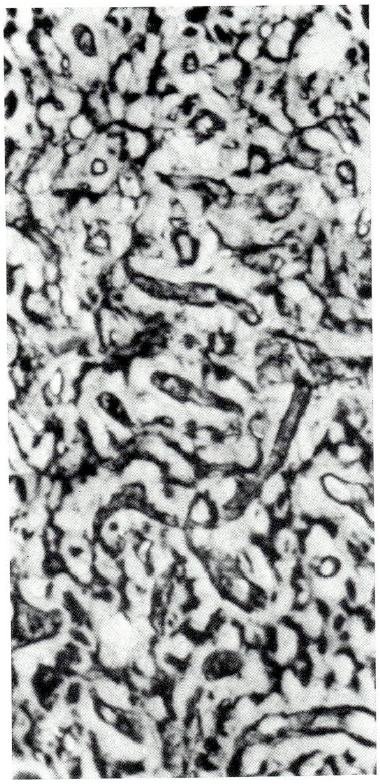

Fig. 235b. × 515. F 5 103—63B

6.	**Skeletal tissues** (Bone, cartilage, notochord)	**Tissus squelettogènes** (Os, cartilage, chorde dorsale)	**Скелет** (Кости, хрящ, хорда)
	Skelet (Knochen, Knorpel, Chorda)	**Tejidos del esqueleto** (Huesos, cartílagos, notocorda)	**Thelae ossium** (Os, cartilago, chorda) (196)

236	Chondroma Enchondroma	Chondrome Enchondrome	Хондрома Энхондрома
	Chondrom Enchondrom	Condroma Encondroma	Chondroma Enchondroma
237	Osteochondroma	Ostéo-chondrome	Остеохондрома
	Osteochondrom	Osteocondroma	Osteochondroma

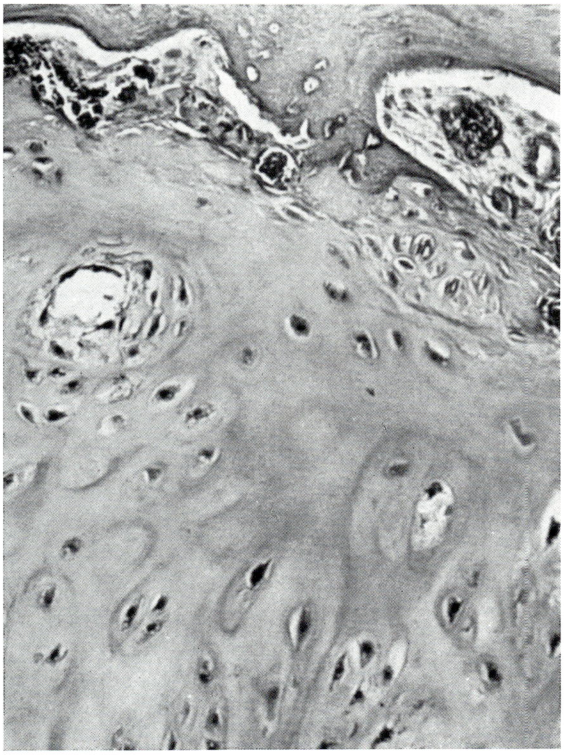

Fig. 236. ×175. F 4 55—47

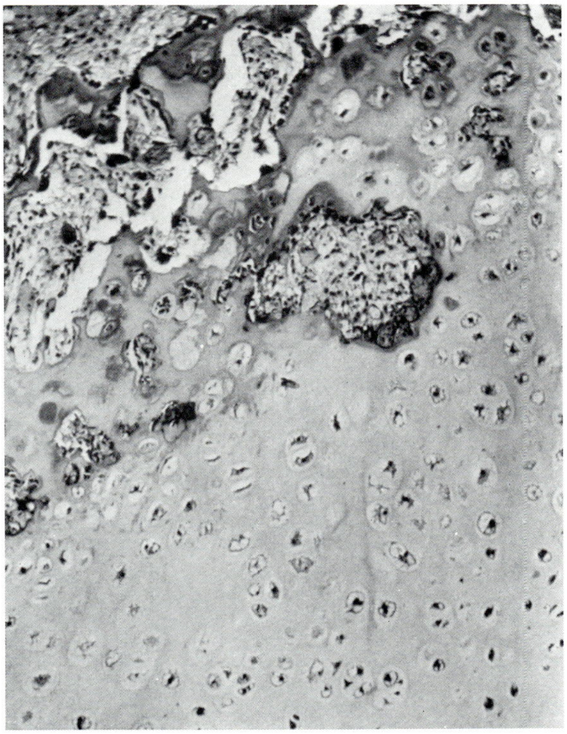

Fig. 237. ×125. F 4 49—36

238	Chondroblastoma (benign) (Codman)	Chondroblastome (bénin) (Codman)	Хондробластома (доброкачественная) (Кодмэн)
	Chondroblastom (gutartig)	Condroblastoma (benigno)	Chondroblastoma (benignum)

239	Chondromyxoid fibroma	Fibrome chondro-myxoïde	Хондромиксоидная фиброма
	Chondromyxoides Fibrom	Fibroma condromixoide	Fibroma chondromyxoides

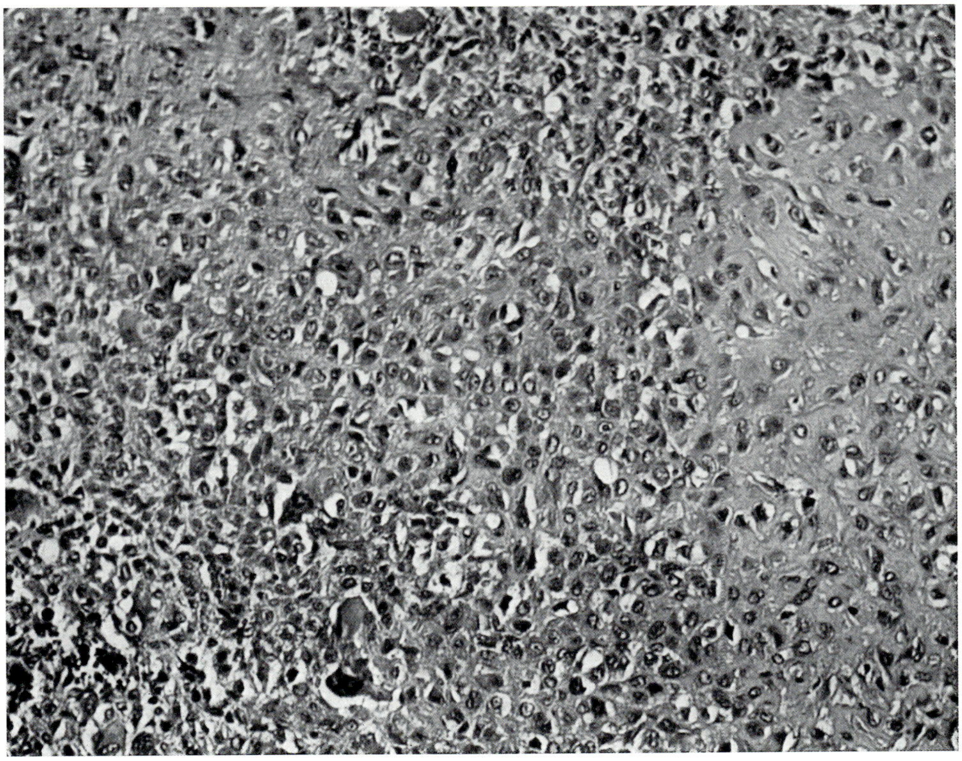

Fig. 238. ×165. F 4 29—8

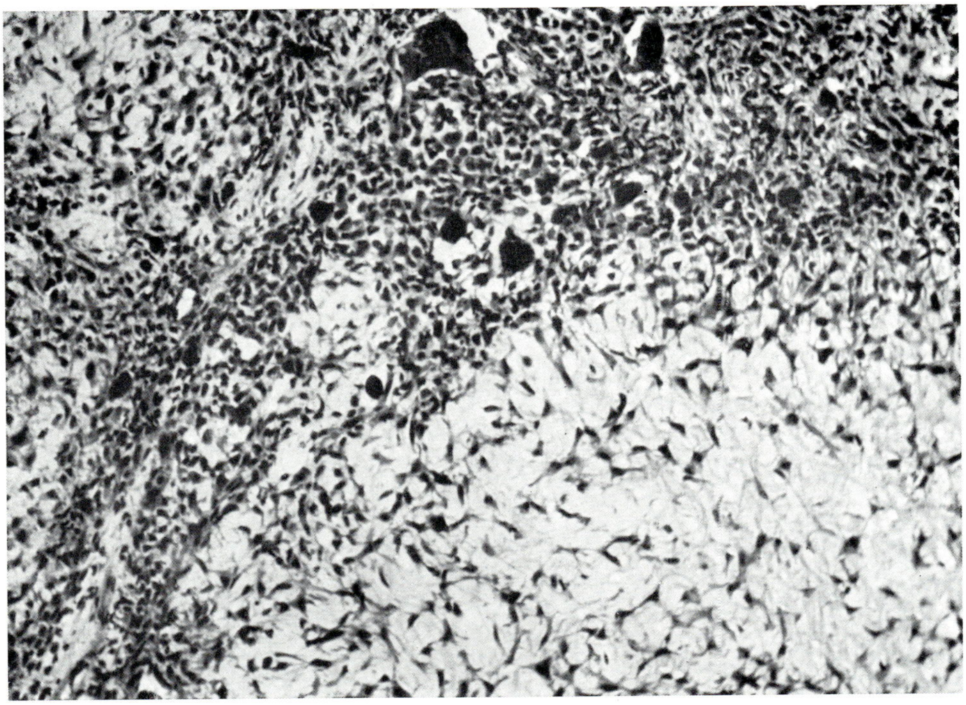

Fig. 239. ×150. F 4 43—27

240	Osteoma	Ostéome	Остеома
	Osteom	Osteoma	Osteoma
241	Osteoid-Osteoma	Ostéome ostéoïde	Остеоидная остеома
	Osteoidosteom	Osteoma osteoide	Osteoma osteoides

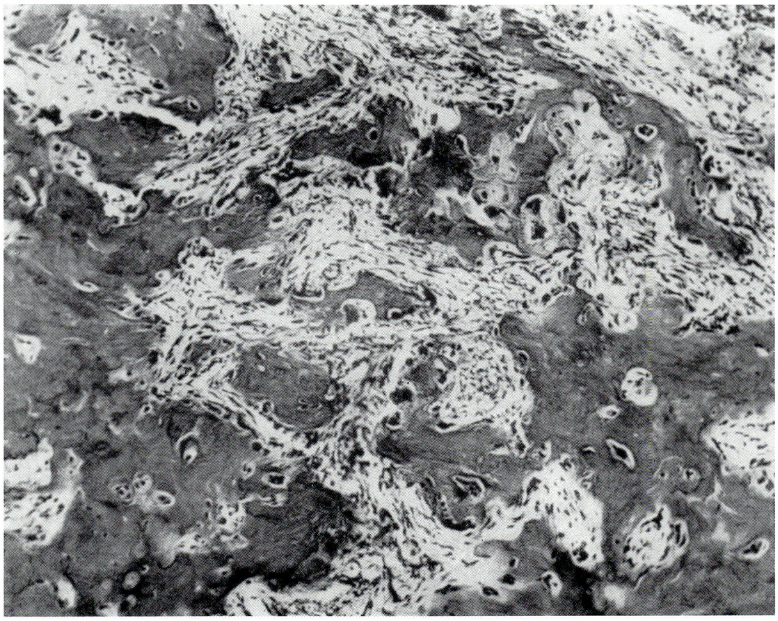

Fig. 240. ×400. Li 84—40B

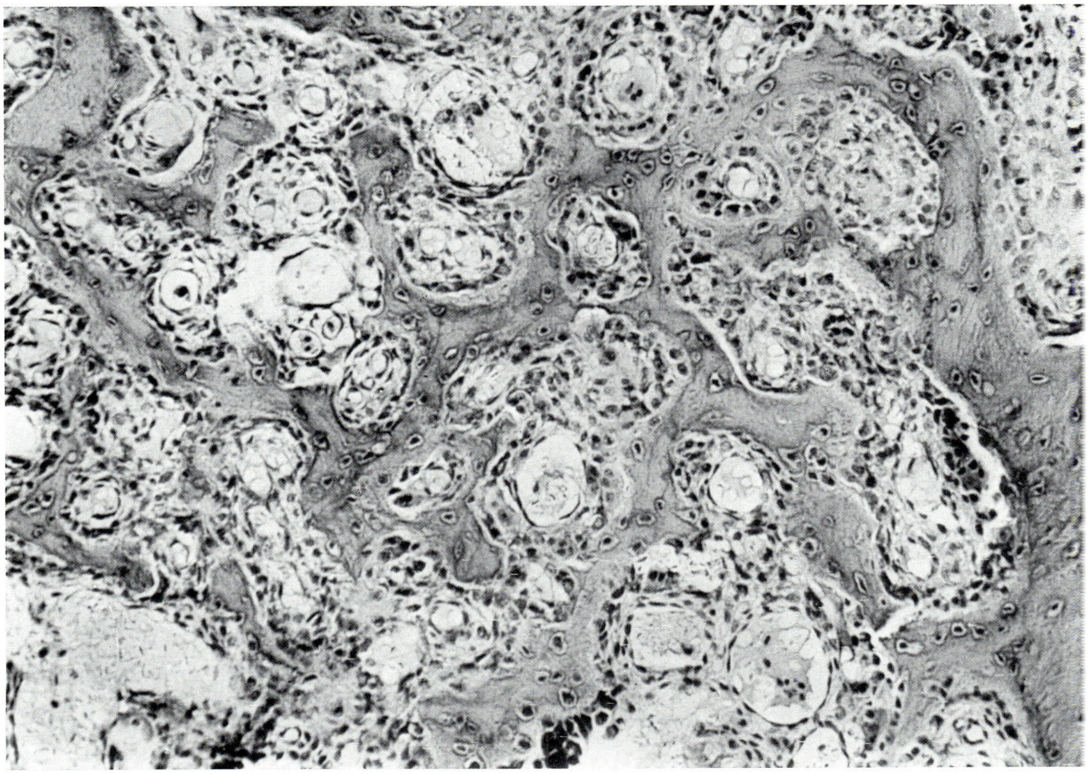

Fig. 241. ×175. F 4 105—92

242	Non-osteogenic fibroma Metaphyseal fibrous defect	Fibrome non ostéogénique «Metaphyseal fibrous defect»	Неостеогенная фиброма Фиброзный дефект метафиза
	Nichtosteogenes Fibrom Fibröser Metaphysendefekt	Fibroma no osteogénico Defecto fibroso metafisario	Fibroma non osteogenes Defectum metaphysis fibrosum
243	Giant cell tumor* Osteoclastoma Myelogenic giant cell tumor	Tumeur à cellules géantes* Ostéoclastome Tumeur à myéloplaxes	Гигантоклеточная опухоль* Остеокластома Миэлогенная гигантоклеточная опухоль
	Riesenzelltumor (Epulis)* Osteoklastom Myelogener Riesenzelltumor	Tumor de células gigantes* Osteoclastoma Tumor mielogénico de células gigantes	Tumor gigantocellularis (Epulis) Osteoclastoma

* Rarely giant cell tumors may behave as malignant neoplasms. Only when fibrosarcomatous changes occur can the diagnosis of malignancy be made with confidence.

* La tumeur à cellules géantes a rarement un comportement malin. Le diagnostic de malignité ne peut être posé qu'en présence d'un stroma fibro-sarcomateux.

* Малигнизация гигантоклеточных опухолей — редкое явление. Только при наличии изменений типа фибросаркомы можно с уверенностью утверждать злокачественность процесса.

* Selten können sich Riesenzelltumoren wie maligne Geschwülste verhalten. Die Diagnose der Malignität kann aber nur mit einiger Sicherheit gestellt werden, wenn fibrosarkomatöse Veränderungen vorhanden sind.

* Rara vez los tumores de células gigantes se comportan como neoplasias malignas. Sólo cuando occuren cambios fibrosarcomatosos el diagnóstico de malignidad se puede hacer con certeza.

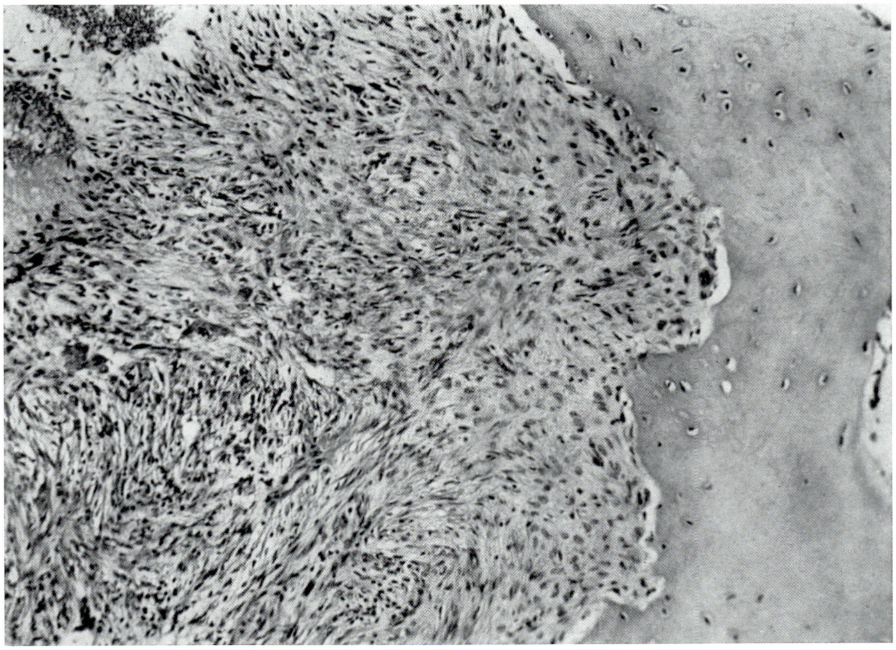

Fig. 242. × 120. F 4 317—318

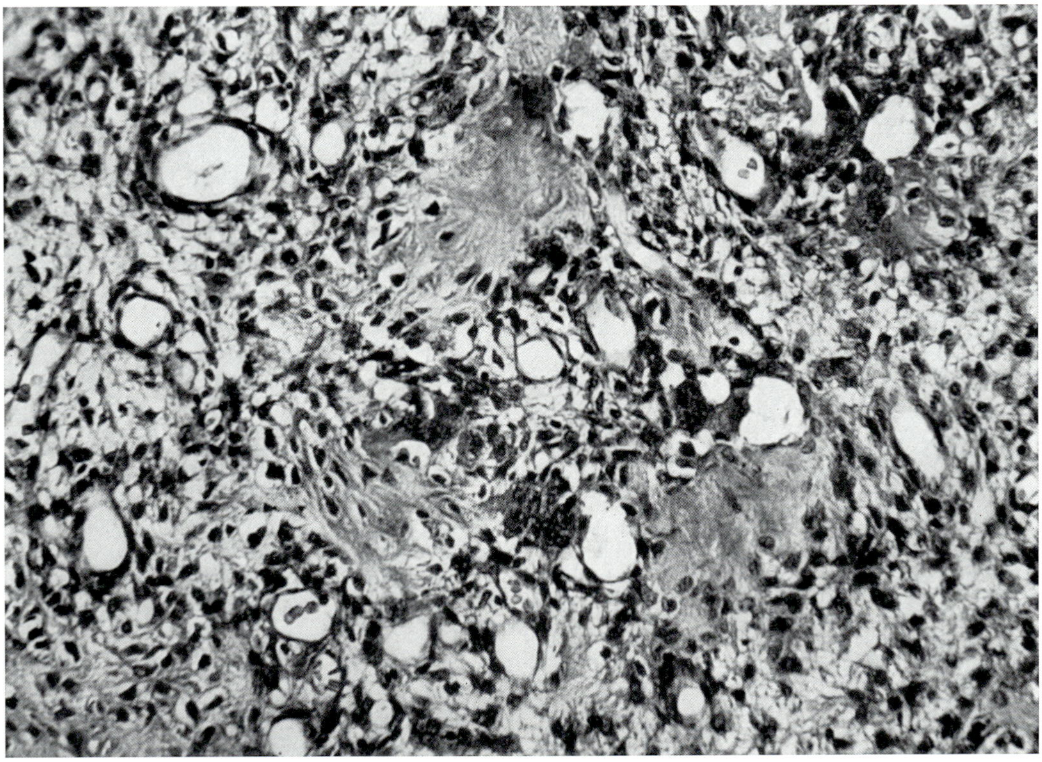

Fig. 243. × 275. F 4 221—226

Osteogenic sarcoma (244—247):
Sarcome ostéogénique (244—247):
Остеогенная саркома (244—247):
Osteogenes Sarkom (244—247):
Sarcoma osteogénico (244—247):
Sarcoma osteogenes (244—247):

244	Osteosarcoma	Sarcome ostéoïde	Остеоидная Саркома
	Osteoides Sarkom	Sarcoma osteoide	Sarcoma osteoides
245	Chondroid sarcoma	Sarcome chondroïde	Хондроидная Саркома
	Chondroides Sarkom	Sarcoma condroide	Sarcoma chondroides
246	Fibrous, mucoid sarcoma or combinations thereof	Sarcome fibreux ou mucoïde ou mixte	Фиброзная, мукозная, Саркома или их комбинации
	Fibröses, muköses Sarkom oder Kombination davon	Sarcoma fibroso, mucoide o combinado	Sarcoma fibrosum mucoides et combinationes

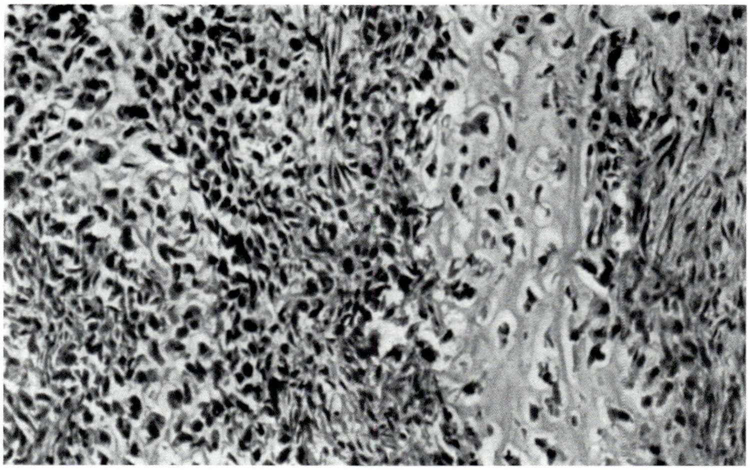

Fig. 244. × 180. F 4 121—112

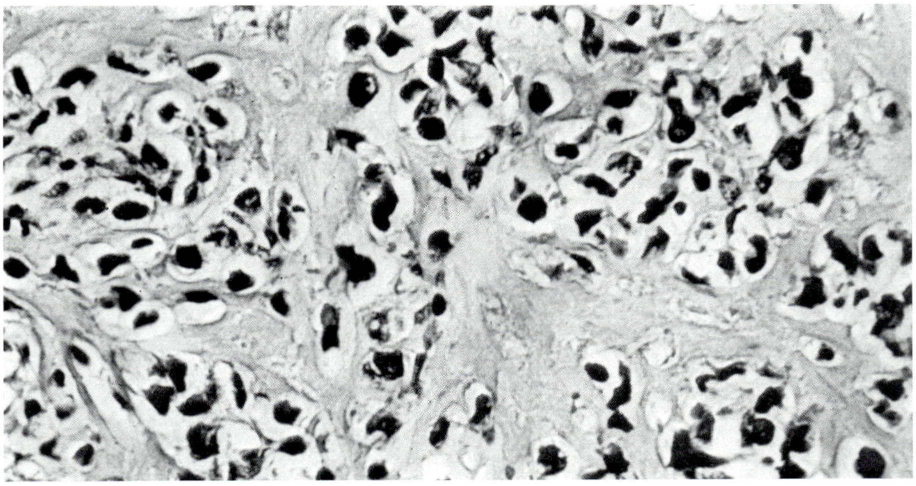

Fig. 245. × 300. F 4 127—123

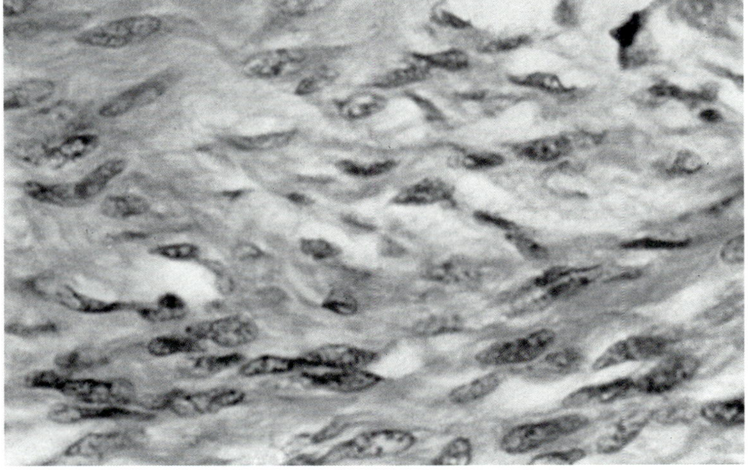

Fig. 246. × 615. F 4 125—119

247	Chondrosarcoma	Chondrosarcome	Хондросаркома
	Chondrosarkom	Condrosarcoma	Chondrosarcoma

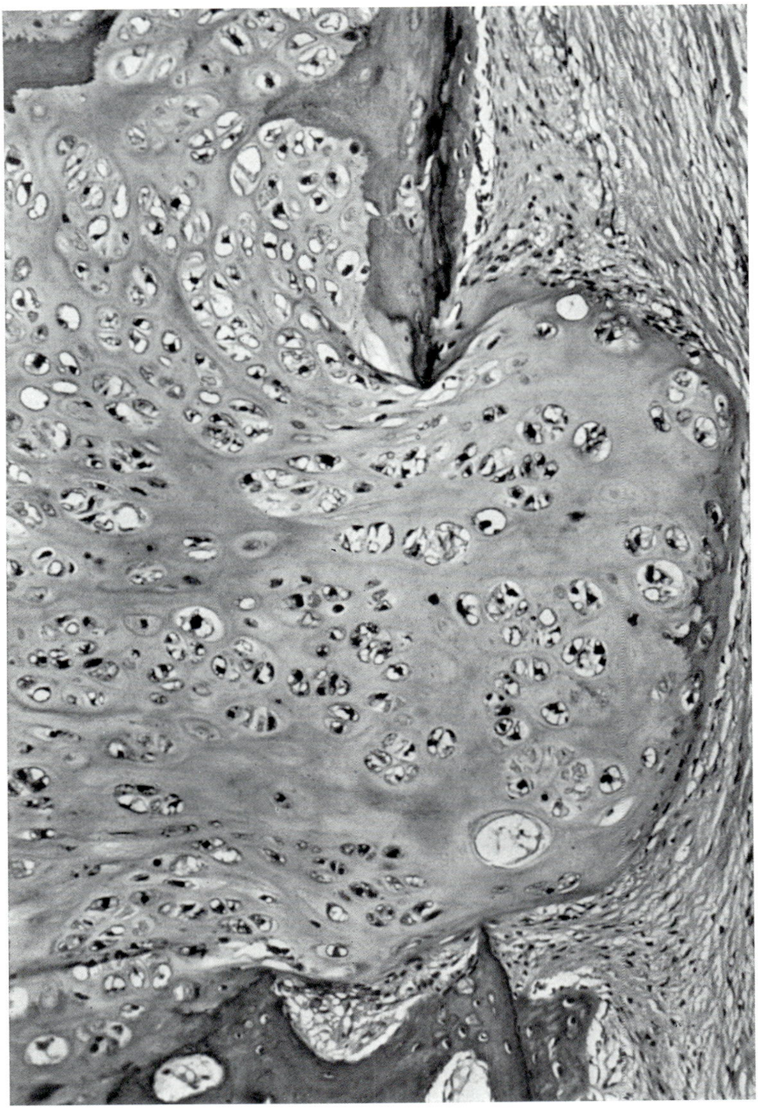

Fig. 247. × 125. F 4 77—77

248	Ewing's sarcoma	Sarcome d'Ewing	Саркома Юинга
	Ewing-Sarkom	Sarcoma de Ewing	Sarcoma Ewing
249	Chordoma	Chordome	Хордома
	Chordom	Cordoma	Chordoma

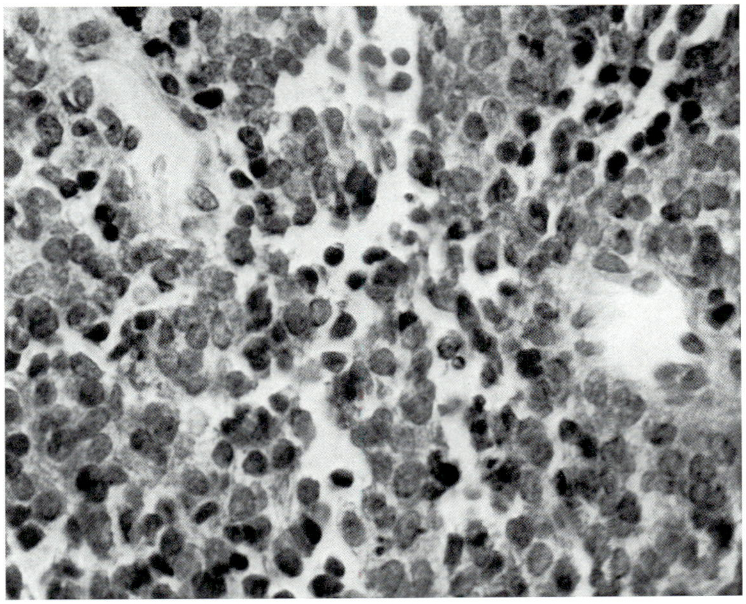

Fig. 248. × 550. F 4 175—171

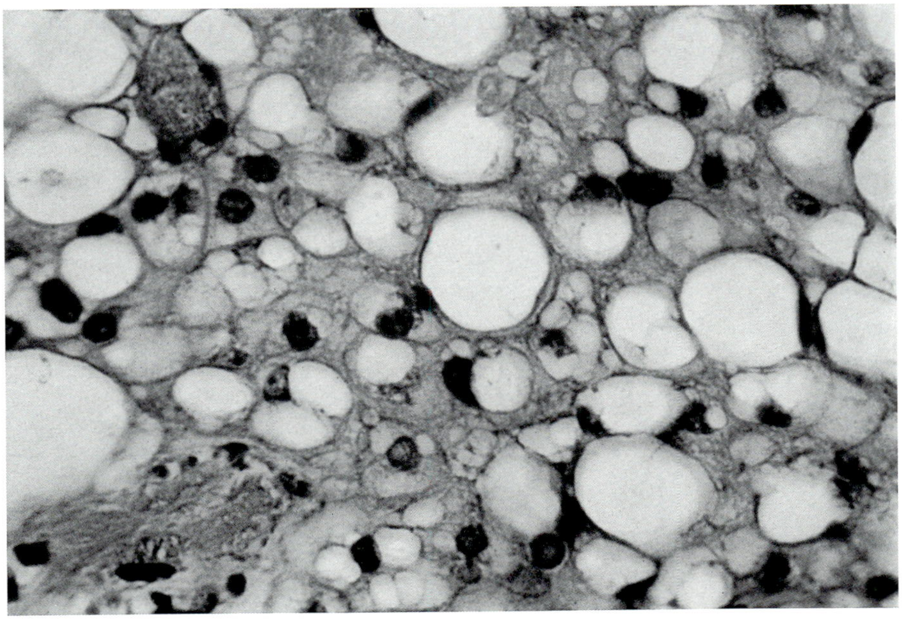

Fig. 249. × 600. F 24 81—60

7.	**Joints, tendon sheaths and bursae**	**Articulations, gaines tendineuses et bourses**	**Суставы, сухожильные влагалища и суставные сумки**
	Gelenke, Sehnenscheiden und Schleimbeutel	**Articulaciones, vainas tendinosas y bolsas serosas**	**Articulationes, vaginae synoviales et bursae**

250	Benign synovioma	Synoviome bénin	Доброкачественная синовиома
	Gutartiges Synoviom	Sinovioma benigno	Synovioma benignum
251	Giant cell tumor of tendon sheaths and joints	Tumeur à cellules géantes des gaines tendineuses et des articulations	Гигантоклеточная опухоль сухожильных влагалищ и суставов
	Riesenzelltumor der Sehnenscheiden und Gelenke	Tumor de células gigantes de vainas tendinosas y articulaciones	Tumor gigantocellularis tunicae synovialis

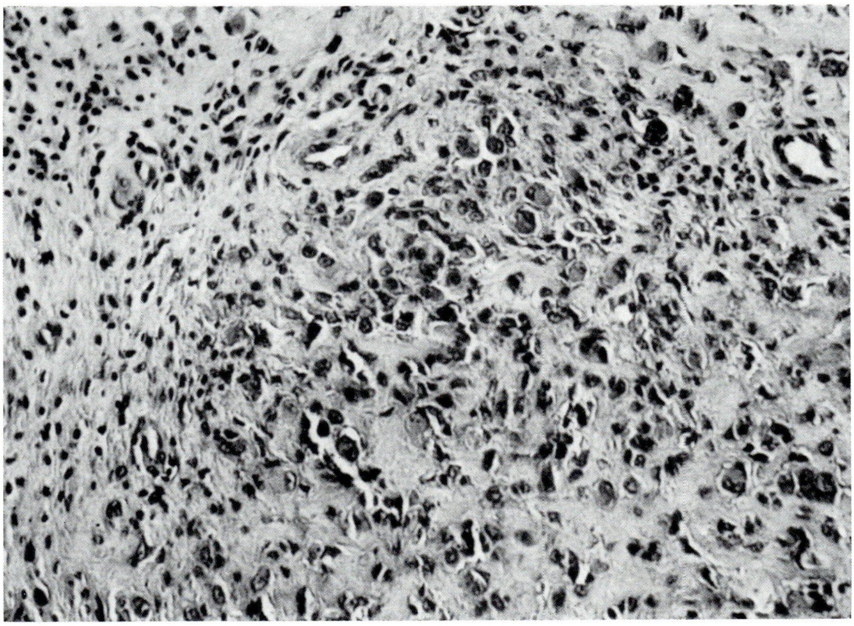

Fig. 250. ×226. F 5 33—13

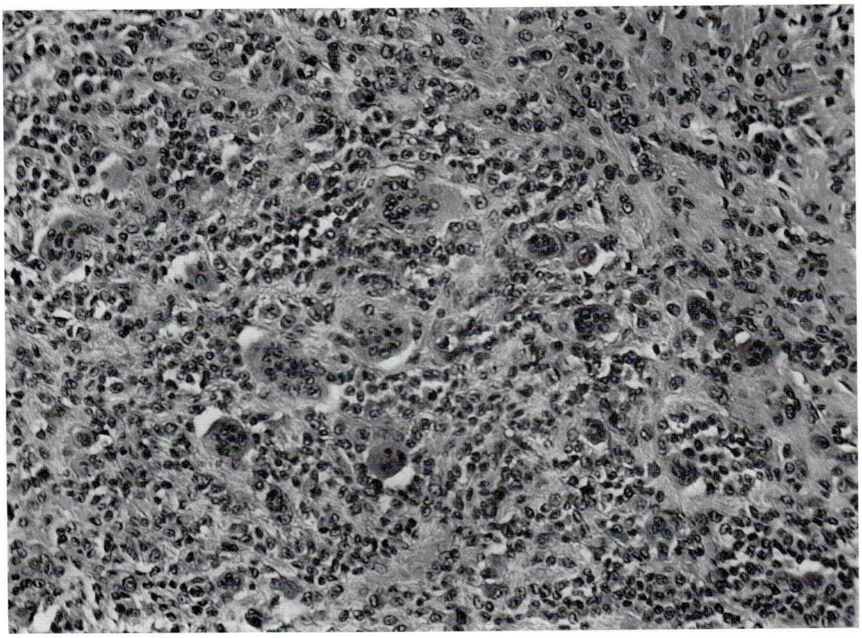

Fig. 251. ×200. A 817—876

252	Synovial sarcoma Malignant synovioma	Sarcome synovial Synoviome malin	Синовиальная саркома Злокачественная синовиома
	Synovialsarkom Bösartiges Synoviom	Sarcoma sinovial Sinovioma maligno	Sarcoma synoviale Synovioma malignum

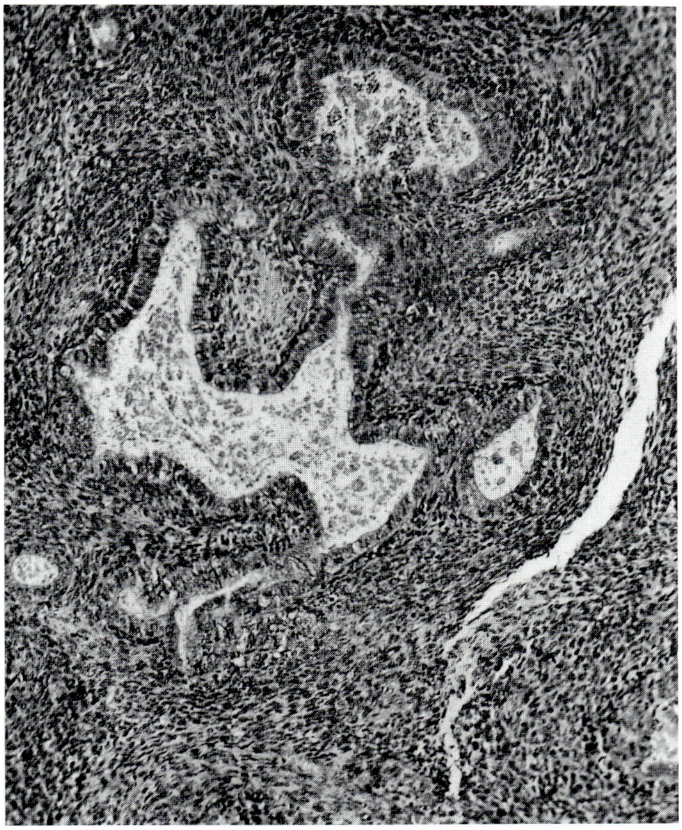

Fig. 252. A—R 1190—739

8. Serous cavities — Cavités séreuses — Серозные оболочки
Seröse Häute — Cavidades serosas — Tunicæ serosae

253	Adenomatoid benign mesothelioma	Mésothéliome bénin adénomatoïde	Аденоматоидная доброкачественная мезотелиома
	Adenomatöses gutartiges Mesotheliom	Mesotelioma benigno adenomatoide	Mesothelioma benignum adenomatosum

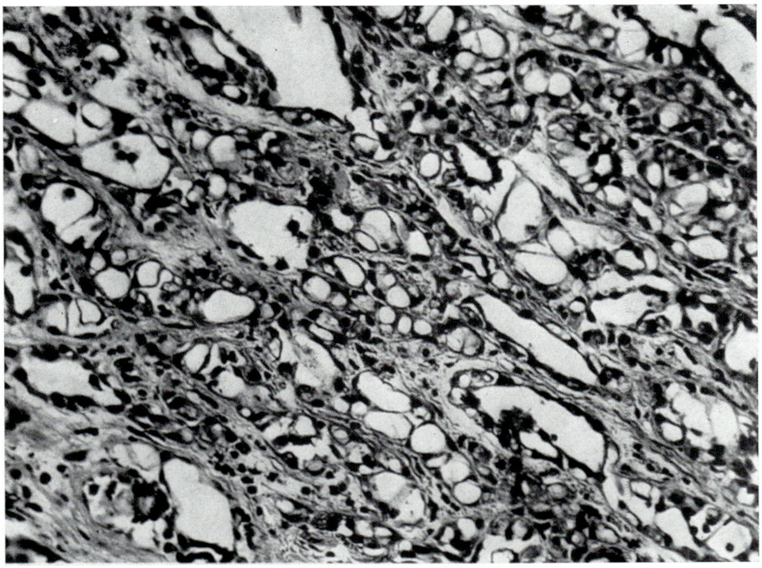

Fig. 253. × 105. F 32 133—95

254	Papillary benign meothelioma	Mésotheliome benin papillaire	Папиллярная доброкачественная мезотелиома
	Papilläres gutartiges Mesotheliom	Mesotelioma benigno papilífero	Mesothelioma benignum papilliferum
255	Fibrous benign mesothelioma	Mésotheliome benin fibreux	Фиброзная доброкачественная мезотелиома
	Fibröses gutartiges Mesotheliom	Mesotelioma benigno fibroso	Mesothelioma benignum fibrosum

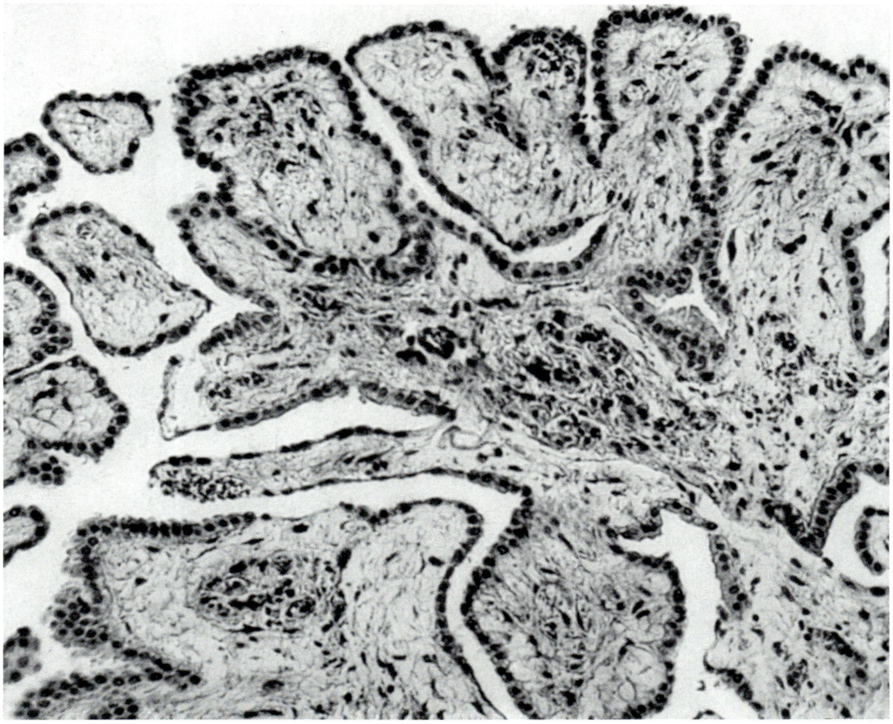

Fig. 254. × 120. F 24 107—76

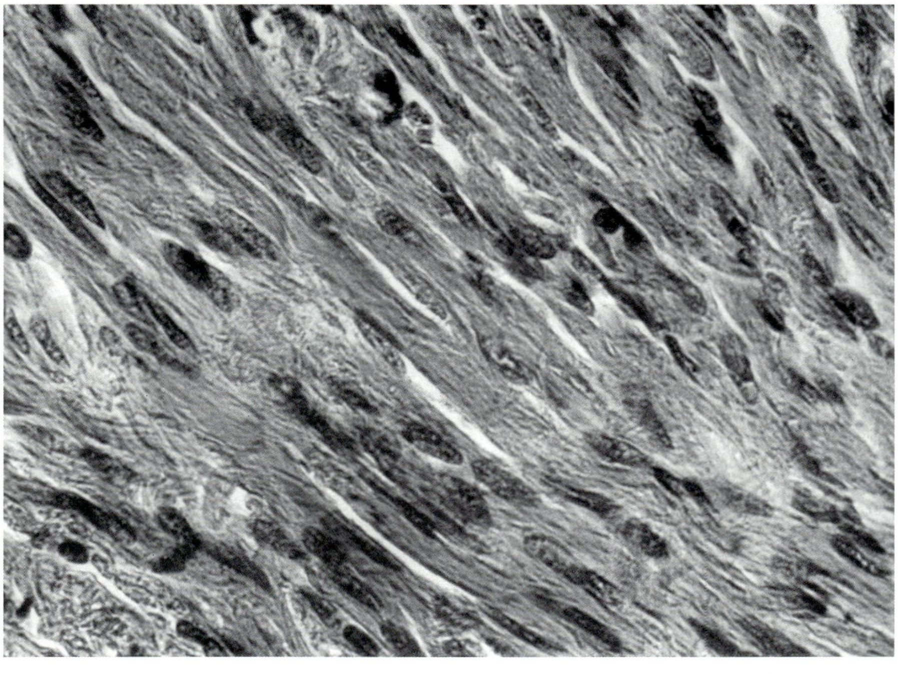

Fig. 255. × 650. F 24 107—75

256	Papillary malignant mesothelioma	Mésothéliome malin papillaire	Папиллярная злокачественная мезотелиома
	Papilläres bösartiges Mesotheliom	Mesotelioma maligno papilífero	Mesothelioma malignum papilliferum
257	Tubular malignant mesothelioma Tubular malignant endothelioma	Mésothéliome malin tubuleux Endothéliome malin tubuleux	Тубулярная злокачественная мезотелиома Тубулярная злокачественная эндотелиома
	Tubuläres bösartiges Mesotheliom Tubuläres bösartiges Endotheliom	Mesotelioma maligno tubular Endotelioma maligno tubular	Mesothelioma malignum tubulare Endothelioma malignum tubulare

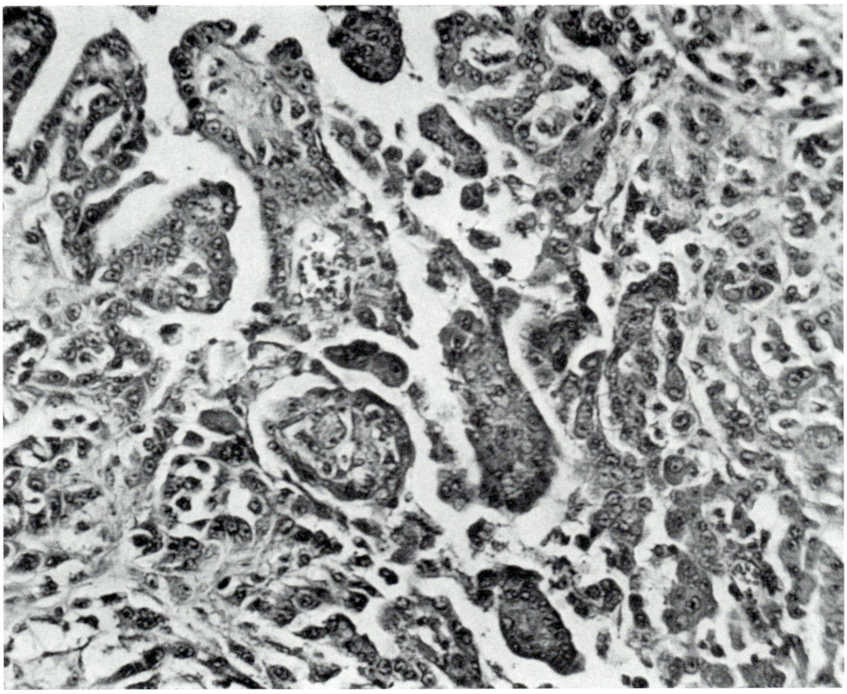

Fig. 256. ×360. F 24 113—79

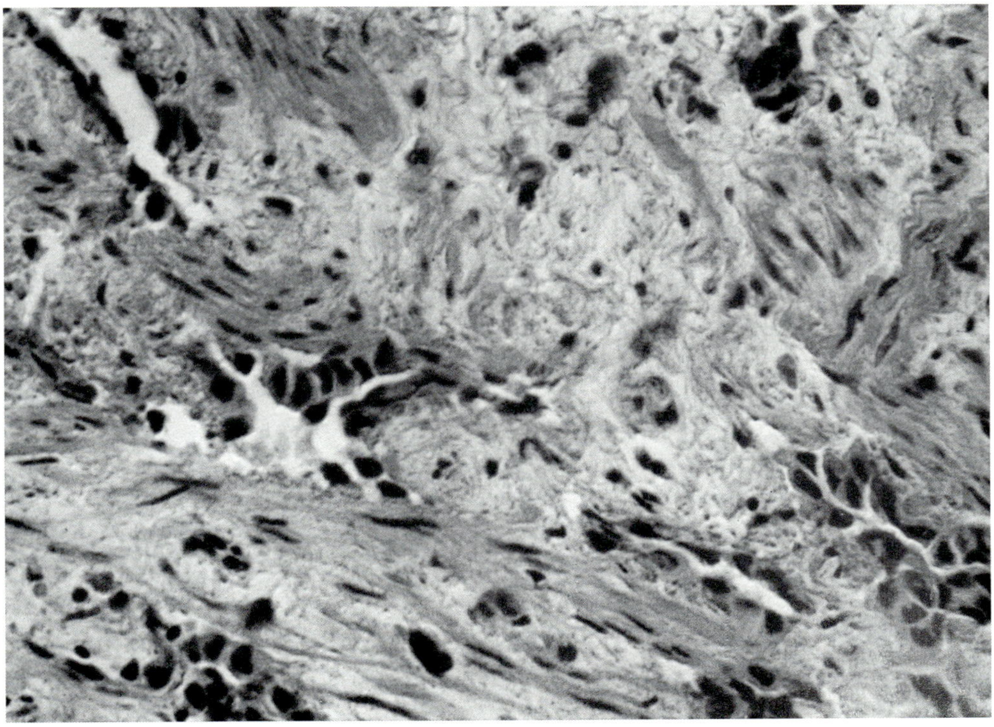

Fig. 257. ×410. F 24 117—84

VI.

Tumors of hematopoietic and lymphoid tissues and leucoses

Tumeurs des tissus hémopoïétiques, lymphoïdes et leucoses

Опухоли кровеобразующей ткани, лимфатической ткани и лейкозы

Tumoren des blutbildenden Gewebes, des Lymphgewebes und Leukosen

Tumores de tejidos hematopoyéticos y linfoides y leucosis

Tumores systematis haematopoietici et lymphatici et leukaemiae

1.	Myeloid tissue	Tissu myéloïde	**Миэлоидная система**
	Myeloisches System	Tejido mieloide	Systema myeloides (207)

258	Myelocytic leukemia Myelosis	Leucémie myéloïde Myélose	Миэлоидная лейкемия Миэлоз
	Myeloische Leukämie Myelose	Leucemia mieloide Mielosis	Leukaemia myeloides s. myelocytica Myelosis

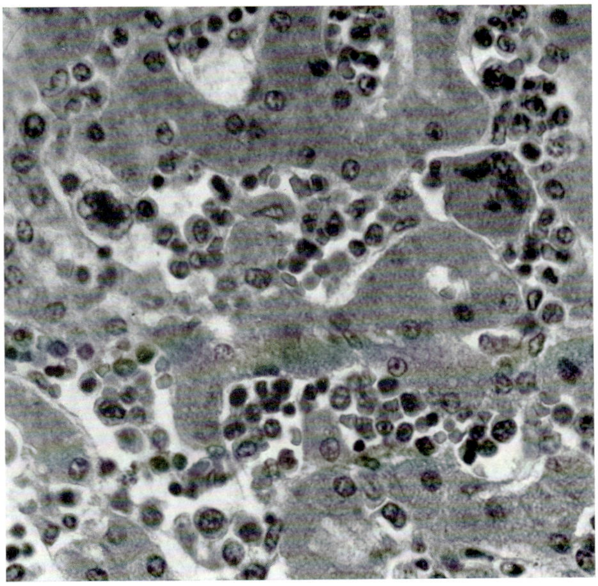

Fig. 258. H 350—267

2.	**Lymphoid tissue**	**Tissu lymphoïde**	**Лимфатическая система**
	Lymphatisches System	**Tejido linfoide**	**Systema lymphoides** (207)

259	Giant follicular lymphoma (Brill-Symmers)	Lymphome giganto-folliculaire (Brill-Symmers)	Крупнофолликулярная лимфома (Бриль-Симмерс)
	Großfollikuläres Lymphom (Brill-Symmers)	Linfoma folicular gigante (Brill-Symmers)	Lymphoma gigantofolliculare (Brill-Symmers)

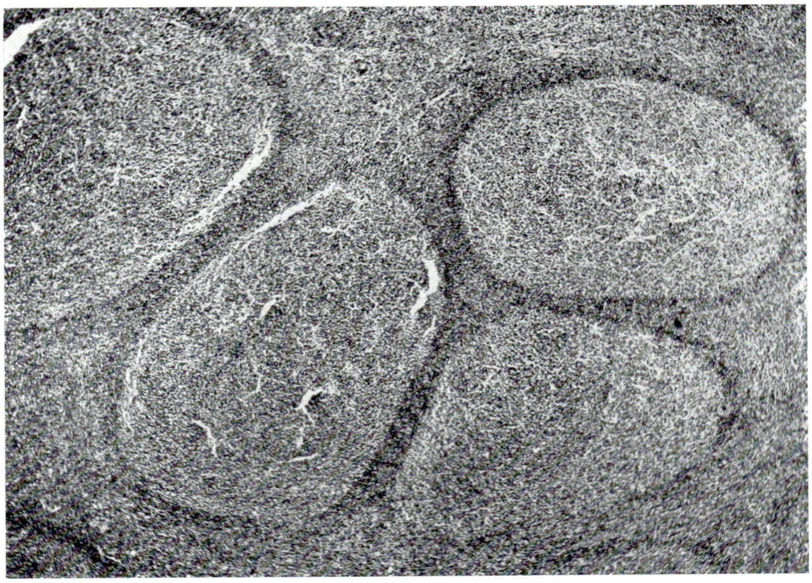

Fig. 259. × 38. v. A. 403—469

260	Lymphocytic lymphosarcoma	Lymphosarcome lymphocytique	Лимфоцитарная Лимфосаркома
	Lymphozytisches Lymphosarkom	Linfosarcoma linfocítico	Lymphosarcoma lymphocyticum
261	Lymphoblastic lymphosarcoma	Lymphosarcome lymphoblastique	Лимфобластическая Лимфосаркома
	Lymphoblastisches Lymphosarkom	Linfosarcoma linfoblástico	Lymphosarcoma lymphoblasticum

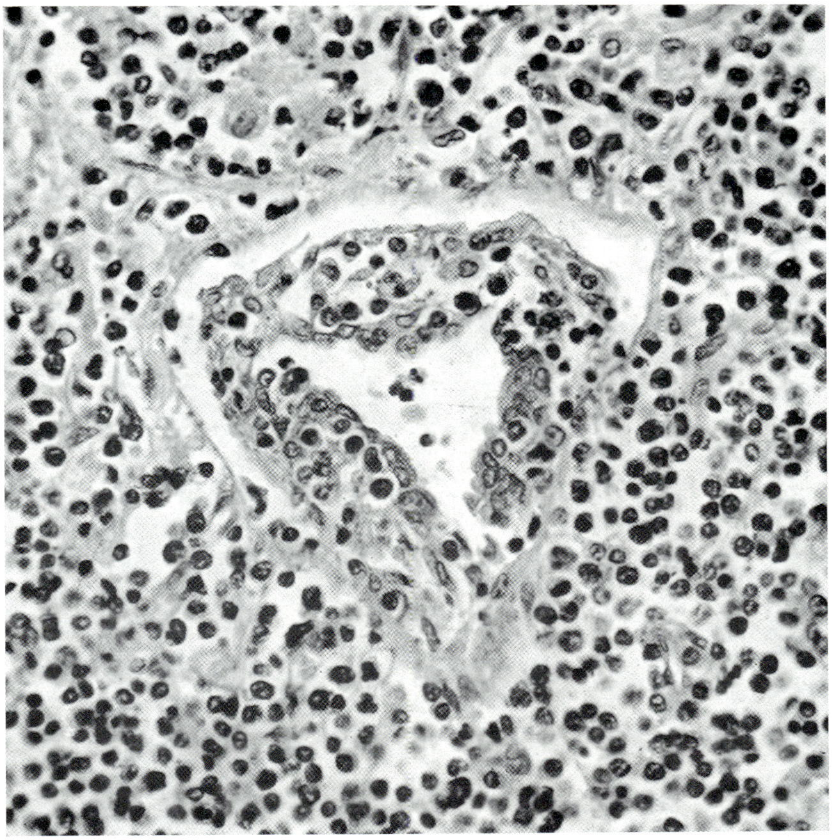

Fig. 260. × 335. F 32 45—28

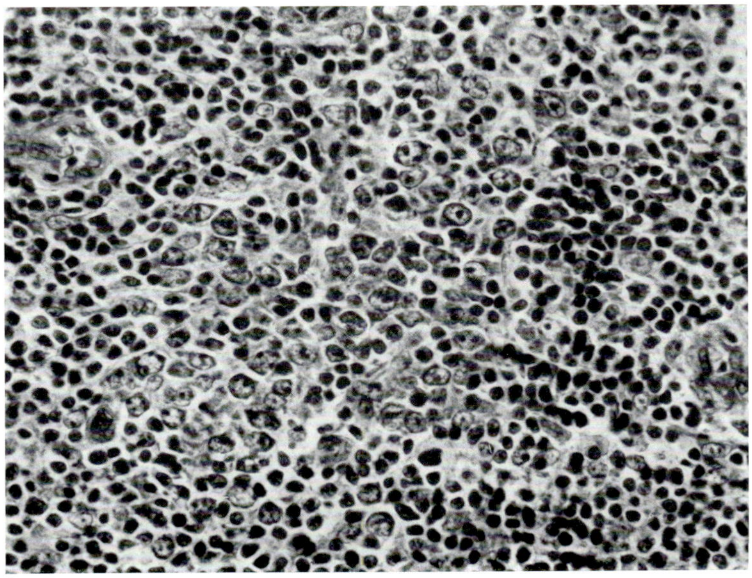

Fig. 261. × 360. v. A. 405—476

262	Lymphocytic leukemia Lymphomatosis Lymphadenosis including lymphocytic lymphoblastic	Leucémie lymphoïde Lymphomatose Lymphadénose	Лимфатическая лейкемия Лимфоматоз Лимфаденоз, включая лимфоцитарный лимфобластический
	Lymphatische Leukämie Lymphomatose Lymphadenose	Leucemia linfoidea Linfomatosis Linfoadenosis, incluyendo linfocítica linfoblástica	Leukaemia lymphoides s. lymphocytica Lymphomatosis Lymphadenosis inclusive lymphocytica lymphoblastica

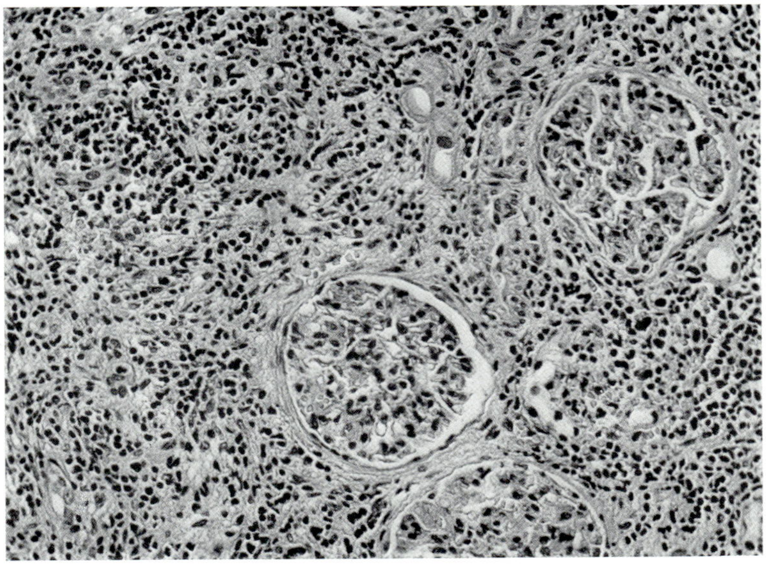

Fig. 262. × 145. F 30 147—132

3.	**Thymus**	**Thymus**	**Загрудинный узел (Тимус)**	
	Thymus	**Timo**	**Thymus**	(195.2)

263	Lymphoepithelial thymoma	Thymome lympho-épithélial	Лимфоэпителиальная Тимома
	Lymphoepitheliales Thymom	Timoma linfoepitelial	Thymoma lymphoepitheliale

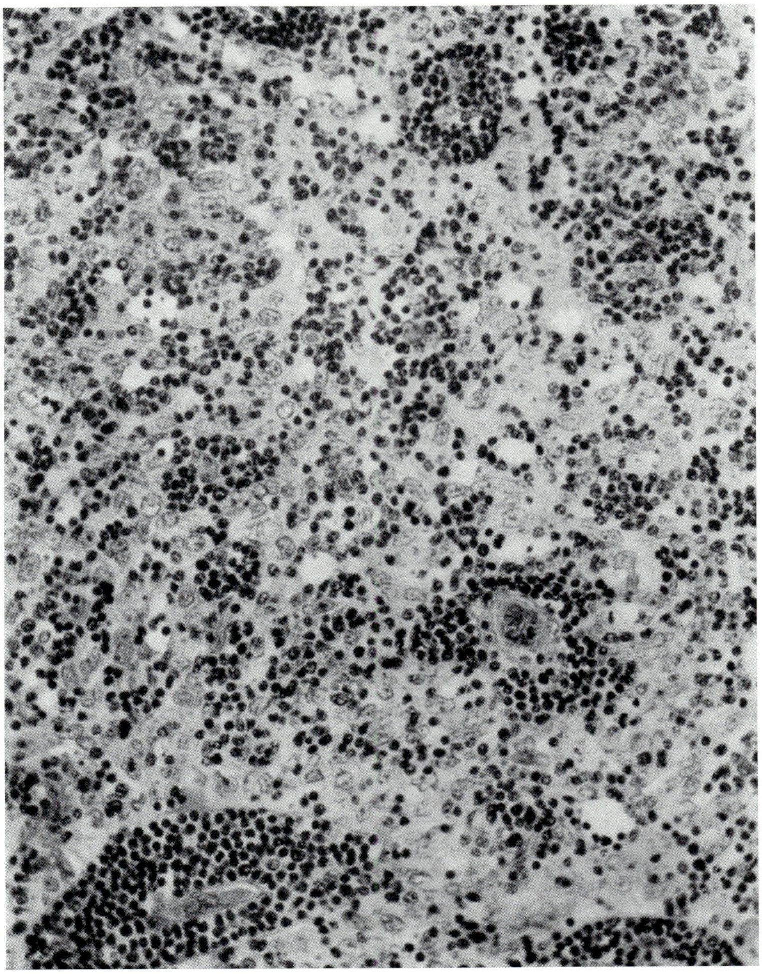

Fig. 263. × 300. F 19 39—32

264	Epithelial thymoma	Thymome épithélial	Эпителиальная Тимома
	Epitheliales Thymom	Timoma epitelial	Thymoma epitheliale
265	Spindle cell thymoma	Thymome à cellules fusiformes	Веретеноклеточная Тимома
	Spindelzelliges Thymom	Timoma fusocelular	Thymoma fusicellulare

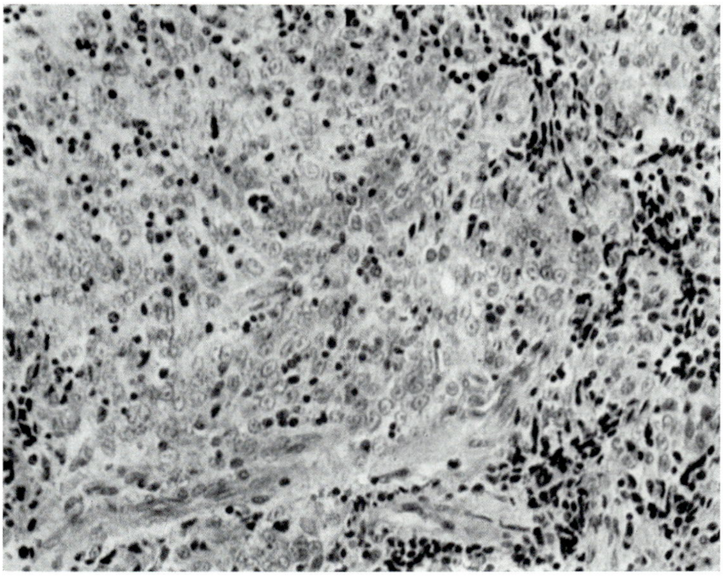

Fig. 264. × 200. F 19 35—28

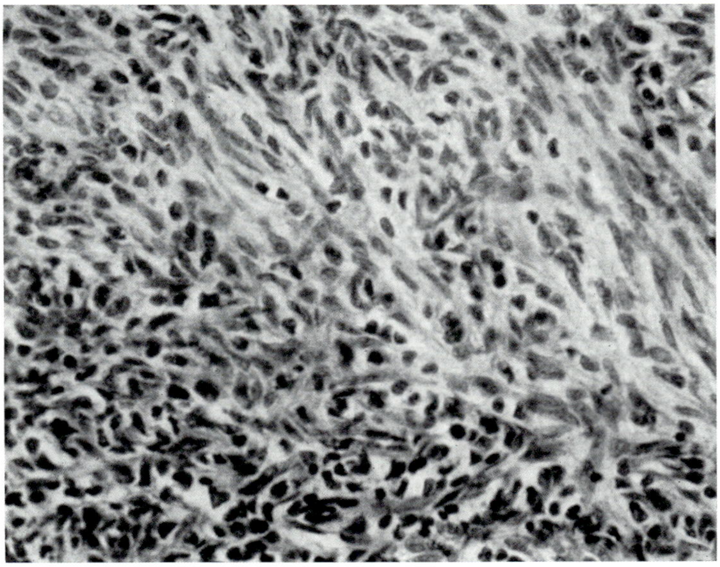

Fig. 265. F 19 47—45

266	Carcinoma	Epithélioma	Рак
	Carcinom	Carcinoma	Carcinoma

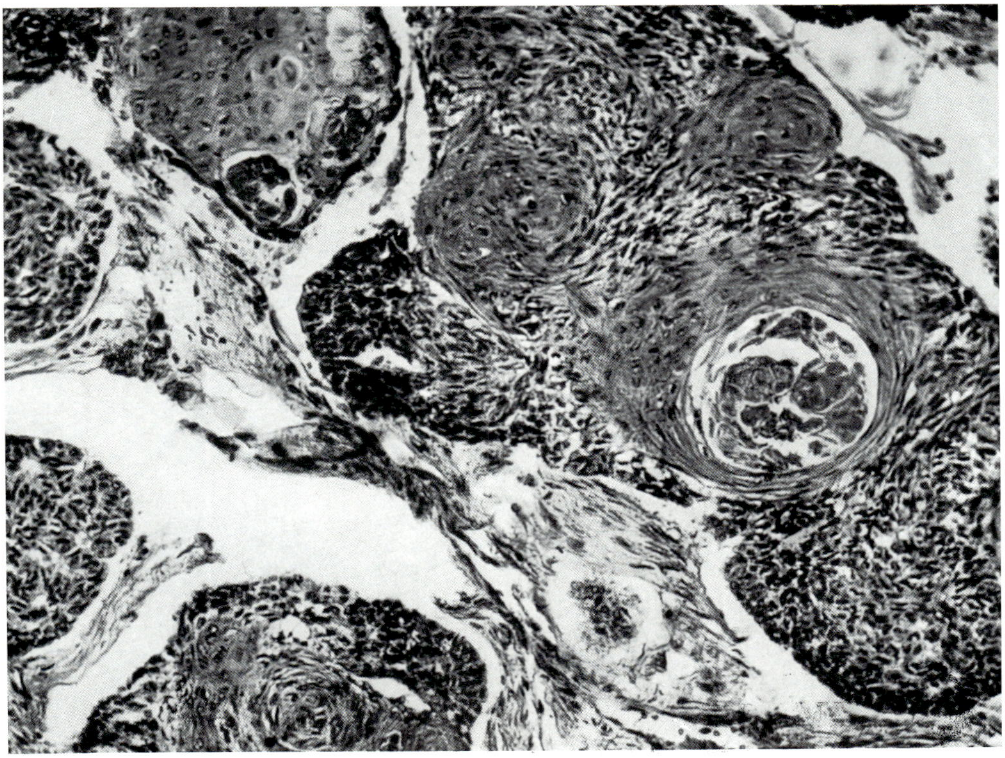

Fig. 266. × 185. F 19 51—50

4.	**Reticular tissue and plasma cells**	**Tissu réticulaire et plasmocytes**	**Ретикулярная ткань и плазматические клетки**
	Reticuläres Gewebe und Plasmazellen	**Tejido reticular y células plasmáticas**	**Thela reticularis et plasmacytis** (207)
267	Extraosseous plasmocytoma (benign or malignant)	Plasmocytome extra-osseux (bénin ou malin)	Экстраоссальная плазмоцитома (доброкачественная или злокачественная)
	Extraossales Plasmocytom (gutartiges oder bösartiges)	Plasmocitoma extraóseo (benigno o maligno)	Plasmocytoma extraossium (benignum s. malignum)
268	Malignant osseous plasmocytoma Plasma cell myeloma Multiple myeloma	Plasmocytome osseux malin Myélome plasmocytaire Myélome multiple	Злокачественная костная плазмоцитома Миэлома из плазматических клеток Множественная миэлома
	Bösartiges ossäres Plasmocytom Plasmazellmyelom Multiples Myelom	Plasmocitoma óseo maligno Mieloma de células plasmáticas Mieloma múltiple	Plasmocytoma ossium malignum Myeloma plasmocyticum Myeloma multiplex

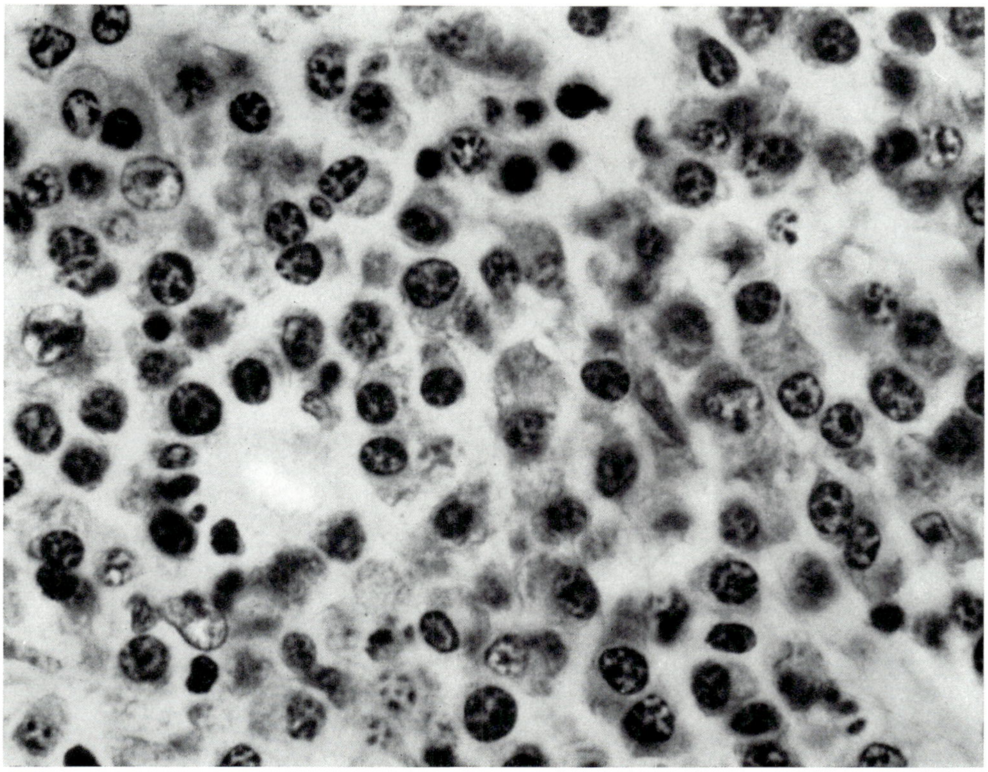

Fig. 267. × 1130. F 5 109—68

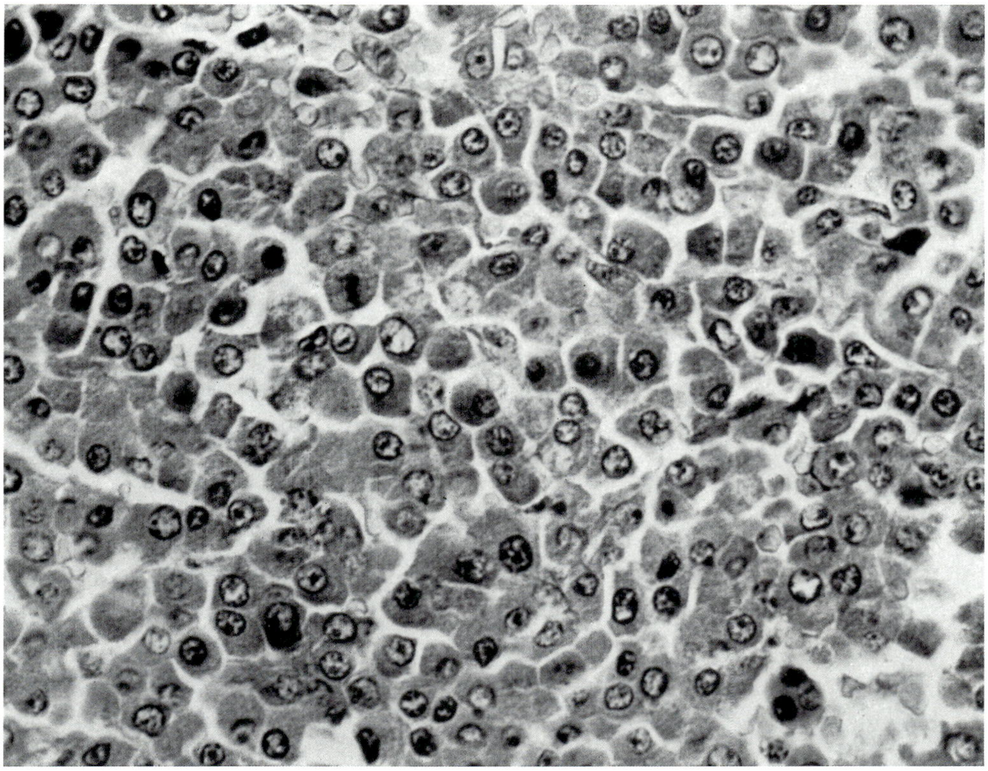

Fig. 268. × 660. F 4 173—170

269	Reticulum cell sarcoma Reticulosarcoma	Sarcome à cellules réticu- laires Réticulosarcome	Ретикулоклеточная саркома Ретикулосаркома
	Reticulumzell-Sarkom Reticulosarkom	Sarcoma reticulocelular Reticulosarcoma	Sarcoma reticulocellulare Reticulosarcoma

270	Lymphogranuloma (Hodgkin) Hodgkin's disease	Lymphogranulome (Hodgkin) Maladie de Hodgkin	Лимфогранулема Ходжкина Ходжкина болезнь Лимфогрануломатоз
	Lymphogranulom (Hodgkin) Hodgkinsche Krankheit	Linfogranuloma (Hodgkin) Enfermedad de Hodgkin	Lymphogranuloma (Hodgkin) Morbus Hodgkin

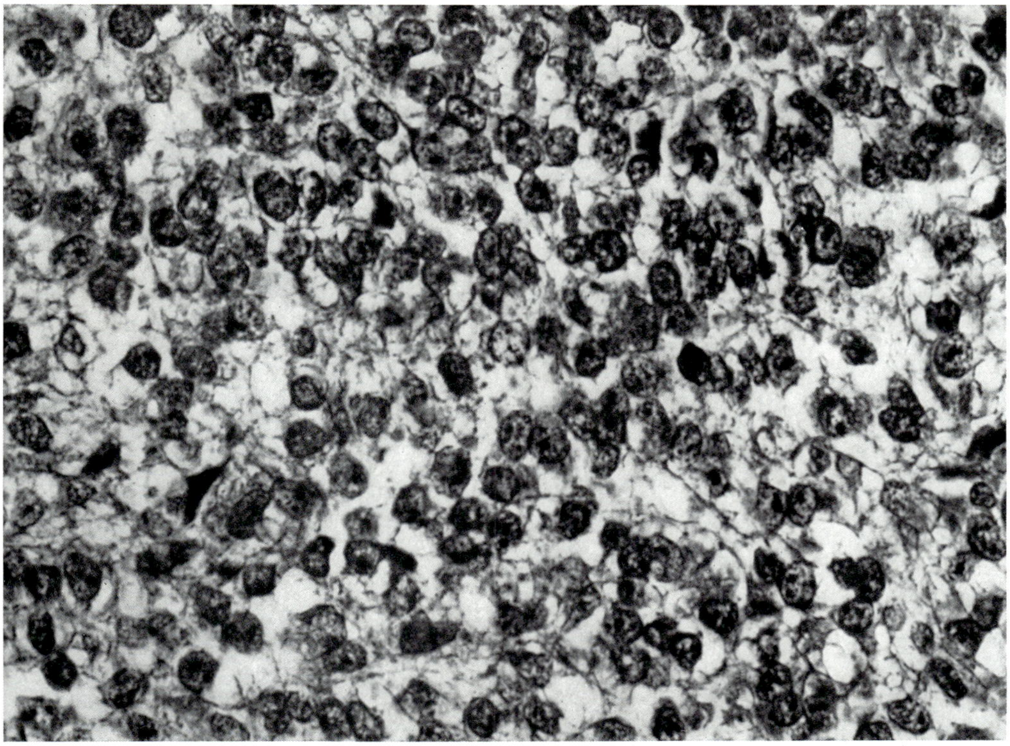

Fig. 269. ×615. F 4 191—192

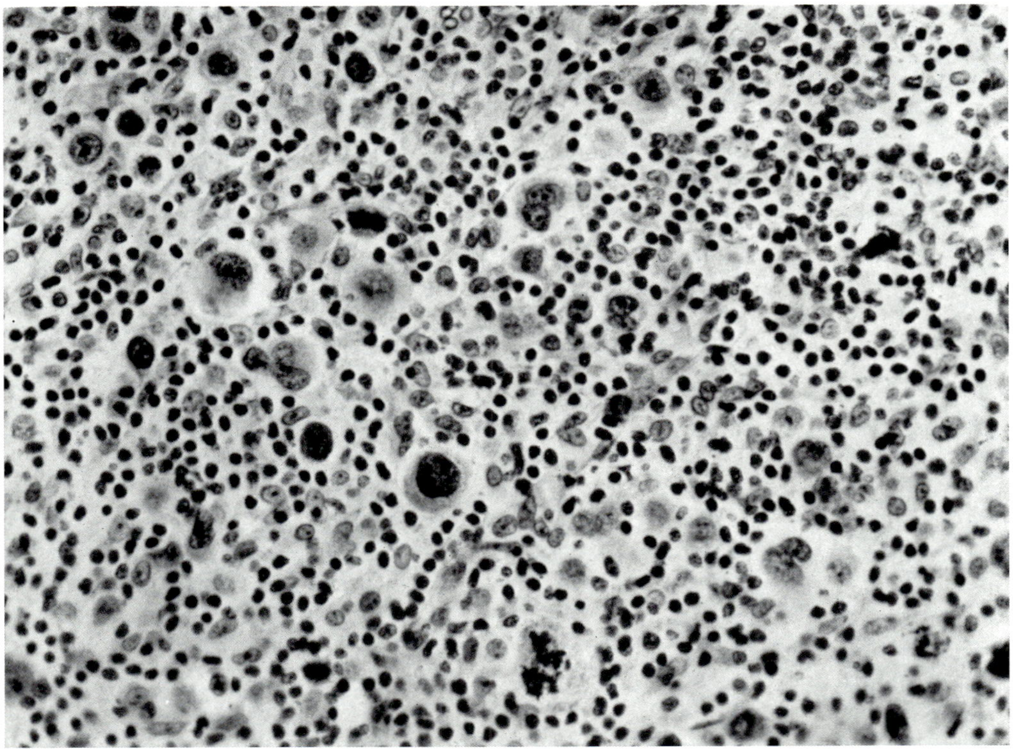

Fig. 270. ×335. F 2 321—256

271	Monocytic leukemia Malignant reticulosis	Leucémie monocytaire Réticulose maligne	Моноцитарная лейкемия Злокачественный ретикулоз
	Monocytenleukämie Bösartige Retikulose	Leucemia monocítica Reticulosis maligna	Leukaemia monocytioз Reticulosis maligna

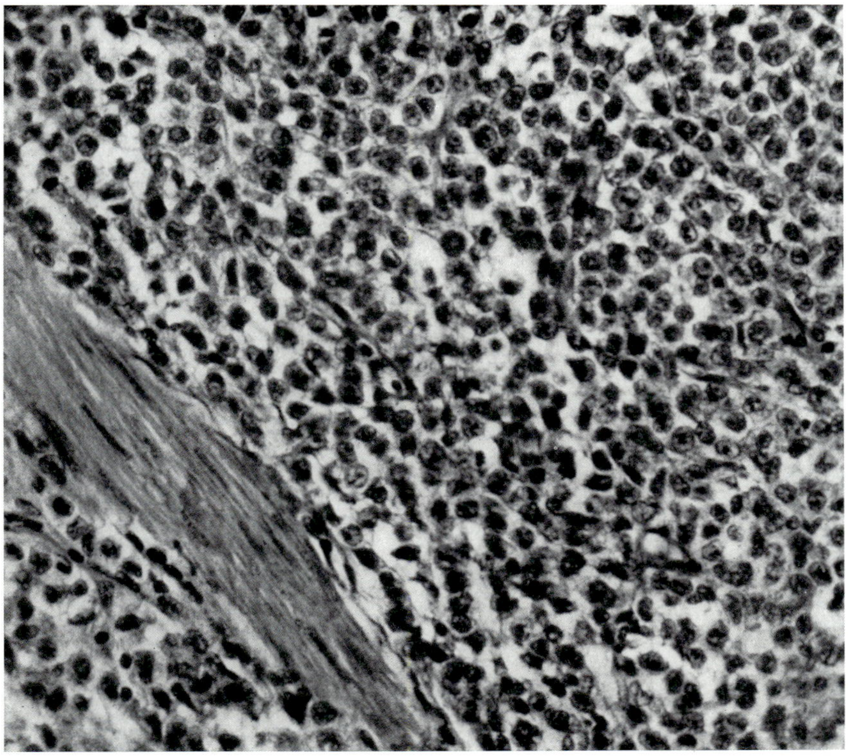

Fig. 271. ×355. F 2 327—263

VII.

Teratomas

Tératomes

Тератомы

Teratome

Teratomas

Teratomata

272	Differentiated teratoma	Tératome différencié	Зрелая тератома
	Reifes Teratom	Teratoma diferenciado	Teratoma differentiatum
273	Malignant teratoma	Tératome malin	Злокачественная тератома
	Bösartiges Teratom	Teratoma maligno	Teratoma malignum

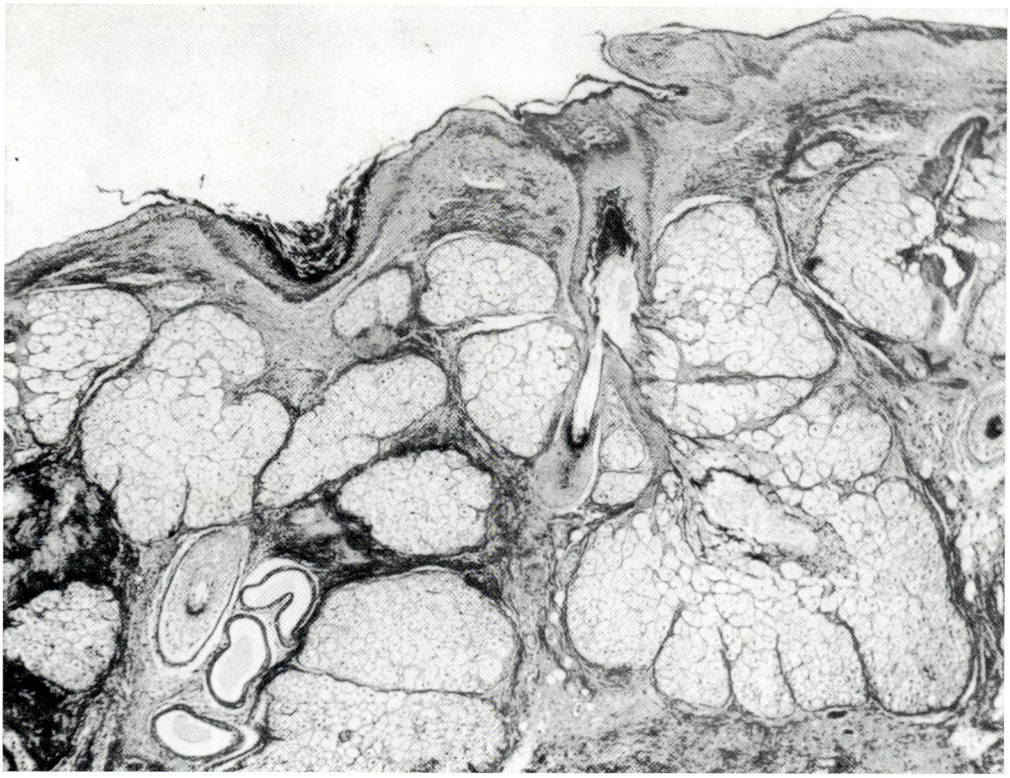

Fig. 272. ×55. F 18 59—42

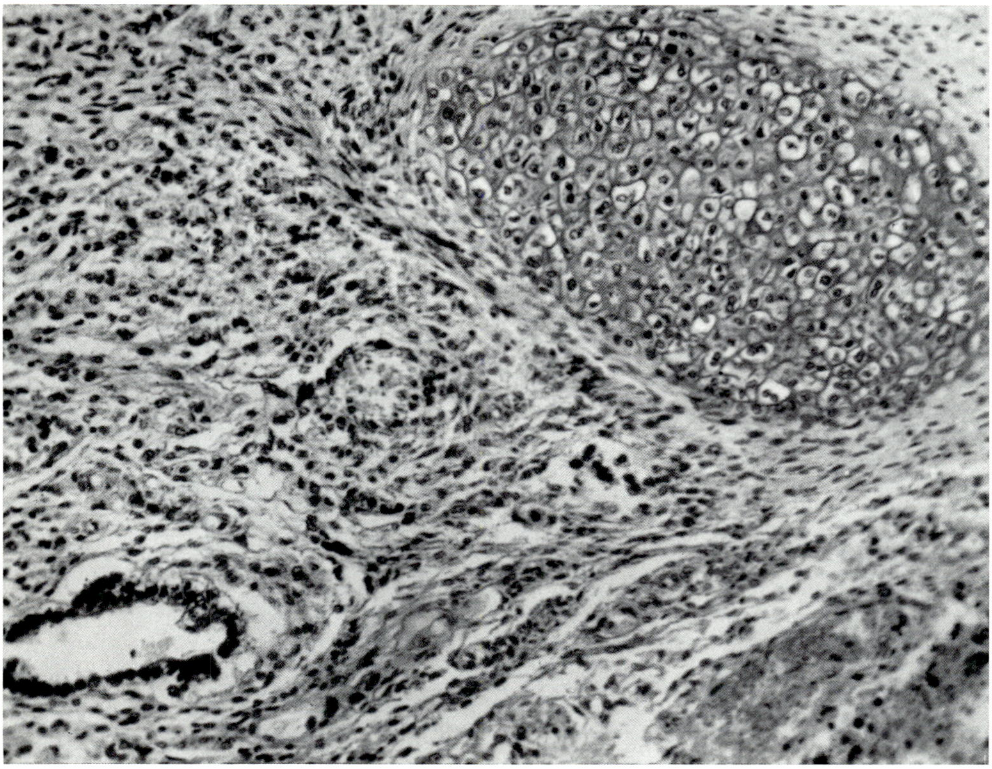

Fig. 273. ×145. F 18 71—57